历经风雨洗礼，巴蜀儿女更加坚强自信；

迈步新的征程，四川人民更加斗志昂扬！

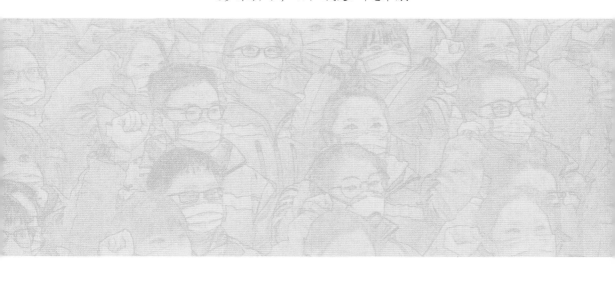

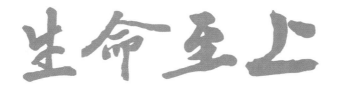

生命至上

SHENGMING ZHISHANG

四川战疫丛书·新闻纪实卷

SICHUAN ZHANYI CONGSHU XINWEN JISHI JUAN

中共四川省委宣传部 ◎ 编

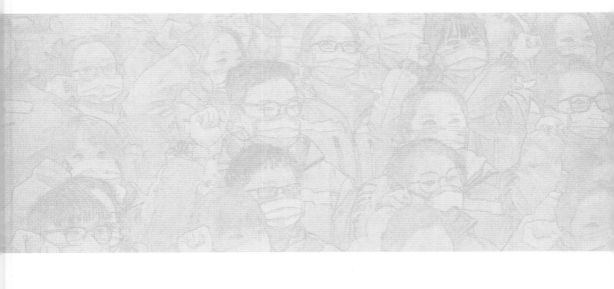

四川人民出版社

图书在版编目（CIP）数据

四川战疫丛书·新闻纪实卷/中共四川省委宣传部编.
—成都：四川人民出版社，2020.12
（生命至上）
ISBN 978-7-220-12036-7

Ⅰ．①四…　Ⅱ．①中…　Ⅲ．①日冕形病毒-病毒病-
肺炎-疫情管理-四川②新闻-作品集-中国-当代
Ⅳ．①R563.1②I253

中国版本图书馆 CIP 数据核字（2020）第 203984 号

SHENGMING ZHISHANG
SICHUAN ZHANYI CONGSHU XINWEN JISHI JUAN

生命至上
四川战疫丛书·新闻纪实卷

中共四川省委宣传部　编

出版统筹	刘周远　董　玲
责任编辑	蔡林君　邓泽玲
装帧设计	李其飞　戴雨虹　李　敏
责任校对	舒晓利
责任印制	李　剑

出版发行	四川人民出版社（成都市槐树街 2 号）
网　　址	http://www.scpph.com
E-mail	scrmcbs@sina.com
新浪微博	@四川人民出版社
微信公众号	四川人民出版社
发行部业务电话	(028) 86259624　86259453
防盗版举报电话	(028) 86259624
照　　排	四川胜翔数码印务设计有限公司
印　　刷	成都东江印务有限公司
成品尺寸	170mm×240mm
印　　张	30
插　　页	14
字　　数	500 千
版　　次	2020 年 12 月第 1 版
印　　次	2020 年 12 月第 1 次印刷
书　　号	ISBN 978-7-220-12036-7
定　　价	60.00 元

大力弘扬伟大抗疫精神
奋力谱写新时代治蜀兴川事业发展新篇章

中共四川省委书记　彭清华

今年在共和国历史上是极不平凡的一年。新年伊始新冠肺炎疫情突如其来，这是新中国成立以来我国遭遇的传播速度最快、感染范围最广、防控难度最大的重大突发公共卫生事件。以习近平同志为核心的党中央团结带领全国各族人民，进行了一场惊心动魄的抗疫大战，经受了一场艰苦卓绝的历史大考，付出巨大努力，取得了抗疫斗争的重大战略成果！

9月8日，全国抗击新冠肺炎疫情表彰大会在北京隆重举行。习近平总书记在会上发表重要讲话，高度评价抗疫斗争重大战略成果，精辟概括中国人民和中华民族在这场严峻斗争中铸就的伟大抗疫精神，深刻总结抗疫斗争伟大实践的经验和启示，明确提出在历史交汇点上不断开创党和国家事业发展新局面的重要要求，具有很强的政治性、思想性、指导性，必将激励我们在新时代新征程上披荆斩棘、奋勇前行。

今天，我们在这里召开表彰大会，认真贯彻习近平总书记重要讲话精神，深切悼念在抗疫斗争中牺牲的烈士和逝世的同胞，隆重表彰先进典型，用最高礼遇致敬英雄，就是要弘扬伟大抗疫精神，进一步凝聚开启新征程、迈向新目标、续写新篇章的磅礴力量，为夺取全面建设社会主义现代化国家新胜利贡献四川力量。

新冠肺炎疫情暴发时正值春节前人流高峰，我省是人口大省和劳务输出大省，与湖北及武汉人员往来密切，春节前半个月从湖北来川人员 155.6 万、其中武汉 38.9 万，来势汹汹的疫情在较短时间内扩散至全省 21 个市（州），人流管控、病例排查等面临巨大挑战，人民生命安全和身体健康遭受严重威胁。面对这场特殊斗争，在以习近平同志为核心的党中央坚强领导下，全省上下万众一心、众志成城，集中力量打了一场气壮山河的攻坚战，取得了重大成果。我们用 24 天时间实现首个市（州）确诊病例"清零"，用 33 天时间实现全省疫情应急响应级别由一级降为二级，用 55 天时间实现全省中高风险区全部转为低风险区；截至目前，全省累计报告确诊病例 792 例（其中境外输入 251 例）、治愈出院 741 例、死亡 3 例，已连续 8 个多月没有发生本地病例，发病率和病亡率均处于全国较低水平。大战大考中，我们守住了一方平安，为全国大局作出了四川贡献，交出了一份不同寻常的四川答卷。

面对突如其来的特殊斗争和严峻考验，党中央指挥若定、果断决策，极大提振了我们战胜灾难夺取胜利的信心决心。在疫情暴发的危急时刻，党中央坚持把人民生命安全和身体健康放在第一位，习近平总书记亲自部署、亲自指挥，以非常之举应对非常之事，领导全党全国人民迅速打响了抗击新冠肺炎疫情的人民战争、总体战、阻击战。习近平总书记提出坚定信心、同舟共济、科学防治、精准施策的总要求，周密部署武汉保卫战、湖北保卫战，因时因势制定重大战略策略，推动防控工作由应急性超常规防控向常态化防控转变，我国在全球率先控制住了疫情。这些，都极大地鼓舞和激励全省各族人民和广大党员干部战胜一切困难，以坚定决心和顽强意志夺取斗争胜利。

面对突如其来的特殊斗争和严峻考验，我们始终坚持科学调度、精准施策，确保了抗击疫情工作有力有序推进。省委坚决贯彻习近平总书记重要指示精神和党中央决策部署，将疫情防控作为头等大事来抓。1 月 16 日发现首例输入性观察病例后立即作出部署，19 日省委常委会会议对疫情防控作出安排，20 日省委、省政府召开市（州）和省直部门主要负责人专题会议进行部署，22 日成立省应对新冠肺炎疫情工作领导小组并召开第一次全体会议，24日启动重大突发公共卫生事件一级响应，以超常举措推动疫情防控工作在全省迅速铺开。我们认真落实"四集中"原则科学救治感染患者，率先推行分区分级差异化防控，果断处置道孚县聚集性疫情，根据疫情发展变化不断完善外防输入、内防反弹各项举措，确保潜在风险源全链条可控受控。各级党委政府恪尽职守、勇于担当，基层党组织充分发挥战斗堡垒作用，广大党员干部豁得出来、冲得上去，我是党员我先上、越是艰险越向前成为最响亮的口号和自觉行动，鲜艳的党旗在巴蜀大地各个战场高高飘扬。

面对突如其来的特殊斗争和严峻考验，我们始终坚持人民至上、生命至上，最大限度保护人民生命安全和身体健康。在抗疫斗争中，我们把提高收治率和治愈率、降低感染率和病亡率作为重点任务，对人民生命高度负责，不遗漏一名感染者，不放弃每一位病患者，调集最优秀的医务人员、最先进的设备、最急需的资源，"一人一案"救治重症和危重症患者。成都市与省直部门和中央驻蓉机构密切配合，管控筛查中高风险地区来蓉人员9.7万余人，管控境外飞蓉航班1870架次，管理服务入境人员9.5万名，拦截确诊病例241例、无症状感染者172例，守住了四川疫情防控的大门。尤其感人的是，全省广大群众面对大疫识大体、顾大局，听指挥、守秩序，大家守望相助、共克时艰，共同筑起捍卫人民生命安全和身体健康的钢铁长城。

面对突如其来的特殊斗争和严峻考验，我们始终坚持统筹兼顾、协调推进，用最短时间恢复了正常生产生活秩序。我们抓住主要矛盾和矛盾的主要方面，在抗疫斗争中及时调整工作着力点。针对疫情初期防疫物资短缺状况，组织全省医用品生产企业开足马力加班加点，协调企业驻国外分支机构、国际友城、海外侨界团体等全球采购、组织捐赠，8天时间研制出"四川造"口罩样机，1个多月实现口罩日生产能力由疫情初期的42万只提升到2000多万只。成都市用10天时间建成"成都版雷神山"。从2月3日起在全国较早推动企业在做好疫情防控的前提下有序复工复产。扎实做好"六稳"工作、全面落实"六保"任务，制定出台一系列纾困惠企政策，开展"春风行动"解决农民工外出务工难题，4月1日起审慎推进中小学复学复课，让生产生活秩序逐步回归正常轨道、城市乡村重新焕发生机活力。无论抗疫任务多重，脱贫攻坚毫不放松，全省625万建档立卡贫困人口全部脱贫、11501个贫困村全部退出、88个贫困县全部摘帽。今年前三季度，全省地区生产总值34905亿元、增长2.4%，发展质量和效益进一步提升。

面对突如其来的特殊斗争和严峻考验，我们始终坚持风雨同舟、凝心聚力，广泛汇聚起攻坚克难的奋进力量。疫情就是命令、防疫就是责任。在党委政府统一组织领导下，全省上下、各个方面以各种方式投入战斗，携手织密病毒防控网。广大医务人员白衣为甲、逆行出征，舍生忘死奋战在抗疫一线。陆续选派1463名医疗卫生人员紧急驰援武汉，组织医疗专家远赴海外开展抗疫援助，以实际行动诠释医者仁心和无疆大爱。驻川解放军指战员、武警部队官兵、民兵预备役人员、公安民警等力量快速响应、奋勇争先，企业职工勇挑重担、紧急行动，基层干部和社区工作者坚守岗位、做耐心细致的群众工作，新闻工作者用新闻记录历史，环卫工人、出租车司机、快递小哥、街道大妈、返乡农民工和各方面志愿者夜以继日战斗在第一线。红旗连锁3100多家门店24小时开着门、亮着灯，不断货、不涨价、不打烊，群众说只要看见它心里好温暖、好踏实。川妹子刘仙逆行武汉为医护人员免费送盒饭一个多月，以雨衣当防护服，被亲切称为"雨衣妹妹"；红原县年仅30岁的青年民警阿真能周连续43天坚守疫情防控执勤检查卡点，劳累过度以身殉职……这一个个身边的人物、一件件感人的事迹，生动诠释了共产党人的初心使命，全景展示了普通劳动者的平凡伟大，充分体现了社会主义大家庭的无比温暖。

艰难困苦，玉汝于成。回顾这场波澜壮阔、荡气回肠的大战大考，我们更能深切体会到其中彰显的中国精神、中国力量、中国担当。

——这场大战大考，充分证明了中国共产党的坚强领导是我们战胜前进道路上一切风险挑战的定海神针。中国共产党来自人民、植根人民，始终坚持一切为了人民、一切依靠人民，始终坚持以人民为中心的发展思想，得到了最广大人民的衷心拥护和信赖，这是中国共产党领导地位和执政力量最广大而深厚的基础。面对来势凶猛的疫情，以习近平同志为核心的党中央统揽全局、运筹帷幄，以卓越的政治智慧、坚定的人民立场、非凡的领导能力带领全党全国人民战疫情、化危机、应变局，书写经济快速发展和社会长期稳定"两大奇迹"，"中国之治"与"西方之乱"形成鲜明对比。历史和现实再次雄辩证明，中国共产党的坚强领导，是惊涛骇浪中、风雨来袭时中国人民最可靠的主心骨。我们必须加强和改进党的建设，不断增强党自我净化、自我完善、自我革新、自我提高能力，切实把各级党组织建设得更加坚强有力，更好担负起开启新征程、迈向新目标、续写新篇章的时代重任。

——这场大战大考，有力彰显了我国国家制度和国家治理体系的巨大优越性。党政军民同心协力，社会各界共赴时艰，人力物力财力握指成拳，充分展现了我国社会主义制度强大的组织动员能力、统筹协调能力、贯彻执行能力和集中力量办大事、办难事、办急事的独特优势，展现了党的十八大以来我省全面从严治党、加强党的建设、完善治理体系、提高治理效能的成效，展现了我省各基层党组织的凝聚力、战斗力。我们必须坚持和完善中国特色社会主义制度，全面加强城乡基层治理，切实把制度优势转化为治理效能，更好运用制度力量应对各种风险挑战。

——这场大战大考，再次展现了四川人民在灾难和困难面前不屈不挠、敢于斗争、敢于胜利的顽强意志和坚韧毅力。四川人民经受过一次次严重自然灾害磨炼。无论是特大地震的摧残，还是严重疫情灾情的冲击，坚强的四川人民从来不被灾难所压垮、不为困难所屈服，团结一心、众志成城，展现出令人赞叹的革命乐观主义精神和大无畏英雄气概，是推动治蜀兴川再上新台阶的可靠力量。我们必须牢记全心全意为人民服务的根本宗旨，认真落实以人民为中心的发展思想，更好满足人民对美好生活的需要，紧紧依靠人民群众朝着既定目标奋勇前行，不断夺取新的胜利。

——这场大战大考，集中检验了改革开放形成的强大综合国力和保障能力。在抗击疫情斗争中，我国经济持续快速发展带来的充分物资保障、丰富资源储备、强大科技实力和雄厚财力支持，以及立体化的运输网络，现代化的救治力量，规模化的生产能力，信息化的传播手段，为赢得斗争胜利提供了强大物质力量。我们必须不断解放和发展社会生产力，不断深化改革扩大开放，让发展动能更加强劲、结构更加优化、效益更加提升，努力建设现代化经济强省。

——这场大战大考，生动诠释了社会主义核心价值观的强大精神力量。舍小家为大家、先国家后个人，是中华文化的优良基因和中华民族的精神内核，也是深深融入四川人民血脉之中的精神力量。在抗击疫情斗争中，有义无反顾共赴战场的父子兵，也有放下家中老小携手出征的夫妻档；有以感恩之心主动请缨参加援鄂医疗队的汶川地震灾区护士，也有为支持亲人在前线安心工作、默默承担家庭责任、无怨无悔的家属……全省9100万各族儿女展示出高度的责任担当、家国情怀、奉献精神和无疆大爱，有这样的英雄儿女，我们就没有翻不过的山、越不过的坎。我们必须不断培育和践行社会主义核心价值观，始终继承和弘扬中华优秀传统文化，建设好全省各族人民的精神家园，切实筑牢团结奋进、一往无前的思想基础。

伟大斗争淬炼伟大精神，伟大精神引领伟大斗争。在同严重疫情的殊死较量中，中国人民和中华民族铸就了"生命至上、举国同心、舍生忘死、尊重科学、命运与共"的伟大抗疫精神，这是爱国主义、集体主义、社会主义精神的传承和发展，是中国精神的生动诠释。伟大抗疫精神同伟大抗震救灾精神交相辉映，成为了四川人民夺取抗疫斗争重大胜利、豪情满怀创造幸福美好生活的不朽精神财富！

当今世界正经历百年未有之大变局，我国站在"两个一百年"奋斗目标的历史交汇点上，即将开启全面建设社会主义现代化国家新征程。面对新形势、肩负新使命，必须全面贯彻党的基本理论、基本路线、基本方略，坚持稳中求进工作总基调，坚持以推动高质量发展为主题，坚定不移贯彻新发展理念，积极融入新发展格局，统筹国内国际两个大局，办好发展安全两件大事，推进治理体系和治理能力现代化，把伟大斗争中孕育的伟大精神转化为干事创业、攻坚克难的不竭动力，奋力推动治蜀兴川再上新台阶。当前，要慎终如始抓好常态化疫情防控，始终绷紧疫情防控这根弦，持续抓好外防输入、内防反弹各项措施，扎实做好冬季疫情防控工作，深入开展爱国卫生运动，加强公共卫生设施建设，加大药品和疫苗科研攻关力度，倡导文明健康绿色环保生活方式，引导群众增强卫生意识、养成良好卫生习惯。要继续扎实做好"六稳""六保"工作。围绕实现全年目标任务加力加劲，办好民生实事，扎实推动成渝地区双城经济圈建设，确保高质量完成决胜全面建成小康社会、决战脱贫攻坚目标任务，奋力开创四川发展新局面。要进一步完善治理体系、提高治理能力。抓紧补短板、堵漏洞、强弱项，建立稳定的公共卫生事业投入机制，加大疾病预防控制体系改革力度，做好乡镇行政区划和村级建制调整改革"后半篇"文章，完善基层应急管理机制，提升社会治理总体效能。要有效防范化解各种风险挑战。持续用力打好防范化解重大风险攻坚战，坚决守住不发生系统性风险的底线，全面深入推进依法治省，深化平安四川建设，加强网格化管理，确保全省社会大局和谐稳定。要坚持和加强党的全面领导、动员各方力量共同团结奋斗。以党的政治建设为统领统筹推进党的各项建设，巩固深化"不忘初心、牢记使命"主题教育成果，增强"四个意识"、坚定"四个自信"、做到"两个维护"，确保党中央决策部署有效落实。

历经风雨洗礼，巴蜀儿女更加坚强自信；迈步新的征程，四川人民更加斗志昂扬！让我们紧密团结在以习近平同志为核心的党中央周围，大力弘扬伟大抗疫精神，勠力同心、锐意进取，奋力谱写新时代新篇章，为全面建设社会主义现代化国家而不懈奋斗！

（本文原为 2020 年 11 月 17 日中共四川省委书记彭清华在四川省抗击新冠肺炎疫情和防汛救灾表彰大会上的讲话，编入本书时有删节）

请 战 书

尊敬的院领导：

随着疫情形式愈发严峻，听闻我县将在各高速出口、车站，设立体温排查岗。我院作为荣县唯一的定点收治医院，将承担车流量最大、情况最为复杂的"荣县南"高速出口体温排查工作。

疫情就是战争，我们请战：自愿报名申请加入县医院体温排查工作小组，希望能在抗击病毒一线工作中贡献出自己有限的力量，尽医者所能，筑起防疫堡垒，不计报酬，无论生死！

面对凶险的疫情，我们是命运共同体，也是责任共同体，17年前非典肆虐，举国上下万众一心，17年后肺炎横行，我们有必胜决心，这场硬仗我们必胜！

望领导批准！

申请人：

2020.1.22. 22:05

陈列在"战疫——四川抗击新冠肺炎疫情专题展"上的请战书。

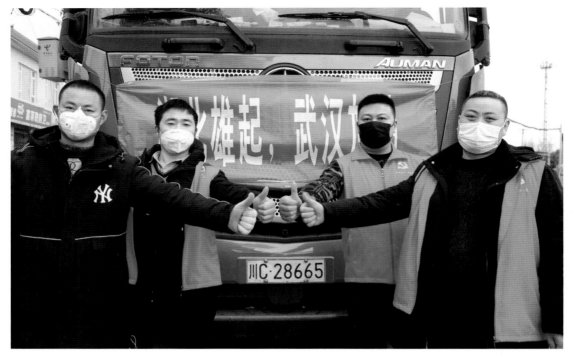

2020年2月4日，4名不计报酬的驾驶员从彭州市出发，向武汉市黄陂区运送定向捐赠的120吨蔬菜。

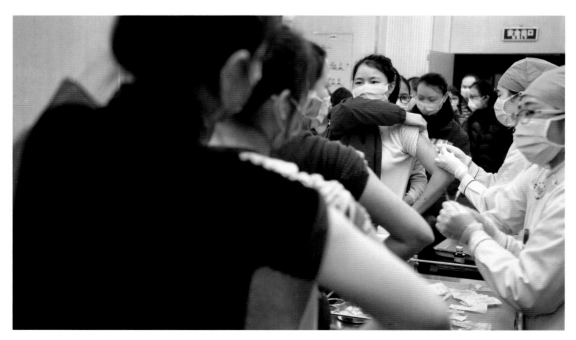

2020年2月13日，四川大学华西第二医院医务人员在援助湖北出征前统一注射提高免疫力的针剂。

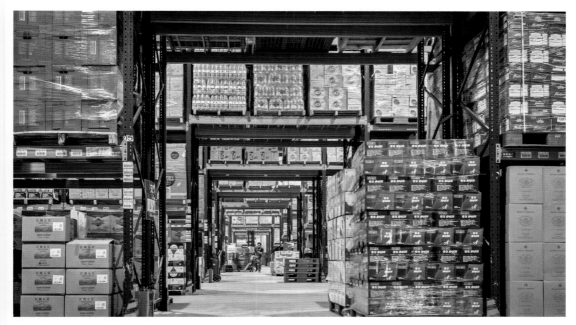

在新型冠状病毒肺炎疫情期间，红旗连锁近3100家门店不关门、不断货、不涨价。旗下的龙泉西河、武侯簇桥、温江天府3个物流配送中心24小时备货，全体员工从2020年大年初一便坚守岗位，以保证市民的消费需求。

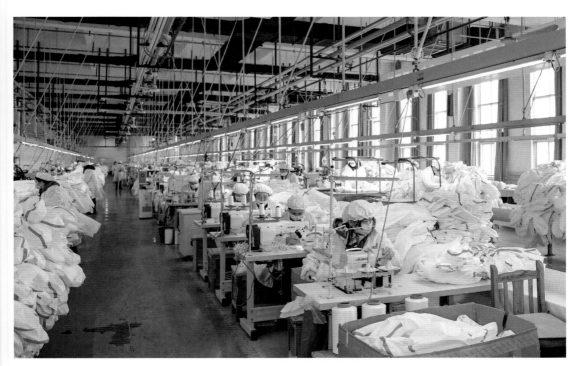

2020年2月19日，在绵阳市高新区际华三五三六实业有限公司生产车间内，工作人员正在生产医用防护服。该公司的医用防护服生产线于2020年2月4日正式投产，已实现批量生产。

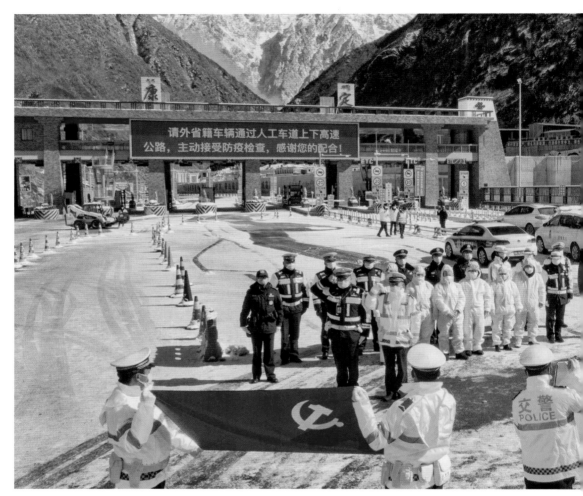

2020年2月19日，在康定升航疫情监测站临时党支部部分党员的见证下，甘孜藏族自治州公安局交警支队民警常舸（宣誓者左一）面对鲜红的党旗庄严宣誓，成为一名光荣的中共预备党员。

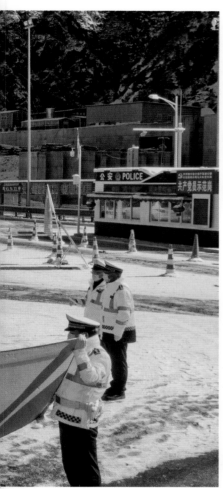

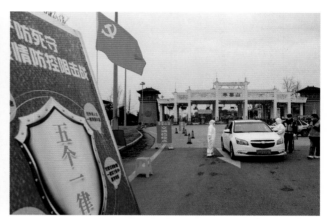

2020年2月8日，华蓥市疫情防控人员在城北高速路口严检细查过往车辆。

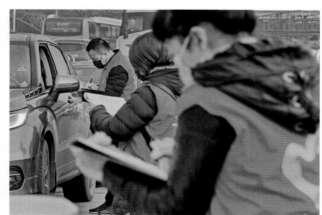

2020年2月11日，遂宁市大英县志愿者在高速公路出口协助相关部门完成防疫消毒、宣传引导、文明劝导、物资运送等任务。

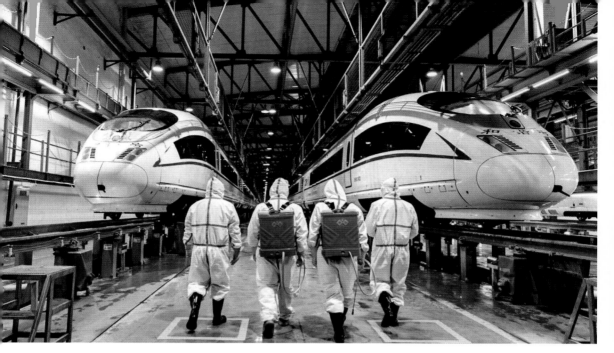

2020年2月12日，中国铁路成都局集团公司疾控所消毒人员准备对机车进行消毒作业。

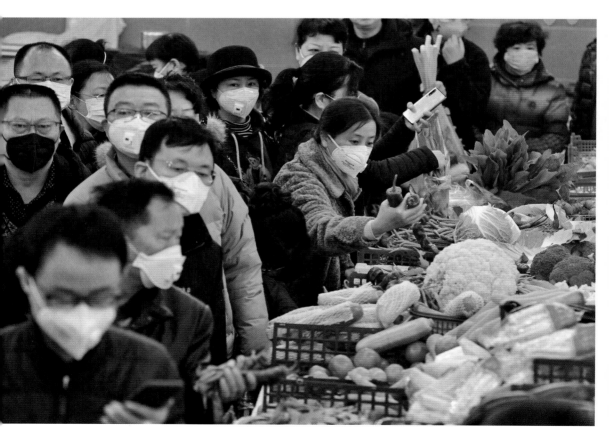

2020年1月27日，在成都市益民菜市东苑店内，市民排起长龙有序选购蔬菜。

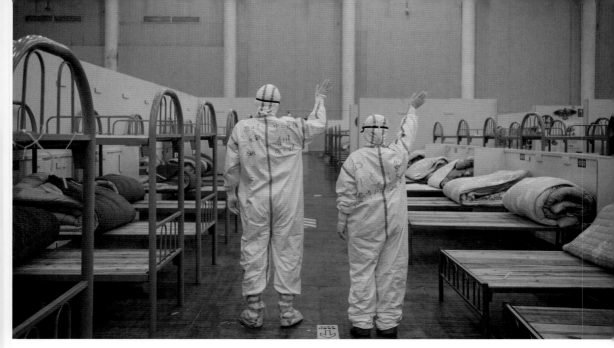

　　2020年3月8日，武汉国际博览中心汉阳方舱医院休舱，四川省第四批援助湖北医疗队队员秦立祥（左）与队员向着自己曾管理的病区单元挥手作别。

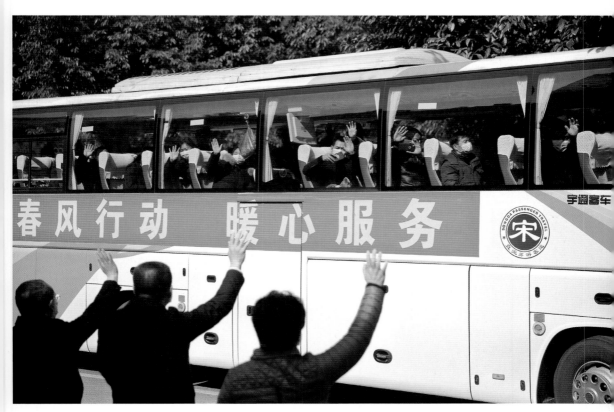

　　2020年2月19日，宜宾市叙州区客运站，返岗农民工和送行人员挥手惜别。为服务好疫情防控期间农民工安全顺利返岗就业，四川省启动"春风行动"，以保障农民工"出家门，上车门，下车门，进厂门"。

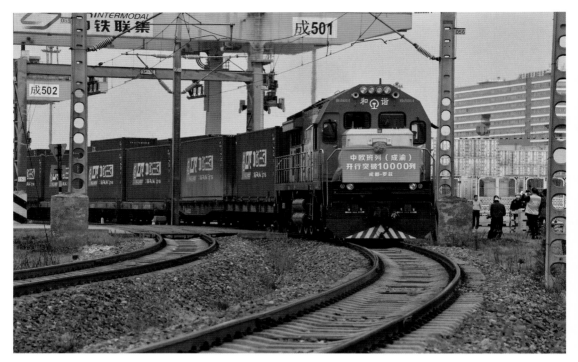

2020年3月27日，中欧班列（成渝）开行突破10000列，满载着电子配件、机械制品等货物的列车不断驶出成都国际铁路港。

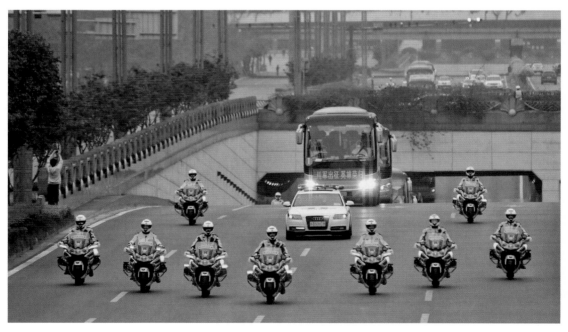

2020年4月7日，四川用最高礼遇迎接四川援助湖北医疗队最后一批162名队员凯旋，警用摩托车开道，12辆大巴车载着医疗队队员从成都双流国际机场出发，前往集中隔离休养基地。图为车队经过天府大道。

目录
CONTENTS

二、群防群控

三、智慧战疫

第三章　白衣执甲

一、奋战一线

二、英勇逆行

第四章　驰援湖北

一、守望相助

二、感恩援助

第五章　春回天府

一、生产保供

二、春风行动

三、复工复产

四、"烟火"归来

第六章　新闻发布会

四川战疫大事记

数字战疫
（从 1 月 24 日启动 I 级应急响应起）

663 例

截至 9 月 8 日 0 时，全省累计报告新冠肺炎确诊病例 663 例（其中境外输入 122 例），治愈 637 例，病亡 3 例，在治 23 例。

全省发病率 0.072‰、病亡率 0.5%，显著低于全国平均值。

未发生一例境外或省外输入病例引起的关联病例。

24 天

用 24 天时间实现首个市（州）确诊病例"清零"。

33 天

用 33 天时间实现全省疫情应急响应级别由 I 级降为 II 级。

55 天

用 55 天时间实现全省 183 个县（市、区）全部转为低风险区。

90 天

用 90 天时间实现省内本土确诊病例全部"清零"。

1463 人

四川是全国首批派出援助湖北医疗队的地区，先后向湖北派出 10 批医疗队、3 批疾控队以及 3 名国家单独抽调的专家，共 1463 人。

2163 名

四川援助湖北医疗队经过 74 天艰苦奋战，共医治 2163 名患者。

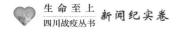
86 名

四川先后派出 86 名医疗卫生专家和技术骨干紧急支援北京、黑龙江、新疆等地抗疫。

27 位

截至 9 月 8 日，四川已派出 27 位专家前往 4 个国家支援当地抗疫。

疫情突袭·四川闻令而动
（1 月 16 日—1 月 23 日）

1 月 16 日

成都市报告发现一例输入性观察病例。省委书记彭清华批示要求高度关注有关情况，做好患者救治和密切接触者观察工作，坚决防止新冠肺炎疫情在我省传播蔓延。

1 月 20 日

省委书记彭清华紧急主持召开市（州）和省直部门主要负责人专题会议，就贯彻落实习近平总书记重要指示和李克强总理批示精神、做好我省疫情防控工作进行部署。

1 月 21 日

四川确诊首例输入性新冠肺炎病例。

1 月 22 日

四川成立应对新型冠状病毒肺炎疫情联防联控机制领导小组，省委副书记、省长尹力任组长。

确定 27 家省、市级定点收治医院，其中成都 17 家。

率先停发到武汉的长途客运车辆，并协调湖北省运管局停发到四川的省际包车。

1 月 23 日

确定 187 家县（市、区）级医疗救治定点医院。

省财政厅、省卫健委、省人社厅、省医保局紧急下发通知，明确疫情防控和医疗救治系列保障政策，对感染人员实行免费医疗救治。

Ⅰ级应急响应·时光摁下"暂停键"

（1月24日—2月25日）

1月24日

四川启动突发公共卫生事件Ⅰ级应急响应。

成都市新冠肺炎疫情防控指挥部发布1号通告，取消原计划春节期间举行的大型群众活动；公共图书馆、文化馆、博物馆全部暂行闭馆；所有歌舞娱乐、游戏游艺、互联网上网服务场所暂停营业。在市内机场等出入口设立检疫站。

省内多个景区暂停接待游客。

中小学校和教师寒假期间不得组织补课，不得安排学生提前返校。所有校外培训机构全面停课停训。

1月25日

出台八项Ⅰ级应急响应措施。

要求各市（州）进一步加强村（社区）的疫情防控。

正月初一，四川省第一批援助湖北医疗队138位队员奔赴武汉。

多部门联合发布紧急通知，禁止任何餐饮单位和个人举办任何形式的群体性聚餐。

1月26日

成立省委应对新冠肺炎疫情工作领导小组，省委书记彭清华、省长尹力任组长，省政府成立疫情应急指挥部，省长尹力任指挥长。

四川大学华西医院与成都市公共卫生临床医疗中心率先开展新冠肺炎急重症患者的5G远程会诊。

四川援助湖北医疗队入驻协和武汉红十字会医院，全面开展救援。

1月27日

省疫情应急指挥部发布第1号公告，明确指挥部组成人员、职责和工作组。

调整全省大中小学幼儿园春季学期开学时间。

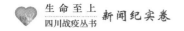
西南首个"四川造"新冠病毒检测试剂盒诞生。

1月28日

四川第二批援助湖北医疗队150名队员出征。

全省暂停歌舞娱乐、游戏游艺、互联网上网服务、营业性麻将等场所营业。

省人大常委会决定推迟召开省两会。

省疾控中心印发《四川省家庭"新型冠状病毒感染的肺炎"预防指南》等5个预防指南。

省新型冠状病毒肺炎疫情防控工作新闻发布会（第一场）介绍我省疫情情况。

1月29日

四川首例新冠肺炎患者杨某治愈出院。

省委印发《关于贯彻落实习近平总书记重要指示精神，切实加强党的领导、为打赢疫情防控阻击战提供坚强政治保证的通知》。

1月30日

四川对生产防控物资的企业应缴纳的相关税费予以减免或财政返还；运送疫情防控急需的物资、医患人员的车辆，可申请免费优先通行高速公路。

省政府办公厅印发《全力加快疫情防控物资生产十条措施》，从税费减免等十个方面明确支持政策，支持企业扩大产能，加快疫情防控物资生产。

省人社厅明确五大创业就业举措：大力开展线上招聘活动，开展线上创业服务，有序促进转移就业，稳步推进失业保险网上经办，精准实施就业援助。

1月31日

省新冠肺炎疫情防控工作新闻发布会（第二场）介绍，四川强化重危病人救治，安排最强专家队伍全力救治重症患者。

印发《关于加强金融服务支持打赢疫情防控阻击战的通知》，明确对批发零售、住宿餐饮、物流运输等行业，以及有发展前景但暂时受困的企业，不得盲目抽贷、断贷、压贷。

2 月 1 日

省委、省政府决定，自 2 月 3 日起，除必需行业外，省内其他各类企业可根据疫情防控情况和企业自身实际，灵活安排、自行决定复工复产时间，有序复工复产。

2 月 2 日

"英雄机长"刘传健驾机，送四川省第三批援助湖北医疗队 126 位队员出征武汉。

公布成都市公共卫生临床医疗中心、蒲江县人民医院等 202 家市、县（市、区）级新冠肺炎患者救治定点医院。

2 月 3 日

省委、省政府召开四川省应对疫情工作会议并作出重要判断：疫情防控工作正从主要阻断由一个疫区病例输入向阻断全国多地输入病例和阻断省内不同区域之间传播转变，从主要以阻断外省输入为重点向阻输入与防传播并重转变，从全省实施统一防控策略到分区域分轻重防控策略分类实施转变。

2 月 4 日

四川省第四批援助湖北医疗队 72 位队员出征。

四川明确以市（州）为单元，根据疫情状况分为无现症病例区、散发病例区、社区暴发区和局部流行区等四类地区，实施分区分类防控。

2 月 5 日

省政府办公厅印发《关于应对新型冠状病毒肺炎疫情缓解中小企业生产经营困难的政策措施》，从加大减负、金融、财税、稳岗支持力度四大方面提出 13 条政策措施。

2 月 6 日

成都出台《有效应对疫情稳定经济运行 20 条政策措施》。

2 月 7 日

省人社厅等四部门联合发出通知，允许符合条件企业延长申报缴费期、缓缴社保费、延长降费时限，支持生产经营困难的中小企业共渡难关。

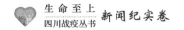
四川高院出台指导意见明确，拒绝接受强制隔离造成传染病传播，情节严重者以危害公共安全罪定处。

成都对全市城镇居住小区（院落）、农民集中居住区、农村散居院落实行封闭式管理，限制外来人员进入，人员进入要出具有效证件，并测量体温。

四川省第五批援助湖北医疗队131人出征。

2月8日

四川出台八大举措加强农村群体性聚餐监管，疫情期间禁止农村群体性聚餐，明确群体性聚餐，是指2户及以上家庭人员聚集聚餐（含农村自办群体性宴席）。

2月9日

四川第六批援助湖北医疗队303人出征。

全面开展"春风行动"，助农民工安全有序返岗。

出台专门政策，全力保障、优先安排直接参与救治新冠肺炎患者的一线医务工作者、支援湖北医疗队全体人员的子女入园入学。

分类逐步恢复各地暂停的道路运输服务。

2月10日

省人大常委会表决通过《关于依法做好当前新型冠状病毒肺炎疫情防控工作的决定》。

成都天府国际机场局部复工。

成都中心城区"11＋2"区域，在出租汽车行业推行乘客信息扫码登记。

2月11日

省政府办公厅印发《关于防控新型冠状病毒肺炎疫情期间做好政务服务利企便民工作通知》，以9条举措满足企业群众办事需求，加快复工复产急需办理事项审批速度。

四川首例涉疫情防控妨害公务罪案宣判，一男子被判拘役4个月。

2月12日

省委书记彭清华在成都市调研强调，分秒必争坚决打赢疫情防控阻击战，统筹兼顾创造条件积极支持企业复工复产。

省长尹力视频连线四川援助湖北医疗队代表，勉励全体队员用优良专业素质打赢战疫。

省新冠肺炎疫情防控工作新闻发布会（第三场）首次尝试在线发布。

四川12部门联合行动，严打野生动物违规交易和非法制售防护产品。

2月13日

省委书记彭清华在四川省应对新冠肺炎疫情工作调度会上强调，毫不放松把各项工作抓实、抓细、抓落地，奋力夺取疫情防控和实现经济社会发展目标双胜利。

四川省第七批、第八批援助湖北医疗队出征，共计284人；首次派出心理治疗师。

《应对新冠肺炎疫情生活物资保障措施》出台。

2月14日

出台《四川省应对新型冠状病毒肺炎疫情分区分类防控工作指南》。

省疫情应急指挥部对办公场所和公共场所空调通风系统运行管理相关事项作出规定。

全省治愈出院人数首次超过新增确诊人数。

四川外出务工人员健康申报和查询系统上线。

2月15日

建立24小时重点企业用工调度保障机制，确保重点防护物资及生活必需品生产。

2月16日

四川正式上线健康码，成为全国首批全面推行的省份。

省疫情应急指挥部对商场超市等人群密集场所做好疫情防控作出明确规定。

省新冠肺炎疫情防控工作新闻发布会（第五场）通报"春风行动"相关情况，介绍四川已与广东、浙江两省就疫情期间劳务协作达成8点共识，双向认可健康证明材料。

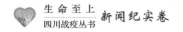

2 月 17 日

阿坝州唯一确诊病例治愈出院，在 21 个市（州）中首次实现确诊病例"清零"。从 1 月 24 日我省启动突发公共卫生事件 I 级应急响应算起，到 2 月 17 日全省首个市（州）—阿坝州唯一一例新冠肺炎确诊患者治愈出院，用时 24 天。

出台七项举措，推动浙江、广东等地川籍农民工返岗。

发布《关于做好外出务工人员健康申报证明服务工作的有关指导要求和说明》。

首次采集新冠肺炎康复者恢复期血浆。

2 月 18 日

省政府办公厅下发《分类有序推进全省重点项目复工开工的通知》，明确分区分类、有力有序有效推进全省重点项目复工开工，促进经济平稳运行。

2 月 19 日

省新冠肺炎疫情防控工作新闻发布会（第六场）介绍，四川疫情平稳，自 1 月 25 日以来呈波动下降趋势；先后派出 13 名省级专家赴甘孜州道孚县现场指导医疗救治。

为保持外贸平稳运行，努力把疫情影响降到最低，我省出台《关于支持外经贸企业应对疫情稳定外贸发展九条措施的通知》。

2 月 20 日

首次将新冠肺炎康复者恢复期血浆用于患者救治。

四川发布疫情防控期景区恢复开放指南，日接待量不得超过最大承载量的 50%，游客游览景区需佩戴口罩。

2 月 21 日

省委书记彭清华在调研指导疫情防控科研攻关工作时强调，强化校院企合作，全力开展科研攻关。

四川第九批、第十批援助湖北医疗队出征，专设一支 50 人的心理医疗队。

四川监狱、戒毒所实行战时管理，全力防止疫情向监所蔓延。

2月22日

促消费，启动"十百千万网购节"，品质川货"云上见"。

川航发运首个复工复产包机，搭载127名高原建设者进藏复工。

成都绕城高速公路所有检疫点全部拆除。

2月23日

全省因疫情防控临时关闭的高速公路收费站全部恢复通行。

2月24日

四川首批20万毫升血液启程支援湖北。

四川出台11条措施，进一步支持企业复工复产复市。

世卫组织专家布鲁斯·艾尔沃德点赞四川5G远程诊疗"非常惊艳"。

2月25日

省疫情防控工作新闻发布会（第八场）透露，在四川确诊的529个病例中，中医药参与治疗493例，参与率93.2%。

超1.3万户规上工业企业复工，复工率92%。

Ⅱ级应急响应·生活重启"播放键"

（2月26日—3月24日）

2月26日

自2月26日0时起，四川将疫情防控应急响应级别由突发公共卫生事件Ⅰ级应急响应调整为Ⅱ级应急响应。

省委书记彭清华强调，准确把握疫情变化新特点新情况，毫不放松把分区分级、精准施策要求落到实处。

以县（市、区）为单位，全省划分为高风险、中风险、低风险三类地区，细化防控方案，采取差异化的防控策略。

2月27日

省疫情防控工作新闻发布会（第九场）通报，猪肉蔬菜价格逐步回落。

省疫情防控工作新闻发布会（第十场）通报，全省疫情波及面逐步缩

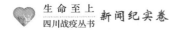

小、严重程度有所下降，疫情蔓延势头得到初步遏制，防控工作取得阶段性成效。

省疫情应急指挥部要求，从湖北等疫情防控重点地区和高风险地区来的人员，按规定接受集中或居家隔离 14 天管理和服务。

举行首场省级层面网络招商推介会，150 余家中外企业在线参会。

2 月 28 日

四川首次公布全省 183 个县（市、区）疫情分区分级情况。其中，无现症病例区（低风险）116 个、散发病例区（中风险）66 个、社区暴发和局部流行区（高风险）1 个。

3 月 1 日

全省续建和已开工新项目复工率超九成。

全省 13888 户规上工业企业复工。

首批 5000 只"成都造"医用 N95 口罩面市，成都实现医用 N95 口罩本地生产能力零突破。

3 月 2 日

《四川省应对新冠肺炎疫情分区分级差异化防控工作指南（第二版）》发布。

省地方金融监管局等 4 部门联合印发《关于进一步加强金融服务支持疫情防控和企业复工复产的通知》。

省疫情防控工作新闻发布会（第十二场）通报，成都市、遂宁市、绵阳市、眉山市、乐山市、宜宾市等 13 个市复工率已达 100％。

国务院应对新冠肺炎疫情联防联控机制医疗救治组向全国推广四川在疫情防控期间做好血液保障工作的经验。

3 月 4 日

国内首个新冠肺炎病毒芯片检测系统在川投产，系钟南山院士"点题"。

3 月 5 日

《关于应对新冠肺炎疫情支持电影业健康发展的十条措施》出台，对在川设立的制作、发行、放映等电影企业进行支持。

3月6日

我省印发重点领域补短板 2020 年工作方案，围绕开放大通道建设，力争完成交通基础设施投资 1900 亿元；围绕民生和社会事业发展，力争完成民生和社会事业投资 6000 亿元。

3月8日

青城山—都江堰、稻城亚丁、瓦屋山等景区有序恢复开放。

3月9日

全省工业中小企业复工率达 97.32％，职工复岗率超七成，达 75.95％。

四川省健康码共享交换服务平台开通，四川省外出务工人员申报健康系统可与省内 8 市（州）健康码系统互认。

全省低风险地区餐饮单位恢复正常营业，但限制集体性聚餐、承办宴席（含农村自办群体性宴席）。

3月10日

省委书记彭清华强调全力严防境外疫情输入，继续强化特殊场所防控。

省疫情防控工作新闻发布会（第十三场）通报，四川援助湖北医疗队 1463 人"零感染"。

3月12日

四川 5 位专家出征意大利援助抗疫。

全省 1480 余万农民工返岗复工。

省疫情防控工作新闻发布会（第十四场）介绍，将推出一系列文旅消费优惠政策：全省旅游景区、国有专题博物馆和部分民营博物馆、国有文艺院团演出，将面向医务人员、警务人员实行年内门票免费；部分景区适时对全国游客免费开放一段时间。

"四川造"口罩日产超千万只，口罩生产企业从初期的 9 户增至 103 户。

3月13日

省政府办公厅印发《关于应对新型冠状病毒肺炎疫情稳定和促进服务业发展的指导意见》，推动服务业企业借助 5G 等新一代信息技术进行数字

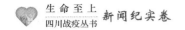
化转型，发展"线上下单、无接触配送"等新模式。

成都 30 条措施加快服务业复工复产复市。

3 月 14 日

全省开展"周末卫生大扫除"活动。

四川互认广东、浙江等 10 省市健康码。

3 月 15 日

全省普通国省干线在建项目复工率超 96％。

3 月 16 日

省委书记彭清华强调，牢牢把握"双重任务"，充分发挥优势作用，为奋力夺取双胜利、决胜全面建成小康社会汇聚强大力量。

省长尹力主持召开加强生物安全和疾病防控体系建设座谈会。

3 月 17 日

援助湖北医疗队首批队员回川。

推动成渝地区双城经济圈建设四川重庆党政联席会议第一次会议以视频会议形式召开。

绵阳发现一例境外输入无症状感染者。

省新冠肺炎疫情防控工作新闻发布会（第十五场）介绍，低风险地区酒店商超餐饮可全面恢复正常营业，但要限制大规模集体性聚餐。

四川旅行社协会恢复部分经营业务，包括省内跟团游。

3 月 18 日

在川居民可在线登录国家政务服务平台申领"防疫信息码"，全国互通互认。

3 月 19 日

四川本土新冠肺炎确诊病例"清零"。

省人社厅紧急通知，要求破除隐性壁垒，助力企业尽快复工复产，促进农民工、高校毕业生等重点群体顺利返岗就业。

3 月 20 日

省新冠肺炎疫情防控工作新闻发布会（第十六场）介绍，我省严把输入关、监测关、隔离关、救治关 4 个关口，严防境外疫情输入，所有境外入（返）川人员原则上均实行 14 天集中隔离医学观察。

省体育局印发通知，全省体育场馆将有序开放。

534 名四川援助湖北医疗队队员返川。

3 月 21 日

313 名四川援助湖北医疗队队员返川。

低风险区来川人员体温正常可复工和出行。

省际客运班线基本恢复。

3 月 24 日

省新型冠状病毒肺炎疫情防控工作新闻发布会（第十八场）介绍，全省规上中小工业企业复工率 99.67%。

省图书馆、省文化馆恢复开放。

Ⅲ级应急响应·生产摁下"快进键"

（3 月 25 日至今）

3 月 25 日

省应急委员会决定自 2020 年 3 月 25 日 0 时起，将疫情防控应急响应级别由突发公共卫生事件Ⅱ级应急响应调整为Ⅲ级应急响应。

省新型冠状病毒肺炎疫情防控工作新闻发布会（第十九场）介绍，四川 21 个市（州）已实现了本土确诊住院病例"清零"，全省连续 20 天无本土新增确诊病例，连续 34 天无本土聚集性疫情和社区传播。

省政府办公厅印发《四川省全面恢复正常生产生活秩序工作指南》，从重点严防境外疫情输入、全面恢复正常生产秩序等四个方面作出指引。

低风险地区可娱乐聚餐。

3 月 26 日

四川 2020 年第一季度重大项目集中开工。

成都小区全面解封，恢复常态化管理。

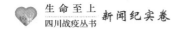
3 月 27 日

省应对新冠肺炎疫情应急指挥部要求对所有核酸检测阴性新入境人员取消居家隔离方式，一律采取集中隔离措施。

省新冠肺炎疫情防控工作新闻发布会（第二十场）介绍，为夺取脱贫攻坚战全面胜利，我省将坚决打好"五场战役"。

3 月 31 日

九寨沟、黄龙等景区恢复运营、对外开放。至此，全省 13 个 5A 级景区均恢复开放，21 上市（州）的 400 余家 A 级景区恢复开放。

4 月 4 日

我省举行向新冠肺炎疫情牺牲烈士和逝世同胞哀悼活动。

4 月 7 日

最后一批 162 名留守武汉的四川援助湖北医疗队队员返川。至此，四川援助湖北医疗队 1463 人全部凯旋。

4 月 16 日

中国赴埃塞俄比亚抗疫医疗专家组一行 12 人，赴埃协助开展新冠肺炎疫情防控。

4 月 30 日

中国赴埃塞俄比亚抗疫医疗专家组乘坐包机赴吉布提抗疫。

5 月 8 日—12 日

在新冠肺炎疫情防控常态化的特殊背景下，省两会召开。

按照省两会要求，全省持续健全疫情及时发现、快速处置、精准管控、有效救治的机制和措施，科学抓好"外防输入、内防反弹"各项工作。

5 月 15 日

《关于全面推进国家防疫健康信息码"一码通行"的通知》印发，凡持有显示"未见异常"防疫健康信息码的人员均可在川通行和复工复产复学。

5 月 16 日

2020 年二季度经济运行工作调度会强调，争分夺秒真抓实干，确保实现二季度预期目标，坚决夺取疫情防控和实现经济社会发展目标的双胜利。

6 月 11 日

省委、省政府挂牌督战凉山州脱贫攻坚座谈会在西昌召开。在毫不放松抓好各项疫情防控措施落地落实的前提下，我省集中精力加快推进脱贫攻坚。

6 月 17 日

"战疫——四川抗击新冠肺炎疫情专题展"在四川博物院开幕，展出1800 余件一线抗疫实物、180 余幅抗疫图片。

6 月 18 日

省应对新冠肺炎疫情应急指挥部下发《关于进一步落实落细新冠肺炎疫情常态化防控措施的通知》，从 6 个方面明确具体防控要求，巩固全省阶段性防控成果。内容包括对来自中高风险地区的人员实行全员核酸检测、对中风险地区的来（返）川人员，由所在社区实行 14 天居家医学观察等。

6 月 22 日

省委应对新冠肺炎疫情工作领导小组会议召开，强调持续织密"防护网"、筑牢"隔离墙"，坚决防止疫情反弹。

7 月 7 日

特殊时期，在严格防疫措施下，高考延期一月举行。

7 月 8 日

四川出台《疾病防控救治能力提升三年行动方案（2020—2022 年）》，到 2022 年底将实现重大传染病快速检测能力县（市、区）全覆盖，传染病医院或传染病区市（州）全覆盖。

7 月 20 日

低风险地区电影院有序恢复营业。

7 月 26 日

我省全力支持国内抗疫，派出医疗卫生专家和技术骨干，紧急支援北京、黑龙江等地医疗救治和病毒核酸检测。

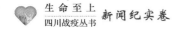
7 月 28 日

第 102 届全国糖酒商品交易会在"云端"开幕,这是首次以线上展会形式举办全国糖酒会。

8 月 4 日

中国赴阿塞拜疆抗疫医疗专家组从成都启程,赴阿塞拜疆协助战疫。专家组共 10 人,均来自四川大学华西医院。

8 月中旬

省内高校开始陆续安排大学生分期分批、错时错峰有序返校。

9 月 1 日

全省两万多所中小学、幼儿园如期开学。

这是一次来之不易且意义非凡的开学。在新冠肺炎疫情仍在全球肆虐的背景下,中国全力抗击疫情已经取得明显成效,经济社会生活正在步入正轨。

9 月 8 日

全国抗击新冠肺炎疫情表彰大会在北京举行。大会对全国抗击新冠肺炎疫情先进个人、先进集体、全国优秀共产党员、全国先进基层党组织进行了表彰,四川共 35 人获评先进个人、10 个单位获评先进集体、5 人获评全国优秀共产党员、4 个基层党委获评全国先进基层党组织。

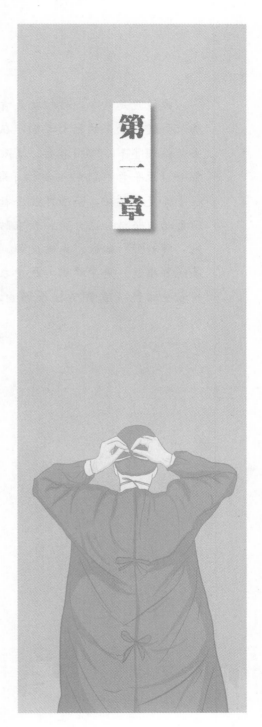

第一章

战疫全景

疫情就是命令，防控就是责任。面对新冠肺炎疫情给经济社会发展带来的巨大考验，在以习近平同志为核心的党中央坚强领导下，四川省委、省政府带领全省各族人民，坚决贯彻习近平总书记的重要指示精神和党中央各项决策部署，一手抓疫情防控，一手抓经济社会发展，坚持联防联控、群防群治，坚持分区分级、精准防控，坚持应收尽收、应治尽治，坚持外防输入、内防反弹，坚持疫情防控和经济社会发展统筹推进，危中寻机、机中求变、变中谋新，努力克服疫情和全球经济发展受挫等影响，推动经济高质量发展迈步向前。

打赢"两场硬仗":越是艰险越向前

熟悉的校园,再次响起悦耳的读书声;熟悉的街巷,又见浓郁的烟火气;熟悉的城市,正回归动人的节奏。48.6万平方公里的四川,此刻万物竞绿、生机盎然。

岁月静好,人们却难以平静:从2020年1月至今,四川和全国一样,历经了新冠肺炎疫情这一近百年来传播速度最快、感染范围最广、防控难度最大的重大突发公共卫生事件。很长一段时间里,"禁足"、停工、停业……整个社会仿佛被按下"暂停键"。

坚决维护人民群众生命健康安全。春节前夕,以习近平同志为核心的党中央向全党全军全国各族人民发出了坚决打赢疫情防控阻击战的号令,与时间赛跑、与病魔抗争的人民战争就此打响。

疫情就是命令,防控就是责任。在这场特殊斗争中,全省上下坚决贯彻习近平总书记重要指示精神和党中央各项决策部署,坚持联防联控、群防群治,坚持分区分级、精准防控,坚持应收尽收、应治尽治,坚持外防输入、内防反弹,坚持疫情防控和经济社会发展统筹推进,全省疫情防控取得重大成效,生产生活秩序正在全面恢复。

2020年1月16日首例疑似病例报告后,四川省省委、省政府立即作出部署,建立联防联控工作机制,24日全省启动突发公共卫生事件Ⅰ级响应,26日省委成立应对疫情工作领导小组,省政府设立应急指挥部并下设13个工作组(专班),全面加强统一指挥,同时间赛跑、与病魔较量,有力有效开展防控工作。从1月16日四川首例疑似病例报告算起,到2月17日全省首个市(州)确诊病例"清零",用了37天;到2月26日全省疫情响应级别降为Ⅱ级，用了41天；到3月19日全省183个县（市、区）全部转为低风险区，用了63天；到4月23日，全省561例确诊病例除3例死亡外全部治愈出院，用了98天。

这惊心动魄的一个个日日夜夜，接踵而至的一场场激烈战斗，勇者逆行的一幕幕感人场景，是如此刻骨铭心、如此考验耐心、如此锤炼信心：

打好科学防控战，分秒必争——紧跟疫情形势变化，省委、省政府见势早、行动快，果断取消新春群众聚集性活动、逐户深入开展地毯式排查、对重点群体实施隔离观察、"一人一案"救治病患、分区分级实施精准防控……主动出击、周密部署、针对性调度指挥，掌握了抗疫主动权；

打好全域阻击战，严防死守——坚持外防输入、内防扩散，突出关口前移，各地各部门在机场车站、海关口岸、乡村社区、工厂医院、街头巷尾……布下"重兵"，把每道关口视作最后一道关口，千方百计确保万无一失；

打好全民保卫战，众志成城——与看不见的狡猾病毒战斗，每个人都是战士，每个家庭都是战场，从医务人员到科研工作者，从返乡农民工到居委会大妈，从外卖小哥到居家群众，9100多万巴蜀儿女行动起来，为早日战胜疫情抱薪添柴；

打好经济社会发展总体战，咬定目标——2020年是全面建成小康社会和"十三五"规划收官之年，必须在做好疫情防控前提下，加快全面恢复正常生产生活秩序，让务工者流动起来，企业机器轰鸣起来，建设工地忙碌起来，脱贫攻坚一线实干起来……明确"双重任务"、打赢"两场硬仗"，四川冷静从容、笃定前行；

打好初心使命检验战，凝聚力量——"我是党员我先上"，全省广大党员干部践行初心使命、兑现入党誓言，到最危险的地方去，到人民最需要的地方去，用舍生忘死、勇往直前的抉择与付出，凝聚起战胜疫情的磅礴力量，也用防控成效，进一步坚定了全社会对中国特色社会主义道路、理论、制度和文化的自信。

每个冬天的句点，都是春暖花开。如今，一扫疫情阴霾，充满生机活力的四川，已经回来了。

但这场持久战远未结束，海外疫情暴发带来的输入性风险持续存在，常态化疫情防控下的"六稳""六保"工作任务艰巨，必须慎终如始、再接再厉，全力以赴克服疫情影响，完成全年目标任务，奋力夺取"双胜利"，不获全胜决不轻言成功。

"一盘棋"与"一张网"

织密织牢覆盖省市县乡村的联防联控网络，借助大数据手段和精准网格化管理，将中共中央、国务院和省委、省政府各项防控部署落地见效

2020年的冬春之交非比寻常。在阖家团圆的新春佳节之际，新冠肺炎疫情突如其来，传染性极强的病毒肆虐。

疫情牵动中南海。习近平总书记高度重视，亲自指挥、亲自部署，带领全国人民与疫情展开一场没有硝烟的防控阻击战。

习近平总书记多次主持召开中央政治局常务委员会会议、中央政治局会议，研究部署疫情防控工作，亲临湖北武汉和北京、浙江、陕西一线考察指导，在每一个关键节点作出重要指示，为各地战胜疫情提供方向指引和根本遵循。

贯彻落实习近平总书记重要指示精神，中央成立应对疫情工作领导小组，李克强总理担任组长；国务院启动联防联控机制，统筹推进全国疫情防控工作。

四川闻令而动，快速反应。早在1月17日，省委书记彭清华在接到成都市报告发现一例输入性观察病例后就作出批示，要求高度关注相关情况，做好患者救治和密切接触者观察工作，坚决防止新型冠状病毒肺炎在我省传播蔓延。

1月20日，彭清华紧急主持召开市（州）和省直部门主要负责人专题会议，就贯彻落实习近平总书记重要指示和李克强总理批示精神、做好我省疫情防控工作进行部署。会议再次强调，绝不允许因防控不力导致疫情蔓延。

虽然疫情最初发生在湖北武汉，但四川必须严阵以待。作为拥有9100

多万人口的大省，四川外出务工人员达 1100 多万。春节正是人员流动最频繁时期，据相关部门统计，从省外返川人员达 720 多万，其中 150 多万来自湖北、30 多万来自武汉，"防输入、防扩散"压力巨大，何况还有像成都这样实际管理人口超过 2000 多万人的特大城市。

"全国一盘棋"之下，综合实力居全国前列的四川，既要坚决打赢本省疫情防控阻击战，也要在医疗救治、物资保障等方面为全国大局贡献力量。

任务艰巨，更显使命光荣、责任重大。形势越是复杂严峻，越要统一号令、统一指挥、统一行动。

1 月 22 日，四川成立以省委副书记、省长尹力为组长的应对新型冠状病毒肺炎疫情联防联控机制领导小组；之后根据中央要求和疫情发展新情况，成立由彭清华、尹力任组长的省委应对疫情工作领导小组，对全省疫情防控进行周密部署，在省政府设立应急指挥部以负责具体工作。领导小组和应急指挥部下设的工作班子由一套人马集中办公，保障工作运行顺畅。

短时间内，巴蜀大地上有序展开大规模行动：从城市到乡村，从平原到山区，从交通枢纽到特殊场所，织密织牢一张横向到边、纵向到底、覆盖省市县乡村五级的联防联控网络。

有了这张网，四川一开始就依托先进大数据手段和精准网格化管理，将"早发现、早报告、早隔离、早治疗"落到实处，将以农村、社区和家庭为重中之重的防控策略落到实处。

找到并控制传染源。全省第一时间启动全覆盖动态大摸排。2019 年底召开的省委十一届六次全会曾作出战略部署，推进城乡基层治理制度创新和能力建设。动态摸排，就是要发挥乡村和社区等基层党组织的战斗堡垒作用，结合大数据筛查出的重点疫区返川人员信息，不漏一户一人摸排登记。防控压力最大的成都市，组织动员 47 万多名党员干部和社区工作者，连续三轮对 4357 个村（社区）、58197 个小区（院落）走访摸排，建立"一院一档""一房一户"台账，每日更新租住信息，动态掌握人员情况。

尽快切断传播途径。1 月 22 日，武汉封城前一天，四川率先停发到武汉的长途客运车辆，并协调湖北省停发到四川的省际包车。全省各市（州）从防控大局出发，主动停止举办各类春节群体性聚集活动。连续多年举办的武侯祠大庙会延期了；曾创下单日接待游客8万多人次纪录的自贡灯会，尚未开园即"熄灯"；乐山市叫停可能会有10万人聚集的乐山大佛和峨眉山传统春节祈福活动；全省大量商场、市场、餐馆、茶楼、麻将馆等纷纷关张。

保护好易感人群。作为科教大省，四川有各级各类学历教育学校2.5万所，学历教育在校学生1572.7万人，教职工110.7万人。做好延迟开学，保护好免疫力相对较低的学生群体，也就相当于保护好全省近20%的人口。

防止新增变量。1月底，甘孜州道孚县出现疫情局部暴发流行，73名群众陆续确诊，存在进一步扩散的较高风险。省州县果断采取最严格管控措施，对道孚县所有乡村实施封闭式管理，禁止任何形式聚集活动。2月下旬，世界上一些国家出现疫情蔓延扩散趋势，省委、省政府早做准备，要求严格落实境外来川人员体温检测、核酸检测和隔离防护等措施，实施从"国门"到"家门"的封闭管理。截至5月2日，全省累计确诊的21例境外输入病例，已全部治愈出院。

世界卫生组织联合专家考察组在结束对中国为期9天的考察后，称赞中国采取的防控措施成功避免或至少预防了全国范围内数十万病例发生。作为考察组实地调研的四个省市之一，四川实践成为"中国经验"鲜活案例。

科学防控与精准防控

坚持以人民为中心的发展思想，及时判断形势、完善应对举措，不断增强依法防控和科学防控的针对性、精准性、有效性

这场罕见的疫情防控阻击战，持续时间长、动员人口多、波及范围广。尽最大的努力，争取最好的结果，全省上下战疫的决心无比坚定。

1月25日（正月初一），四川新增确诊病例25例，随后两天分别降至

日新增 21 例、18 例。就在不少人以为新增确诊病例会出现持续减少趋势时，1 月 29 日、2 月 1 日，又分别日新增 34 例、36 例，日增数不但没降低，反而持续增加，着实让人揪心。

只有科学判断，才能正确行动。在充分听取医疗防疫专家等"智囊团"意见建议基础上，2 月 3 日，春节假期后上班第一天，省委、省政府召开四川省应对疫情工作会议并作出重要判断：疫情防控工作正从主要阻断由一个疫区输入病例向阻断全国多地输入病例和阻断省内不同区域之间传播转变，从主要以阻断外省输入为重点向阻输入与防传播并重转变，从全省实施统一防控策略到分区域分轻重防控策略分类实施转变。

从实际出发，四川在全国率先实施分区分类防控。2 月 4 日，省委、省政府两办下发通知，明确提出以市（州）为单元，根据疫情状况分为无现症病例区、散发病例区、社区暴发区和局部流行区等四类地区，确定不同风险等级，科学实施分区分类防控措施。

几天后，四川进一步明确以县域为单元，确定不同县域风险等级，分区分级制定差异化防控策略，把"减存量、控增量、防变量"作为重中之重。

2 月 14 日出台的《四川省应对新型冠状病毒肺炎疫情分区分类防控工作指南》，在前期实施分区分类防控策略基础上，进一步细化和完善 100 条具体措施，成为四川各地疫情防控的"操作规程"。

从全省统一防控到分区分类防控，从以市（州）为单元到以县（市、区）为单元，再到出台分区分类防控工作指南，四川的防控举措不断深化、细化。

省人大常委会及时表决通过《关于依法做好当前新型冠状病毒肺炎疫情防控工作的决定》，着力把疫情防控各项工作全面纳入法治化轨道。全省政协各级组织、广大政协委员充分发挥智力密集优势和社情民意信息"直通车"作用，积极为依法防控、科学防控建言献策。

生命至上，人民至上。提高收治率和治愈率，降低感染率和病死率，"把人民群众生命安全和身体健康放在第一位"，是打赢这场阻击战的核心要义。

发现输入性观察病例之初，四川即在第一时间统筹布局优势医疗救治力量。按照"集中患者、集中专家、集中资源、集中救治"原则，全省紧急确定 1049 家发热门诊、226 家省市县定点医院、8745 张床位，对所有确诊和疑似病例集中收治；抽调 245 名专家，组建省级医疗救治专家组，开展多学科会诊；成功研发全国首个 5G 远程会诊系统，让专家组指导各定点医院对患者实施"一人一案"精准救治的设想成为现实；四川充分发挥"中医之乡、中药之库"的优势，推动中医药治疗参与率超过 90%，疗效确切的"新冠 1 号、2 号、3 号"制剂被纳入全省医保支付范围。

每一分、每一秒，全省近 80 万医务工作者在"最美逆行"中用生命守护生命。成都市公共卫生临床医疗中心，是全省收治新冠肺炎确诊患者数量最多的医疗机构。抗疫初期，为克服防护服短缺困难，一线医护人员当班期间不喝水、不上洗手间，防护服一穿就是 8 小时，所有人脸上被压出深红的印痕，有的甚至被压出脓疮，但没有一个人要求退出。道孚县疫情发生后，四川省人民医院急诊内科主任医师章晓红带领省级医疗队，紧急赶至冰天雪地的藏区高原，一战就是 53 天。

1 月 29 日，四川首例新冠肺炎患者治愈出院。2 月 14 日，全省治愈出院人数首次超过新增确诊人数，大大提振了全社会战胜疫情的信心。2 月 24 日、3 月 1 日、3 月 11 日，全省患者治愈出院率分别超过 50%、70%、90%；4 月 23 日，除 3 例患者不幸死亡外，558 名患者全部治愈出院。

抗疫，离不开各方面的有力保障。防护物资不足怎么办？随着我省出台《全力加快疫情防控物资生产十条措施》，春节前停工的药械企业紧急召回工人，24 小时开足马力生产口罩、防护服等急缺物资，优先保障防疫一线。

普通口罩告急如何解决？省市有关部门转变思路，帮助一大批有条件的企业加快转产，并将生产所需的关键原辅料、重要生产设备等纳入绿色通道保障。2 月 4 日，广安市首家口罩生产企业在岳池县投入生产，从达成合作意向到生产车间启用，仅 3 天时间。各有关企业相继释放产能后，到 3 月 12 日，四川口罩日产量突破 1000 万只。

群众跨地区出行怎么实现？我省科学调配公路、铁路、航空等运力，

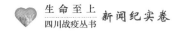
在确保防控到位的前提下，分类有序恢复城际客运、城市公共交通、出租车等道路运输服务，逐步恢复正常交通运输秩序。

科研关键作用如何发挥？我省及时启动实施17项科技攻关应急项目，推动企业在人脸识别、红外测体温安检、核酸检测等方面加大研发力度，形成一批科技成果。四川大学华西医院科技联合攻关团队研发的检测试剂盒（胶体金法），只要1滴血，10分钟裸眼即可观察到检验结果。成都博奥晶芯生物科技公司研发的核酸检测系统，能一次性快速检测包含新冠病毒在内的19种呼吸道病毒。备受关注的新冠病毒重组疫苗，也在我省较早进入动物实验阶段。

为确保群众"菜篮子""米袋子"，四川出台8条措施全力保障生活物资稳定供应；部分城乡居民受疫情影响生活困难，各级党委政府把困难群众兜底保障摆在突出位置来抓；群众增强自我防护离不开正确的防疫知识，各地乡村大喇叭响起来，巡回宣传车转起来，横幅挂起来，接地气的宣传深入人心、赢得好评。

回应人民关切，满足人民需求。及时实施见效的一项项部署，发生在群众身边的一个个变化，温暖人心、振奋人心，生动诠释着以人民为中心的发展思想，在四川疫情防控的全过程扎下了根。

总体战与奔小康

强化辩证思维，在常态化疫情防控中加快推进生产生活秩序全面恢复，突出重点、破解难点、疏通堵点，努力实现全年经济社会发展目标

4月20日，四川公布2020年一季度主要经济指标：全省实现地区生产总值10172.85亿元，同比下降3.8%。和全国一样，这是改革开放以来四川最艰难的一个开年。

疫情对经济社会秩序造成的冲击和影响有目共睹。但横向来看，四川一季度GDP降幅比全国少3.8个百分点，在全国经济总量排名前10位的大省中增速居第2位；四川规上工业增加值同比下降0.9%，降幅比全国低7.5个百分点，在全国经济总量排名前10位的大省中增速居第1位；四

川进出口总额同比增 10.7％，在全国各省（区、市）中居第 2 位。

这些数据在某种程度上反映出四川发展的潜力和韧劲。省委、省政府坚决贯彻落实习近平总书记关于统筹推进疫情防控和经济社会发展的重要指示精神，抓紧抓实经济社会发展各项工作，尽最大努力把疫情影响降到最低。进入 3 月，全省主要经济指标逐步回暖，经济增长出现积极变化。

率先支持企业复工复产，对四川在常态化疫情防控中扎实做好"六稳"工作、落实"六保"任务形成有力支撑。回过头看，这仍是一个无比艰难的抉择。

随着春节延长假期结束，各界对 2 月 3 日企业是否复工看法不一，很多省市发出延迟复工通知。经过科学分析疫情形势、综合权衡风险大小和利害得失，省委、省政府决定自 2 月 3 日起，支持企业在确保员工安全健康前提下可灵活安排、自行决定复工复产时间。

经济社会是一个动态循环系统，长时间停摆不可持续，疫情防控也会受到影响。而且，企业复工涉及防控落实、员工到岗、原料储备、物资运输、市场对接等诸多环节，不是说复工就能复工那么简单。四川的这一决策，为企业做足准备赢得了时间，也为稳定经济增长赢得了时间。

厂区封闭管理，进出人员登记、体温测量、消毒杀毒，员工佩戴口罩上岗、错峰分散就餐……在严格落实防控措施前提下，我省企业加快复工复产。

成都高新区抓住时机，10 天内推动近 63％的规上工业企业进入生产状态；一季度，成都高新区产业增加值（GDP）同比增长 6.1％，其中电子信息规上工业增加值增长 11.95％，实现逆势飞扬。

中欧班列（成都）出发时的汽笛声再次响起。截至 3 月 31 日，这一"新东方快车"的速度不降反升，447 列开行数量较上年同期上升 92.7％。

成都天府国际机场、东安湖体育中心等重大项目走在复工前列，建设者们咬定工期目标不变、年度任务不减，通过科学施工、统筹调度，努力把耽误的工期赶回来。

截至 3 月 8 日，全省 14560 户规上工业企业复工率达 96.7％。截至 3 月 9 日，全省 570 个重点项目实现复工，复工率达 98.6％。

复工复产不代表达产满产，掌握企业真实复工复产质量，对于因时因势调整应对举措至关重要。

用电量多少，反映企业生产运转强度高低；增值税发票开票数量及金额，是企业经营活动强度的表征——四川将企业生产经营不同环节的两类数据融合一起，在全国首创"税电指数"模型，以此动态监测分析各地区、各企业的生产销售情况和各产业、各行业的生产效能情况，为科学决策提供有力依据。

最新数据显示，四川税电复工指数从3月初的75.31上升到4月下旬的103.19，税电复产指数从3月初的81.16上升到4月下旬的112.45，表明企业复工复产呈稳步上升势头。

困难环境中，信心比黄金更重要。全省上下形成抢进度、赶时间、补损失的浓厚氛围，带动更多企业奔向复工复产、达产达效。但在一段时期内，员工不足问题十分突出，而全省各地农民工对回到就业岗位也满怀期待。

如何让健康农民工安全顺利返岗？这不是个小问题。四川在全国率先推出免费健康证明服务。2月14日，四川外出务工人员健康申报和查询系统上线，通过线上线下双通道为外出务工人员办理健康证明，省内各市（州）、县（市、区）及各用工单位对证明均予认可。四川还与广东、浙江等10个省（市）建立健康检测互认工作机制，让持有健康证明的人员不仅能在省内顺畅流动，还能跨省返岗就业。

2月19日一早，仁寿县彰加镇天仙村52岁农民工罗连友坐上开往深圳的汽车，到广东惠州市的太平岭核电站建设项目工地务工。一张健康证明，一趟"春风车"，解决了农民工们出行的大问题。

一季度，四川农民工转移输出就业总量达2333.49万人（含省内就业），比去年同期增加17.49万人。

稳住企业，也就稳住了就业。以中小企业为主体的民营经济，占全省经济的半壁江山，在复工复产中面临更多困难。省政府及时出台《关于应对新型冠状病毒肺炎疫情缓解中小企业生产经营困难的政策措施》，以高"含金量"的条条"干货"，帮助中小企业渡过难关。四川银保监局"12

条"，省文旅厅"10 条"，省市场监督管理局、药品监督管理局联合"11 条"，省总工会"13 条"……各级部门进一步细化举措，不断加大援企稳岗的政策支持力度。四川鼎能建设（集团）有限公司人力资源部负责人郭旭算了一笔账，仅社保政策措施的落实，6 个月内可为公司缓解上千万元资金压力。

打赢凉山脱贫攻坚战，才能补齐全面奔康"短板"。3 月 11 日，全省决战决胜脱贫攻坚工作推进会议召开；两天后，省委又在西昌市召开挂牌督战凉山州脱贫攻坚座谈会，动员全省上下特别是凉山州拿出总攻阶段打硬仗的精气神，坚决攻克深度贫困堡垒。

推动成渝地区双城经济圈建设开好局起好步。成都加快建设践行新发展理念公园城市示范区，成德眉资着力推进同城化发展，成都东部新区、宜宾三江新区等省级新区获批落地，川渝两地相向而行、齐心协力，加快建设高质量发展的重要增长极。

当前，油菜、小麦陆续开镰，大春作物进入播栽高峰期，我省从南至北开启"双抢"季。2020 年我省油菜播种面积同比增加 160 万亩。农业部门预计，我省油菜籽产量将突破 310 万吨，创历史新高并继续稳居全国第一。

让"农业多贡献、工业挑大梁、投资唱主角、消费促升级"，四川千方百计促进经济平稳健康发展。4 月中旬，省委、省政府印发《关于进一步做好经济工作努力实现全年经济社会发展目标的意见》，从推动重点产业稳定增长、扩大有效投资和提振消费、帮助企业提速增效、打好三大攻坚战、加大民生托底保障力度、抢抓成渝地区双城经济圈建设机遇、深化改革扩大开放等 8 个方面，提出 30 条具体意见，对做好全省重点工作进行再谋划、再部署、再深化。为确保全面建成小康社会和"十三五"规划圆满收官，四川全力以赴。

战场上的旗帜

发扬斗争精神，领导干部深入一线、靠前指挥，充分发挥基层党组织战斗堡垒作用和党员先锋模范作用，广泛发动群众，汇聚共克时艰的强大力量

"有呼必应，有难必帮"——何涌带领的国网四川电力（达州）共产党员服务队，在疫情期间多了个新称号："电力110"。他们为达州市新冠肺炎救治定点医院——中西医结合医院24小时值守保电，为辖区内老百姓守护"光明"，共受理报修电话1300余次、现场处置560余次。

"'五一'假期来巡山，森林防火保平安。"雷波县箐口乡党委副书记、乡长吴于君在假期当起"护林员"。眼看千亩芦笋产业和竹产业基地开始发挥带动脱贫的综合效应，吴于君说，"护牢产业根基，才有更大战果。"

内江下了一场"及时雨"，上万名党员干部下沉一线，进园区帮助企业解决难题，充实农村和社区力量，开展就业等精准帮扶，聚焦重点领域，排查治理安全隐患。

一分决策，九分落实。统筹推进疫情防控和经济社会发展，推动各项部署落地生根，关键是崇尚实干、抓好落实，关键是让党旗在一线高高飘扬。

1月29日，省委印发《关于贯彻落实习近平总书记重要指示精神，切实加强党的领导、为打赢疫情防控阻击战提供坚强政治保证的通知》，要求广大党员干部发扬顽强斗争精神和连续作战作风，切实做到当先锋、做表率。

将贤则兵胜，将强则士勇。严峻疫情面前，全省各级领导同志坚守岗位、靠前指挥，守土有责、守土担责、守土尽责。从正月初二开始，省委书记彭清华先后前往13个市（州）及有关部门、交通枢纽、科研院所和企业检查督导，省委副书记、省长尹力带队前往多个市（州）和单位检查督导，其他省领导也带队赴联系市（州）全覆盖开展检查督导，有效传导压力、层层压实责任。

一级带着一级干。广大党员干部冲锋在前，当好人民群众的"主心骨"——这是过去几年四川取得抗击突发重特大自然灾害胜利所积累的一条重要经验。

大事难事看担当，危难时刻显本色。若问共产党员是什么？来自战疫一线的回答是：急难险重前的不离不弃，生死考验时的一往无前，越是艰险越向前的不胜不休。

不计得失、挺身而出，他们是敬业无畏的示范者——因为责任，选择逆行。从成都出发，取道宜宾、云南昭通，经过两省四市（州）六处防疫关卡，8 小时后，凉山综合帮扶工作队队员彭杨赶在大雪封山前回到美姑县瓦古乡古觉村，"困难面前，乡亲们需要我"。

因为责任，选择坚守。成都市金牛区援藏干部袁莉刚从"生命禁区"石渠县轮休回家，在疫情面前坐不住了："报名，我在成都，随时待命。"成都红旗连锁股份有限公司 1000 多名共产党员发挥"突击队员"作用，带动 1.7 万多名员工坚守岗位，成为城市保供的"护航者"。

迎难而上、守土担责，他们是疫情防控的排头兵——"党员就要冲锋在前，年龄不是问题"。雅康高速康定收费站，54 岁的交警冉康林坚守在第一线。他的两个儿子，一个值守在医院、一个值守在卡点。

川北大山里，65 岁的老党员陈家谷主动请缨，用背篓装着音箱翻山越岭，把防疫知识送入山林人家；大凉山彝村，"80 后"副乡长赵里黑在大雪中坚持走乡串户，用彝语大喇叭宣传防疫重点……

坚守岗位、无私奉献，他们是基层群众的贴心人——"钟大爷，给您送菜来了。"泸县潮河镇瓦子社区党支部书记张德群，时常敲响困难居民的家门，一条短信、一个电话就"唤"来送粮送货的志愿者。在泸州，这样主动为居民采购生活必需品的"红色代跑员"超过万人。

群众的眼睛是雪亮的。有群众说："只要看到党员在行动、党旗在飘扬，心里就不慌、就有底。"

旗帜无声，却能鼓舞磅礴斗志；堡垒无言，却能凝聚强大力量。

从城市到乡村，广大人民群众纷纷行动起来，投身到这场疫情防控的人民战争之中。

他们当好践行者。"不添乱、不添堵，一切行动听政府"，在达州市达川区，广大人民群众积极响应号召，实现自我"四变"：逢年不走不拜、逢集不赶不聚、逢席不办不参、逢友不串不访。

他们当好监督者。"有居民反映街道场镇有群众在卖烟花的地点聚集，请及时核实整改"。接到群众举报后，简阳市纪委监委立即督促有关部门将防控措施落实到位。为有效拓宽群众监督渠道，简阳市设立疫情防控监

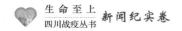
督举报电话，并在全市范围内公布。

他们当好参与者。"我是一名在校高中生、一名共青团员，我希望这时能站出来"。在青神县，17岁的高三学生陈柯宇用执着打动召集人，成为志愿者团队中最小的一人。这个团队中，有医学专业的大学生，有非典期间参与过勤务工作的退伍老兵，更多的是满怀赤诚之心、想要出一份力的普通人。

信息公开透明既是战疫良方，也是凝聚磅礴力量的黏合剂。全省医疗资源是否充足，什么时候能够买到口罩，如何做好个人防护……及时回应群众关切，省政府新闻办和各市（州）有关方面连续举行新闻发布会，介绍各项防控工作进展、权威解读重大政策举措，进一步增强了广大干部群众齐心协力战胜疫情的信心决心。

紧急驰援的川军

守望相助，竭尽所能，持续派出精锐力量驰援荆楚大地，积极为国际社会战胜疫情发挥作用

4月30日，省委在成都召开青年座谈会，四川大学华西医院感染与管理部助理研究员朱仕超与四川省人民医院急诊ICU副主任医师邓磊在会场相逢，他们都有一个共同身份：四川省援助湖北医疗队队员。

4月29日，党中央宣布，湖北保卫战、武汉保卫战取得决定性成果，全国疫情防控阻击战取得重大战略成果。

疫情发生后，习近平总书记强调，只有集中力量把重点地区的疫情控制住了，才能从根本上尽快扭转全国疫情蔓延局面。稳住了湖北疫情，就稳定了全国大局。

武汉是这场战争的关键战场。"去武汉，我报名！""我要上前线！"农历除夕之夜，四川医疗卫生战线传来一封封按着鲜红手印的驰援"请战书"，"不计报酬，无论生死"。

一方有难，八方支援。四川人民与湖北人民共饮长江水，疫情隔不断真情。"岂曰无衣？与子同袍。"省委、省政府1月22日即致函湖北省委、

省政府，表达了派医疗队支援的意愿。

1月25日，正月初一，首批138人的四川援助湖北医疗队集结出征。这些队员来自四川大学华西医院，华西医院牵头建立的中国国际应急医疗队获得世卫组织最高级别认证；来自四川省人民医院，省人民医院是国家应急医学救援队的重要组成；全川有关医疗机构，也都毫不保留地派出精兵强将。

之后一段时间，四川紧急派出第二批、第三批……共有10支医疗队、3支疫控队及3名国家单独抽调的专家，共1463名四川医疗卫生人，战斗在武汉市红十字会医院、武汉大学人民医院（东院区）、东西湖方舱医院、汉阳方舱医院、武汉协和医院肿瘤中心……

汶川籍"90后"护士佘沙、邓小丽去了。2008年汶川特大地震发生时，她们还是学生，全国医务人员以无疆大爱赶到灾区救死扶伤的精神，在她们心里埋下从医的念头、感恩的种子。如今湖北危急，她们义不容辞。

四川大学华西医院感染控制专家乔甫去了。正月初一早上7时，他搭乘动车率先启程，肩负帮助武汉医院降低院内感染风险的使命。他毫不犹豫，一待就是74天。

四川省人民医院老年医学科主治医师孙颖去了。2003年非典战场上，孙颖的母亲是泸州抗击疫情非典医疗队队长。孙颖说，现在接力棒交到她手中，有什么理由不去？

就在四川医务人员在武汉与疫病搏斗时，家乡人民也在为驰援湖北凝聚爱心。

"英雄机长"来了，刘传健请缨执飞驰援航班，安全将四川援湖北医疗队员送达武汉；"雪域使者"来了，其美多吉投入成都至武汉这条"绿色给养线"的邮件运输工作，将一车车应急物资快速运往湖北；"雨衣妹妹"来了，川妹子刘仙带领志愿者团队扎根武汉，免费为一线医务人员制作、配送2万多份盒饭。

12年前，湖北省援建汉源县，写下川鄂情深佳话。新冠肺炎疫情发生后，汉源县委、县政府向全县人民发出爱心捐赠倡议书，33万汉源人慷慨

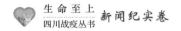
解囊。

听说武汉缺蔬菜，什邡市师古镇苏家桥村的"大树哥"潘大树二话不说，将自家地里的 10 万斤蔬菜捐出去。

接到雅安捐来的 50 吨"儿菜"，从未见过这种菜的武汉市民不知如何食用。一大批热心网友站出来，送菜谱出主意……这一幕幕，温暖人心。

复工复产的四川企业，也在驰援中竭尽所能。自贡威鹏电缆制造股份有限公司，40 小时内为雷神山医院生产 13782 米定制电力电缆。成都硅宝科技公司派出两位经验丰富的专职司机，轮流开车 1000 多公里为工地送去急需的建筑用密封胶。新希望集团旗下兴源环境主动派出 120 余名专业技术人员，火速参建火神山医院、雷神山医院的污水处理项目。还有大量直接参建这两所医院的川籍农民工，起早贪黑、争分夺秒，与各地建设队伍一起，创造了令人惊叹的"基建奇迹"。

从政府到企业，从群体到个人，来自四川的一股股暖流、一颗颗爱心，涌向湖北、奔向武汉。助力打赢武汉保卫战、湖北保卫战，川军义无反顾。

岁寒出征，春来凯旋。4 月 7 日，我省援湖北医疗队最后一批 162 名队员在圆满完成各项任务后，从武汉飞抵成都。

10 天后，四川援外医疗队又从成都双流国际机场出发，目的地是埃塞俄比亚，他们将协助埃方开展疫情防控工作。

早在 3 月 12 日，以四川医疗卫生专家为主体的中国首批援意医疗队就火速驰援意大利，在异国他乡深入疫情最严重地区的多个医院、社区沟通交流，分享中国抗疫经验，结合意大利疫情实际提供防控和诊疗建议。他们以卓有成效的工作，赢得了国际社会广泛赞誉。

相知无远近、万里尚为邻，应对疫情需要深化团结合作。在我省抗击疫情最艰难阶段，收到来自多个国际友城的真诚慰问和医疗物资捐赠。当国外疫情蔓延时，我省尽己所能，向日本、韩国、巴西、智利、阿根廷、乌拉圭等国一大批国际友城捐赠医疗防护物资，为构建人类命运共同体贡献四川力量。

没有一个冬天不可逾越。5 月 5 日，立夏，万物繁茂。坚持在常态化疫情防控中加快推进生产生活秩序全面恢复，人们全力巩固防疫战果，努力向着决战决胜脱贫攻坚、全面建成小康社会的目标奋进。

在以习近平同志为核心的党中央坚强领导下，坚决打赢"两场硬仗"，奋力夺取"双胜利"——四川，越是艰险越向前！

（载于 2020 年 5 月 6 日《四川日报》，记者：张守帅、张立东、林凌）

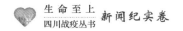

锁定高质量发展：非常时期书写非常答卷

4月30日晚，第26届自贡国际恐龙灯会重启暨中华彩灯大世界恢复开园。这天，距1月23日灯会因新冠肺炎疫情中断，已过去3个多月。几乎同时，成都、遂宁、南充等地的多个灯会，纷纷在五一国际劳动节期间重新亮灯。

四川的夜晚再度璀璨，恰似经济社会发展的一个缩影。

面对新冠肺炎疫情给经济社会发展带来的巨大考验，在以习近平同志为核心的党中央坚强领导下，四川省委、省政府带领全省各族人民，一手抓疫情防控，一手抓经济社会发展，危中寻机、机中求变、变中谋新，努力克服疫情和全球经济发展受挫等影响，推动经济高质量发展迈步向前，交出了"总体平稳、稳定增长"的一季度答卷。

定与稳

越是形势严峻复杂，越要坚定信念，专注发展定力不动摇

4月26日，四川成都航空产业园项目（二期）在成都市新都区正式动工建设，距其一期项目开工建设刚好一年。项目脚步不停的背后，是四川航空产业发展不变的良好态势。

五一国际劳动节后上班首日，四川第二个省级新区——成都东部新区正式挂牌。成都东部新区，定位于国家向西向南开放新门户、成渝地区双城经济圈建设新平台、成德眉资同城化新支撑、新经济发展新引擎和彰显公园城市理念新家园。

产业升级迈向新高度，区域经济重塑新格局……每一步落子的背后，都是四川始终以习近平总书记对四川工作系列重要指示精神为统领，确保实现全面建成小康社会目标任务的生动实践。

回首来路，挑战与困难重重。观察四川发展轨迹，全面推动经济高质量发展，始终是极为重要的视角。

这个视角，是以问题为导向的精准施策——聚焦产业体系不优，四川提出扎实推进"5＋1"现代工业体系建设，加快建设"10＋3"现代农业体系，着力构建"4＋6"现代服务业体系；

聚焦市场机制不活，四川大刀阔斧深化"放管服"改革，重点改革领域扎实推进，创新产业活力不断激发；

聚焦协调发展不足，四川以成渝地区双城经济圈建设等重大战略为统揽，加快构建点、线、面相结合的战略推进格局，组建区域协同发展投资引导基金；

聚焦开放程度不深，四川积极参与"一带一路"建设和长江经济带发展，加快西部陆海新通道建设，加强与浙江、广东、重庆、广西、贵州等省市区合作。

这个视角，是"以不变应万变"的坚定信心——2020年2月3日，农历正月初十，四川在科学分析省内疫情发展态势基础上果断决策：推动重点企业有序复工。

"奋力夺取疫情防控和实现经济社会发展目标双胜利""积极扩大有效需求，发挥好投资关键作用和消费基础作用""稳投资、稳外贸、稳外资""抢进度、赶时间、补损失"……随后3个多月，省委书记彭清华，省委副书记、省长尹力多次主持召开会议、下基层调研督导企业复工复产工作，明确要求要聚焦全年目标任务，统筹推进改革发展稳定各项工作。

20余位省领导先后深入企业、园区、基地和项目现场，实地查看相关产业发展和项目建设情况，协调解决调研中发现的困难和问题。

政策取向，经济运行之航标。四川2月5日出台缓解中小企业经营困难的"13条措施"，3月13日又出台应对疫情稳定和促进服务业发展的指导意见；21个市（州）相继出台贯彻实施方案或配套政策，有序推动政策落地。

同时，省直相关部门制定出台支持企业复工复产复市"11条"、释放税费政策红利"税十条"等一系列举措。2020年一季度，仅减税降费一项，四川就让利企业147亿元。

有效投资，积蓄经济发展后劲。2020年3月，全省加快前期工作重点项目名单正式发布。一份名单就是一份宣言：总投资约2万亿元的177个项目，瞄准基础设施、产业及创新平台项目等。

3月26日，总投资额高达7142亿元的1416个重大项目在四川集中开工。"对比去年四季度，不论开工项目数量还是投资规模都没有太大变化。"经济界人士在解读一季度集中开工项目时这样描述，"在疫情影响如此严峻的情况下，这样的'稳'来之不易。"

数据对"稳"作了有力诠释：2019年，四川地区生产总值超过4.6万亿元，经济总量和居民收入提前实现"十三五"规划的两个翻番目标。今年一季度，四川实现地区生产总值10172.85亿元。分析一季度四川经济数据后发现，3月较1月、2月明显好转。这既反映出四川围绕打赢"两场硬仗"的各项措施取得成效，又折射出复杂经济形势下全省经济发展韧性不断增强。

危与机

越是形势严峻复杂，越要危中寻机、机中求变

最近，眉山许多餐饮企业感受到大数据带来的利好。通过推出"眉山智慧餐饮"平台，这些企业实现了线上下单、线下无接触配送。

在成都，成都米小酒旗下的谷小酒与"中国第一代网红"罗永浩合作，用一场90分钟的直播卖出100万瓶谷小酒。

有人说，2020年是中国云经济和新基建元年。智能制造、无人配送、在线消费、数字医疗、数字娱乐……疫情在改变人们生活方式的同时，也催生了大量新业态、新模式和新的发展机遇。

抓住机遇，化危为机，创新突围，这既是2020年四川经济发展的关键词，也是经济高质量发展的重要指针。

以强烈的机遇意识，拓展发展新空间——2020年初，中央财经委员会第六次会议明确提出，推动成渝地区双城经济圈建设，在西部形成高质量发展的重要增长极。

4个月来，川渝两地各个部门、各个领域密集互动，加速展开全方位合作，谋定任务书、时间表，一大批重大项目、重大政策加速落地。

唱好成渝"双城记"，四川态度明确："把成渝地区双城经济圈建设作为新时代四川改革开放的牵引性抓手，以重大战略协同为统揽，以成渝相向共兴为引领，以毗邻地区合作为突破，与重庆市齐心协力、相向而行，举全省之力务实推进、有效实施。"

不仅是川渝合作，一年多来，四川紧紧抓住"一带一路"建设、长江经济带发展、新一轮西部大开发等重大战略机遇，加速融入全球经济格局，抢占未来发展制高点：

区域合作不断加强——相继与重庆、广东、浙江、广西等建立常态化合作机制，"四向拓展、全域开放"加速成型；开放通道不断延伸——成贵铁路开通运行，成自宜高铁全面开工，国际航空枢纽加速构建，西部陆海新通道加快打通；开放平台不断搭建——自贸区建设高质量推进，多个国家开放口岸和海关特殊监管区获批设立。

一个缩影：2020年一季度，成都国际铁路港跨境电商交易量首次突破百万大关，同比增长近21倍，迎来爆发式增长。

以持续创新增强经济增长后劲，做强发展新动能——

3月末，蒲江县当地医院完成了一项创新：一位徐姓病人的诊断数据被打上"隐形标签"，在区块链技术的帮助下，由成都市第三人民医院的专家参与线上会诊，排除了其感染新冠肺炎的可能性。

远程医疗、线上教育、工业互联网……当前，新一轮科技革命和产业变革正处在实现重大突破的历史关口。数字经济作为发展最快、创新最活跃、辐射最广的经济活动，已成为全球经济增长日益重要的驱动力。

捕捉信号，应时而动。2018年，四川提出构建"5+1"现代工业体系，其中的"1"就是数字经济；2019年10月，四川成功获批成为国家数字经济创新发展试验区；2020年3月，成都提出，面向全球持续发布1000

个新场景、1000 个新产品——媒体解读此举:成都发展新经济,不仅吸引新技术、新模式、新业态或者新产业、新产品,更是通过制度创新汇聚更多新要素。

4 月 14 日,一项"共建具有全国影响力的科技创新中心"的合作协议在川渝两地之间达成,两地将以"一城多园"模式合作共建西部科学城,打造一体化技术交易市场,探索建立科技政策异地共享机制,建立成渝地区创业孵化"双城联动"合作机制……更多创新关键词,使川渝合作新纽带越系越紧。

以持续改革应对发展中的不确定,激发增长新活力——

2 月,国家电网四川省电力公司出台支持本省战疫稳经济的"电十条",预计可为企业减少电费支出 10.56 亿元。

一年多来,深化电力体制改革,落实精准电价政策,降低企业用电成本,是四川纵深推进改革创新、激发发展活力的一个生动切片。

党的十八大以来,无论内外部形势如何变化,四川始终都把全面深化改革作为推动发展、破解难题的重要手段,提早启动,持续推进。

3 月 23 日,在部署努力完成全年经济社会发展目标任务时,省委财经委员会第五次会议再次强调,要坚持以改革创新破解难题,疏通经济运行中的"堵点",打通制约高质量发展的"瓶颈"。

从实现企业开办时间由 3 个工作日内压缩至 1 个工作日内,到扩大职务科技成果权属混合所有制改革试点范围、深化低空空域协同管理改革,再到实施 100 项科技成果转化示范项目,开展"双创"八大升级行动,加快建设国家创新驱动发展先行省……"咬住"高质量发展目标,一系列改革创新举措加快落地。

活力在迸发。2019 年,省属国有企业利润总额增长 19.5%,新增高新技术企业 1300 多家。2020 年一季度,全省规模以上高技术产业增加值增长 8.2%。

时 与 势
越是形势严峻复杂,越要抓早动快、务实推进

3月17日，一场"云端上的会议"引发各方关注——推动成渝地区双城经济圈建设四川重庆党政联席会议第一次会议，以视频会议形式召开。

把如此重量级的会议从线下搬到线上，源于国家战略落地落实的责任感，更源于特殊时期统筹打赢"两场战役"等不起的紧迫感，以及严峻形势下扎实做好"六稳"工作、全面落实"六保"任务慢不得的危机感。

2020年，是全面建成小康社会和"十三五"规划的收官之年。站在实现"两个一百年"奋斗目标的历史交汇点，四川经济的时与势，事关四川长远发展的实现，也事关全国发展目标的实现。

非常时刻，需要非常谋划。面对经济下行压力，中小微企业首当其冲。2019年以来，我省先后出台一揽子政策，通过延长部分政策执行期限、扩大政策适用范围、加大金融财税支持力度等，着力为民营企业纾解困难。

瞄准产业发展新基建释放的巨大潜力。近日，省经济和信息化厅和省通信管理局联合发布通知，明确将按照省委、省政府加快5G网络建设支撑经济高质量发展要求，开展2020年加快5G发展专项行动。

非常时刻，需要非常作为。南充、眉山、宜宾等地各层级各显神通开展"云签约"。中国天府农博园项目签约仪式，甚至搬到了成都新津千亩宝墩麦田里。

速度还体现在政策落地落实上。2020年2月27日，2020年四川省提前批次地方政府专项债券即已发行完毕，624亿元资金重点用于支持铁路、城市轨道交通等7个领域重大项目。在发行进度上，四川位居全国前列。

3月的最后一天，中江县农村信用合作社联合社把1000万元贷款打到了四川雄健实业有限公司账上。作为全省发放的首笔"战疫贷"，这笔贷款从申请到成功到账，仅用时5天，公司董事长陈明雄感慨："做了30年企业，没见过这么快的放贷速度。"

以快应急，以快应难。2020年2月，为推动企业复工复产，成都智能应用产业功能区设立137名"服务专员"，一对一服务企业。

4月21日，省政府与新希望集团签署战略合作协议，后者将加大在川投资力度，深度参与推进四川产业转型升级及经济社会发展。"有信心。"

签约现场，新希望集团有限公司董事长刘永好表达了对四川经济发展的看好。

面向未来，不断扩大的投资和挖掘的内需潜力，蕴含着四川经济发展新潜力——2020年2月，四川作为中国西部经济高地发展前景的，现代商用汽车（中国）有限公司，该公司完成了在四川新一轮18亿元人民币增资。

4月20日，阿里云宣布，未来3年将投资2000亿元，主要用于云操作系统、服务器、芯片、网络等重大核心技术研发攻坚和面向未来的数据中心建设。其中，四川是此次投资的重点布局地区。

据不完全统计，今年一季度，全省各地通过400多场网上招商活动，吸引投资总额超过3000亿元。

4月29日，省委书记彭清华专程前往省商务厅调研座谈上讲："要积极顺应消费回补和升级新趋势，在扩内需促消费中展现新作为。"扩内需、稳外贸、加快服务业高质量发展等部署正落地落实。

面向未来，不断优化的区域格局释放出经济发展新天地——

4月的最后一天，成都和资阳，就打通7条村组断头路达成一致。

随着"一干多支、五区协同"区域发展新格局的加快构建，区域边界正随着"轨道上的成德眉资"而破除，"成德眉资同城化"正成为区域发展核心动力源。更多的跨地区"牵手"也在实现，成都主动发挥主干引领带动作用，与多个市（州）签署了战略合作协议，围绕基础设施、产业发展、公共服务、生态环保、商贸物流等领域开展务实合作；川南经济区医养结合一体化发展联盟在自贡成立、成都·广安生物医药协作研发基地在成都开工……区域协同的种子还在向更小单元延伸：阆中市、苍溪县、南部县签订区域协同发展城市合作框架协议，加快构建综合立体交通走廊；什邡市湔氐镇与彭州市红岩镇谋求共同规划，合作布局，对资源进行差异化配置。

跨越山河，大道致远。

四川经济，在栉风沐雨中向着高质量发展目标奋进！

（载于2020年5月7日《四川日报》，记者：梁现瑞、朱雪黎、罗之飏）

2020 四川战疫纪实

第一集　战疫情：越是艰险越向前

【片头】

一场突如其来的疫情；

一番艰苦卓绝的战斗。

新冠病毒来势汹汹，我们如何科学应对、沉着应战？

众志成城抗击疫情，我们怎样在战场上冲锋、从磨难中奋起？

——2020 四川战疫纪实

2020 年 1 月 11 日，农历腊月十七，一名高烧 39℃的患者出现在成都市第一人民医院发热门诊。

（成都市第一人民医院急诊科医生　舒其琛）他的体温反复波动，有一周的时间，反复波动，我就问他来自哪里，他告诉我来自武汉，在一家物流公司工作，然后就引起了我们的警惕。

急诊科医生舒其琛和同事郑强查看了这位病人的肺部 CT，发现和普通的影像不太一样。

（成都市第一人民医院呼吸科医生　郑强）这个就是很明显的毛玻璃样灶影，都还不是提示细菌性的感染，然后产生了警惕，相关的结果还是让我感觉，病毒不能够排除。

突然发现了异常，舒其琛和郑强没有预料到，他们即将成为我省最早接触新型冠状病毒肺炎患者的医务工作者。

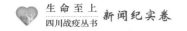
（字幕　出第一集片名）战疫情：越是艰险越向前

病毒，自有文明记载以来不断出现。从某种意义上说，一部人类文明史，就是不断与病毒抗争的历史。它们总会在某个未知时间、未知地点出现。而人类能做的，就是准备好勇气与智慧，与它们战斗。

而在这场没有硝烟的战斗中，最初一些看似不经意的细节，往往会成为影响事态走向的关键。

面对我省出现的首例疑似病例，面对突如其来的严峻考验，首当其冲的医务人员该如何应对？四川的医疗救治体系又会怎样运转？

（成都市第一人民医院急诊科医生　舒其琛）研究了他的CT片和血常规结果，我觉得还是要警惕病毒性的感染，然后这种情况下我就通知了我们的科主任，启动了针对这个传染病的应急预案。

院内传染病应急预案的启动，意味着疑似病患本人将被建议暂时留院。但是，这在全省Ⅰ级响应启动之前，并不具备强制性。这例被高度怀疑但还需时间确诊的病患，他的去留成为关键的转折点。

（成都市第一人民医院呼吸科医生　郑强）家属和患者强烈要求要回家，他也比较怕。Ⅰ级应急响应那个时候没有启动，包括武汉都没有启动，那个时候，不能限制人身自由，你要强烈要求出院的话，我们也不能阻止你。

在医护人员的极力安抚与挽留之下，这例病患同意留院并配合一系列检查与会诊。5天之后的1月16日，这位发热患者最终确诊为新型冠状病毒肺炎，成为我省首例新冠肺炎患者，之后他被转至成都公卫中心继续治疗。严格的预案执行，让接诊医生和家属均未被感染。

（成都市第一人民医院急诊科医生　舒其琛）任何一个细节的遗漏，措施没有做好，可能这个事情的结局就是完全不一样的了。

做最坏的打算、尽最大的努力、争取最好的结果——在四川，与新冠肺炎疫情的战斗，从一开始就秉持着这样的态度和章法。完整的科学预案储备，在我们与病毒的第一次正面交手中发挥了重要作用。

在武汉宣布封城的前一天，1月22日，农历腊月二十八，省委、省政府成立四川省应对新型冠状病毒肺炎疫情联防联控机制领导小组，标志着四川省抗击新型冠状病毒肺炎战疫全面打响。

（时间轴滚动字幕动画）

1月19日　省委、省政府针对我省个别输入病例研究防控工作

1月20日　省委召开专题会议对做好四川疫情防控工作作出部署

1月21日　省政府要求卫健部门立刻制订周密方案

1月22日　成立四川省应对新冠肺炎疫情联防联控机制领导小组

1月24日　启动突发公共卫生事件Ⅰ级应急响应

1月26日　省委成立应对疫情工作领导小组

1月27日　省委、省政府成立四川省应对新冠肺炎疫情应急指挥部

（字幕）同时间赛跑　为生命而战

（字幕）成都确诊、内江确诊、泸州确诊、广安确诊、道孚确诊、达州确诊……

自1月下旬起，我省疫情曲线急剧攀升，省内各地陆续报告确诊病例，涉及21个市（州），四川的疫情迅速暴发。

（急诊科出诊同期　护士打电话）好的，公兴卫生院哇？好的，马上出发！

在严峻的疫情形势下，第一时间展开救治是重中之重，只有做到疑似隔离、确诊即收、全力救治，快速行动才能赢得这场战疫的先机。

（病患接诊回来后　护士同期）到了哈，就是这里，我们下车。

按照"集中患者、集中救治"的原则，四川省定点治疗医院之一的成都市公共卫生临床医疗中心，收治了大成都范围内大部分确诊患者，这也是全省收治轻症、重症患者数量最多的定点医疗机构。

（字幕）2月14日　成都市公共卫生临床医疗中心

（成都市公共卫生临床医疗中心重症医学科主任　陈红）肯定很严峻，现在重症区的病人情况都很危重，有两例很危险了，随时有生命危险。

此时，正是四川省累计确诊病例数字攀升最快的时期，疫情的严峻形势、重症病人的危在旦夕，让陈红倍感压力。

（成都市公共卫生临床医疗中心重症医学科主任　陈红）最多能睡四五个小时，而且还不停地接电话，当然自身压力也很大，因为大家都看着

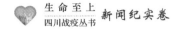
你们。

2月14日当晚，陈红遭遇了两例危重病人同时发生紧急情况。

（成都市公共卫生临床医疗中心重症医学科主任　陈红）现在马上要抢救，这个是高龄患者，又有尿毒症基础疾病。

在另一间病房里的这名患者的情况也十分危急：既有尿毒症等基础性疾病，又遭新冠病毒入侵，呼吸急剧衰竭，命悬一线。抢救过程中，医护人员决定采用体外膜肺 ECMO，将患者动脉切开搭建体外肺部循环系统，为其血液里注入氧气。这种方式对于患者是救命的最后手段，而对于医护人员的操作却是最危险的。

（成都市公共卫生临床医疗中心重症医学科主任　陈红）现在马上要接管，整个操作过程中会流血，暴露的风险包括喷溅。这个就是四川省新冠肺炎做 ECMO 的首例，而且这个叫挽救式的治疗。什么叫挽救式的治疗？就是这个病人如果不用这个方法，可能很快就没有了，那么现在我们，相当于用这个方法来给病人争取一点治疗的时间吧。

这次疫情是新中国成立以来救治和防控难度最大的一次重大公共卫生事件，新冠肺炎的复杂病理与凶猛程度超出了以往的认知。而置身于与病毒争夺生命的抢救场景，我们依然心有余悸。疫情风暴中，同样也是血肉之躯，但医护人员毫无退缩，他们挺身而出、战斗不息。

（安装 ECMO 抢救现场）

从早上9点到次日凌晨1点，同时进行两例危重症抢救，近15个小时不间断工作，陈红和团队竭尽全力与生命赛跑。

（现场采访）

现在抢救的稳定下来了，大家都很努力。

（四川省新冠肺炎医疗救治专家组组长　四川大学华西医院院长　李为民）重症的病人往往是高龄，我们四川年龄最大的病人是87岁，最小的是46天，这些危重症病人常常有多种并发症，比如说是伴有高血压、糖尿病、肾脏疾病的危重病病人，他的呼吸困难，他的缺氧常常非常难以改善，因为缺氧比较严重，呼吸困难比较严重，给我们的救治带来更大的难度。

当我们与新冠病毒狭路相逢时，唯一能做的就是迎难而上、正面交锋。尽最大努力救治每一个患者！按照省委、省政府的统一部署，全省各地医疗系统迅速集结调动，确定 226 家定点收治医院，整合优势医疗资源与顶尖专家，展开了一场前所未有的大规模医疗战疫行动。

在甘孜州道孚县，数十人感染新冠肺炎，高海拔地区缺氧的自然环境无疑给治疗增加了难度。

（现场同期）

在广安，重症患者被数次下了病危通知书。

在内江，病房里医生尽力安抚着情绪不稳定的患者。

在达州，为了节约防护服，医护人员主动延长了工作时间。

在成都，护士们用心呵护着年仅 46 天的最小患者。

医护人员开启满负荷运转模式，顾不上家庭，顾不上自身安危，夜以继日与时间赛跑，在战斗一线与病毒展开殊死较量。

（字幕）科学救治　精准施策

自我省战疫打响以来，华西医院院长李为民几乎每天都如这般步履匆匆。作为四川省新冠肺炎医疗救治专家组组长，他第一时间投入到紧张的救治工作中。

（四川省新冠肺炎医疗救治专家组组长　四川大学华西医院院长　李为民）腊月二十八，我带领我们四川省的团队，包括多位专家一起到广安，我们实地去看望病人，问病史查体，进行详细的体格检查之后进行综合分析，提出相应的治疗方案。

李为民参与救治的这例患者为我省首例重症患者，年龄 57 岁，于 1 月 18 日在广安市人民医院确诊，收治入院后，其病情急剧恶化，医院数次给家属下达病危通知书。

（广安市人民医院重症医学科　王健）这个病人的双肺感染是非常严重的，左肺 50% 都有病毒的侵蚀，右肺达到了 60%～70%。上了呼吸机以后，呼吸状态都不好。

（四川省新冠肺炎医疗救治专家组组长　四川大学华西医院院长　李为民）采取了多种的、综合性的措施，把病人的血氧饱和度，在静息的情况下、吸氧的情况下，从 80%、85%、90%，后面能够达到 95%、98%，所以他的转折点，关键就在他的缺氧得到改善。

经过两周的不间断努力，这例重症患者的病情有了明显好转。

（广安市人民医院重症医学科　王健）从 1 月 16 日到现在差不多两周时间了，病人的各项指标、临床表现、精神状态都很好，每天可以下床活动两个小时，胃口也很好，前两天我们间隔 24 小时采的核酸检测结果都是阴性的，所以现在可以解除隔离，今天我们会把他转到普通病房。

（四川省新冠肺炎医疗救治专家组组长　四川大学华西医院院长　李为民）（他的康复）给我们救治新冠肺炎患者提升了我们的信心，让我们有了更充足的信心，能够把这样危重的病人治好，同时也给我们积累了经验，为后面的病人的救治要多学科、精准施策，一人一案，这样的一个方案来推进其他的治疗。

（现场，一名康复者走进血液中心）

2 月 17 日下午，一位特殊的献血者走进了成都市血液中心。

（现场采访）哪里人？

（新冠肺炎康复者　李先生）湖北武汉的。我一直当四川是我的第二故乡，我在四川长期居住过的，每年过年都会来成都。

来自湖北武汉的李先生半个月前还是一位新冠肺炎患者，现在他来到这里主动献出血浆，这是四川省首次采集新冠肺炎康复者恢复期血浆。根据印发的新型冠状病毒肺炎诊疗方案，大部分康复者体内会产生新冠病毒特异性抗体，对危重症患者的治疗具有效果。

（新冠肺炎康复者　李先生）很感谢成都这座城市，（医生）这么快就把我治好了，所以能出点力就出点力。

（补血浆如何救治病人的内容参访）

作为中医药大省，四川的中医药同样发挥了"辨症施治"的积极作用。疫情发生后，四川于 1 月 21 日在全国率先发布中医药预防建议处方，先后制订两版中医药防控技术指南，并推出了疗效确切的"新冠 1 号、2 号、3 号"制剂。

（四川省卫健委发言人　杨思进）截至 2 月 24 日，"新冠 1 号"在我们全省共治疗了新冠肺炎确诊患者 151 例，服用新冠 1 日以后有 30 例治愈出院，36 例症状消失，59 例症状改善，还有 11 例症状平稳，总有效率达到 90% 以上。

在这场没有硝烟的战斗中，多种多样的救治手段构成了我们的治疗体系，以确保每一例患者均得到科学救治。2 月 16 日—17 日，对于我省的疫情来说是一个意义非常的历史拐点：确诊存量下滑幅度最大的一天。自此以后，全省病人存量逐渐下滑。

在看不见敌人的战场上，一例例重症患者被医务人员从死亡线上拉了回来。病房里的点点滴滴，注定将被置身其中的每一个人铭记。

（康复病人采访混剪）最困难的时候，就是呼吸很撇（差）很闷；出不了气，内心就有点崩溃了。我的生活一直能自理，通过这次才感受到健康是多么重要，能健康是最幸福的，感谢你们，感谢医生，我最喜欢它了，很温暖的。

（字幕）全国一盘棋　川鄂手足情

大年初一清晨 7 点，由国家卫健委指派，四川大学华西医院医院感染管理部党支部书记乔甫，乘上了从成都开往湖北荆州的动车。抵达终点后，列车继续往前行驶了 200 公里，只为把乔甫送到抗疫的最前线——武汉。

随着四川省第一位专家紧急赶赴一线，这场由国家统一调派、规模空前的四川医疗队驰援湖北的行动正式拉开大幕。

乔甫从事感染防控工作已有 15 年，参加过 2008 年 "5·12" 汶川特大地震抗震救灾，也是国际应急医疗队防疫组成员。到达武汉后，乔甫投入到紧张的院感防疫系统建设工作中。

（四川大学华西医院医院感染管理部党支部书记　乔甫）哪些地方你能去，哪些地方你不能去，哪些地方你可以穿着什么样的东西去，哪些地方你就不能穿着这个东西去，这些，都得给这些人讲清楚。

此次临危受命，就是要在最关键的时刻，在最关键的地方，发挥他的专长。

（四川大学华西医院医院感染管理部党支部书记　乔甫）我其实做这

个工作主要是保护两类人，一类是患者，一类是保护医务人员免于感染，确实压力很大。因为医护人员是战士，是有生力量，要确保医务人员的安全，才能去救更多的患者。

武汉市红十字会医院，疫情的重灾区。由于病患大量增加，该院面临床位爆满、疑似病患和发热病患混杂在一起、医护人员大面积感染的严峻局面。1月28日，四川省第一批、第二批医疗援助队会师，全面投入武汉市红十字会医院的战斗。

（四川省人民医院　黄晓波）四川队现在有1队135人，2队153人都已经到达了红十字会医院，投入了紧张的医疗救治工作。

重新规划院感流程，把隔离病房污染区和医院普通区域隔开，四川援助队用了3天时间，重建了该院的诊疗系统。

（四川省人民医院　黄晓波）医疗负责人，本院原来的负责人，形成行政负责人，两条腿走路，把我们科室按照正常的医疗顺序，来进行三级医生的查房，然后危重病人的讨论，来提高我们的医疗的治疗。

救援队还面临着一个棘手的问题，危重症病人很多需要高流量氧疗，但是医院供氧压力不足，是很大阻碍。

对于一位医务工作者而言，没有什么比看着生命逝去的打击更大。

（华西医院　罗凤鸣）我在华西的科室一年也死不了几个人，但是在这里短短的时间内死了20多个人，确实很痛苦。

武汉红十字会医院的严峻局势无疑是一场恶战，为了解决供氧的问题，医救团队把集中供氧系统和钢瓶供氧相结合，相当于三股氧气供氧，用最直接的办法增加患者的供氧量。这个办法在临床上起到了效果。

（援助医生介绍）如果说这个高流量吸氧还不能满足病人的需求的话，我们就会外接一个钢瓶，先给他（病人）连接一个高流量吸氧，再扣一个面罩，双重供氧下，病人的氧合达到相对的改善。这个病人之前的氧合只有81%左右，休息的情况下，能达到91%左右；咳嗽的时候，也能达到89%。

自抗击新冠肺炎战斗打响以来，四川积极响应国家的统一调派，先后组织了10批共1463名医护人员紧急逆行湖北一线，为全国打赢这场战疫贡献了举足轻重的四川力量。

（现场）新冠肺炎患者：四川最好的医生都来了？

医生：是的，是的。我们现在准备去做 CT，创造条件把这个病人从死亡线上拉回来。使劲儿，再来，加油！

新冠肺炎患者：医生给了我第二次生命，谢谢！听到四川话就非常亲切，准备把这件衣服收藏了。太好了，我终于可以出院了。

（病房里医生）这象征着希望与生命力，现在送给你，希望你早日康复，一起加油！

武汉一线的严峻局势终现曙光，而随着全球疫情的暴发，四川医务工作者出征一线的脚步没有停歇。3 月 11 日，包括四川大学华西医院呼吸与危重症医学科主任梁宗安在内的 5 位川籍专家紧急出征意大利。

与此同时，在四川大学华西医院的医技楼五楼，一场场跨国 5G 连线正在火热开展。

信念如磐，命运与共。

从医务工作者到普通群众，历经灾难的四川，从不会忘记曾经那份帮助我们渡过灾难的恩情。

第一时间自驾逆行武汉的"雨衣妹妹"刘仙自带锅碗瓢盆，只为给一线的医护人员送去热腾腾的饭菜；当年汶川地震的重灾区汉源，当地老百姓积极捐款，运送蔬菜逆行武汉。疫情中的四川儿女，以实际行动践行着知恩图报的诺言。

山河终将无恙，只因有人负重前行。岁月回归静好，源自你我守望相助。

这世上没有从天而降的英雄，只有挺身而出的凡人。危难之际，生死关头，不是每一个人都无所畏惧。但当 14 亿中国人紧紧团结在一起，就会凝聚起战胜一切艰难险阻、不被任何困难压倒的勇气和力量。这勇气和力量，源于众志成城的无疆大爱，源于同舟共济的家国情怀，源于自强不息的民族精神，更源于中国共产党的坚强领导和中国特色社会主义制度的显著优势。

经此一疫，事实已经证明，并且在未来还将继续证明：万众一心，就

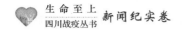

没有翻不过的山；心手相连，就没有跨不过的坎。

第二集　筑防线：咬定青山不放松

（纪实场景）（工作人员提样本箱进入实验室）

（字幕）2020 年 1 月 15 日 20：00　四川省疾控中心

（四川省疾控中心微生物所病毒一科科长　潘明）大概 8 点钟，接到成都市疾控给我们的一个报告，有一例武汉回蓉的病人有发热的症状，我们连夜针对这个标本进行了检测。

（字幕）2020 年 1 月 16 日 02：00　四川省疾控中心

（四川省疾控中心微生物所主管技师　杨慧萍）这例病例经过实验室核酸扩增检测，两个靶基因均为阳性，那么，我们实验室就认为他的实验室检测结果是核酸阳性。

这是四川首次发现新型冠状病毒。

"看不见的敌人"突如其来，一场潜在的危机步步逼近。

（字幕）2020 年 1 月 16 日　广安

就在样本送到中国疾控中心进行最终确认的同一天，四川大学华西广安医院传来了另一例疑似病例的报告。

一场遭遇战，就这样开始了。

（四川省疾病预防控制中心主任　吴先萍）从 14 世纪中期席卷欧洲的黑死病，也就是现在的 1 号病鼠疫，再到 19 世纪的霍乱，都是由细菌引起的传染病的暴发，再到 20 世纪初期的全球流感的大流行，还有 21 世纪初期的非典，以及中东呼吸综合征，这些都是我们和病毒的较量。这种新冠病毒来的时候，起初我们对它一点都没有认知，因为它是一个新发的传染病，对它的传播力以及感染力、致死力，还有它的危害，我们都是无知的，这就给疾病的防控带来了很大的挑战。

（字幕）2020 年 1 月 20 日

（资料画面　钟南山公布调查结果）

人传人、传染力强、传播速度快、无疫苗……是束手无策还是全力迎战？四川，再一次面临一场关乎生死的大考。

（字幕　出第二集片名）筑防线：咬定青山不放松

（字幕）2020 年 2 月 4 日　立春　成都双流国际机场

（纪实现场）（医救中心的黄琴和同事前往机场停机坪场景　同期声）

双流国际机场医疗救护中心员工黄琴刚刚接到指令，一架从上海飞抵成都的航班上有 4 名湖北武汉籍旅客。

（现场　工作人员）这儿吗？这排位置。每人一张，请如实填写，谢谢配合。麻烦你这头朝上，放腋下。

（现场　工作人员）今天离开的观察点。

这样的场景，在这个庚子年的春天频频上演。

（现场　黄琴）航班现在已经排查完毕，4 位旅客体温正常。

毫不放松警惕，绝不麻痹大意，这是千千万万像黄琴一样的一线工作人员慎终如始的坚守。

以大概率思维应对小概率事件，四川在 1 月 22 日就开始了对武汉来蓉人员实施体温筛检，坚持抓早抓小、联防联控，四川战疫，一开始就赢得了战略先机。

（字幕）防微杜渐　筑牢铜墙铁壁

（字幕）2020 年 1 月 15 日　四川省疾控中心

刚跨入 2020 年，四川省疾控中心已经有了不同往日的紧张气氛。

（四川省疾病预防控制中心主任　吴先萍）去年年底，武汉报告了肺炎疫情以后，当时的情况是不明朗的，但是我们隐隐约约感觉有一场硬仗要开始了。

（四川省疾病预防控制中心新型冠状病毒应急处置疫情研判组副组长　刘阳）当湖北武汉出现疫情以后，我们研判组根据大数据得到一个数据显示，从武汉到我们四川的港口，包括汽车站、火车站、机场，进入我们四川的人群最少约 30 万。

30 万人口，也就意味着 30 万个潜在的危险，打一场防控阻击战已迫在眉睫。

（四川省疾病预防控制中心主任　吴先萍）我们首先启动了实验室的

工作预案，制订了工作方法、流程，特别是实验试剂的及时采集和人员的培训。所以第一例疑似病人的标本送到我们实验室以后，我们就连夜第一时间做出了结果。

第一例病例确诊后，四川省疾控中心迅速对获取的数据进行清理、关联和分析，为四川省委、省政府科学决策提供重要参考和依据。

（四川省疾病预防控制中心新型冠状病毒应急处置疫情研判组副组长刘阳）认为这个阶段就是要"减少输入、阻断传播"，那么，我们也向相关的部门提出了落实联防联控、密切接触者的追踪管理、减少聚集性活动的相关的建议，我们的这些建议也被指挥部采纳。

（省委大院或街景空镜头十车水马龙航拍空镜头）

1月17日，一份报告信息被送到四川省委书记彭清华手中。

他随即做出批示，要求高度关注有关情况，落实防控措施，坚决防止新型冠状病毒肺炎在我省传播蔓延，切实维护人民群众生命健康安全。

四川省委、省政府审时度势，周密部署，群策群力迅速筑起疫情防控的"铜墙铁壁"。

（时间轴滚动字幕动画）

1月19日　省委、省政府针对我省个别输入病例研究防控工作

1月20日　省委召开专题会议对做好四川疫情防控工作作出部署

1月21日　省政府要求卫健部门立刻制订周密方案

1月22日　成立四川省应对新冠肺炎疫情联防联控机制领导小组

1月23日　要求全面有序做好防控工作，努力阻止疫情传入蔓延

1月24日　提出联防联控、群防群治，全社会共同努力打赢疫情防控阻击战

1月24日　启动突发公共卫生事件Ⅰ级应急响应

1月25日　要求决不能有丝毫麻痹丝毫放松，群防群控阻止疫情扩散蔓延

1月26日　省委成立应对疫情工作领导小组

1月27日　省委、省政府成立四川省应对新冠肺炎疫情应急指挥部

1月26日至27日　省委、省政府派出6个督导组到各地检查督导联

防联控

明者防祸于未萌，智者图患于将来。

四川省委、省政府全面贯彻落实习近平总书记重要指示精神和党中央、国务院决策部署，见势早、行动快，控制传染源、切断传播链、保护易感人群，四川围绕这三大原则，树牢六道"防线"，做到五个"强化"，突出四个"早"，落实三个"防"。

（动画示意图）

六道"防线"：城市　乡村　医护　企业　交通　家庭

五个"强化"：疫情监测　医疗救治　物资保障　联防联控　信息公开

四个"早"：早发现　早报告　早隔离　早治疗

三个"防"：防输入　防扩散　防输出

1月21日，四川在全国率先暂停了进出重点疫情高发区的省际班车和包车。

1月22日，四川及早启动了对武汉来蓉人员的体温筛检。建立起疫情日报和零报告制度。

1月23日，全省药品、器械、消杀品等相关企业开足产能24小时加班。

（转场　武汉空镜＋封城新闻背景声＋时间地点字幕）

春节假期前的最后一个工作日，千里之外的武汉正式"封城"。

1月24日，四川省应急委员会依据《四川省突发公共卫生事件应急预案》分级标准，正式启动突发公共卫生事件Ⅰ级应急响应，指挥调度体系高效运转，各相关部门密切协作，迸发出强大的防疫合力。

（字幕）2020年1月26日　中国西南建筑设计院

跟陈彦伊一样，很多人没有了春节假期。一场打持久战的计划，正在这里从酝酿变为规划。

（中国建筑西南设计研究院设计十一院　执行总建筑师　陈彦伊）1月

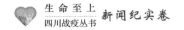
25 日，我们接到公卫中心的电话，要求我们将他们的住院楼改造成负压病房，并要求整个工程在 13 天之内完成，投入使用。

（画面＋特效）

西南设计研究院 40 多名设计师火速上线，仅 12 个小时，就完成设计方案并提交；仅 4 个小时，施工单位就完成了施工人员、大型机械设备的集结；仅 4.5 个小时，跨省恢复生产工程的必用设备就已协调到位……成都的"小汤山"惊人速度的背后，是清晰可辨的四个字：未雨绸缪。

每一次突发事件的应对，越是有章法和节奏，民众就会越心安，社会秩序也就会越井然。

（特效：法律、法规、政策文件示意图动画：《中华人民共和国传染病防治法》《中华人民共和国国境卫生检疫法》《突发公共卫生事件应急条例》《四川省〈突发公共卫生事件应急条例〉实施办法》《四川省突发公共卫生事件应急预案》……）

从成立应急指挥部，到启动 I 级应急响应；从陆续发布 1 至 13 号公告，到印发实施两个版本的"分区分类防控工作指南"，四川的各项防控工作，一开始就做到了有章可循、有法可依。

连小小的口罩如何处置，四川都有在全国率先出台的省级指南。

（字幕）2020 年 1 月 28 日　成都东客站

（成都动车所消毒组长　钟江）目前计划有 26 组动车回库，需要进行全面消毒。然后今天工作分为 3 个小组，一组就是（去）老库（的）1 到 8 列，和新库的 13 到 20 线。

（成都动车所消毒组队员　任云生）现在这边的要求就是只要出了库的车，回来是全覆盖消毒，但是会对里面的厕所、门把手、行李架、座椅等，这些有旅客直接接触的地方，进行重点消毒。

打赢疫情防控阻击战，依法科学有序防控至关重要，基层一线不折不扣的落地落实则最为关键。

（字幕）成都汽车东站

（同期声）（成都东站值班主任　周艳）我们成都东站每一个进站口都

设置了测温仪，每一个旅客进站的时候都要进行温度的测试，有发热病人的观察区。

（成都空港建设开发服务有限公司副总经理 郑忠清）我们每天有 50 多名员工在现场消毒杀菌，涉及面积有 50 多万平方米的航站楼，包括有些公共区域，每天频次达到 3 次以上。

成南高速是武汉重庆方向进入成都的重要通道。淮口，高速公路"外防输入"、守护成都的第一道防线。

每天，工作人员要对一万多辆汽车和数万人进行逐一检查，包括测量体温、信息登记、车辆消毒等。非常时期，金堂县党委政府一声令下，各行政机关、企事业、民兵突击队、社会志愿者等单位组织紧急响应，一千多名抗疫大军不分昼夜，轮换值守。

（纪实现场）你们下岗，我们上岗，把任务交给我们，请你们放心。

在广元旺苍万家乡友谊村，有一个不起眼的检查点。

（纪实现场）（旺苍县万家乡畜牧站站长 蔡登江）我们这个卡口设在陕西与四川交界的友谊村。

49 岁的蔡登江是旺苍县万家乡畜牧站站长。在这个大山深处的高山卡点，每天，他和当地派出所、医院、政府的 8 名工作人员轮流驻守。

看似小小的检查点，却是守护四川"北大门"不可或缺的重要节点。

截至 4 月 30 日，全省交通运输场所已设置卫生检疫查验点 1679 个，近 10 万工作人员日夜坚守，以血肉之躯筑牢铜墙铁壁。

一个卡点就是一个与疫情战斗的堡垒。48.6 万平方公里川蜀大地上，9100 万四川人民齐心协力，守好每道关口，织就外防输入的"天罗地网"。

（字幕）分区分类 守土有方

（字幕）2020 年 1 月 24 日凌晨 1 点 四川大数据中心

（现场）大数据中心与三大运营商会议，参会人员热烈讨论。

除夕的前一天，一场激烈的讨论正在这里进行。

1 月 23 日，四川省大数据中心接到省委、省政府指令，要求运用大数据分析追踪自 1 月 1 日以来从武汉入川人员情况，确保基层社区运用数据信息找到潜在风险人员。

（四川省大数据中心副主任　赵启斌）三大运营商组织到一起，希望他们能协助提供数据。但是，三大运营商的组织架构、数据的权属和提取方式不同，信息安全要求很高，获取省外数据非常困难。工作难度和复杂程度已经超出我们的想象。

（四川省大数据中心主任　严卫东）接受挑战就要直面困难，最终，我们通过与国家主管部门的反复沟通对接，各运营商总部最终向四川下放了武汉入川人员有关数据。

1月27日凌晨，省大数据中心首次下发武汉入川人员数据38万条。

（四川省大数据中心主任　严卫东）这些明细数据下发到各市（州），直达市（州）政府的主要负责同志，有力支撑了基层网格化的排查。

数据战疫的科技加持，为四川对确保可能存在的传染源"找得到、管得住、服务好"提供了支撑。

（字幕＋特效）

"找得到"：充分运用大数据、网格化管理等手段，全面排查、重点监测和健康筛查从武汉等疫情高发区来川的人员。

"管得住"：建立健康登记制度，严格对确诊病例和疑似病例实行隔离。

"服务好"：对有关人员及密切接触者既采取防护措施，又关心爱护和提供日常服务。

（字幕）2020年2月3日　成都市天府新区万安街道办事处

（纪实现场）（天府新区万安街道党工委书记　田坤）同志们，现在我们召开万安街道麓山确诊病例应急处置工作会……

这是天府新区万安街道办事处深夜召开的紧急会议，辖区内麓山国际社区出现一例新冠肺炎患者。

（场景镜头）（救护车、防疫人员进行专业消毒）

社区发生疫情后，立即实施了全封闭管理。

（场景　无人机喇叭宣传）

春节期间，麓山国际社区31个组团6900多户，有1万多人在此居住，其中还有32个国家的外籍人员。突如其来的疫情，给整个社区的防控带来了巨大压力。

（同期声）（天府新区万安街道麓山社区主任　陶金凤）在我们居民的各个微信群这个信息瞬间传开了。

（麓山国际社区物业经理　卢乐乐）业主的电话大概有 6 通，其中一个人给我打了一个半小时，提了一些超出物业公司范畴的请求。

（社区居民　任振寰）因为在不知道情况的时候可能会有点儿担心。

社区与物业在强化人员排查的同时，也对居民做好宣传，告知尽量减少出门，有效防止聚集交叉感染。

（业主　Alexander Rupan）我们拿到了这张告示，上面一条一条、简洁明了地列出了需要注意的事项，大家都看得懂。我相信当地政府一定会尽最大的努力来防止病毒扩散，所以我并不担心。

及时严格的防控措施，彻底切断了传染源，换来了社区万人的健康平安。

（音乐＋航拍画面）

（金堂竹篙镇竹篙寺社区党委书记　沈平安）17 组，17 组，打麻将的赶快离开现场，不准在这儿打堆堆，疫情防疫期间。

（纪实现场）只要还有一根葱，不往菜市里面冲；只要还有一滴油，超市里面不露头；只要还有一口气，留在屋头守阵地。

在成都市大邑县王泗镇孟姜村，村干部拖着音响走上了村头，用一种接地气的方式，向村民宣传防疫知识。

（成都大邑县王泗镇孟姜村党支部书记　王星梅）这样子宣传的话，就觉得比较接地气，老百姓也听得懂。效果还是比较好，因为最近我们这里出去的村民的确比前段时间有所减少。

及时公开信息，回应民众诉求，四川启动了强大的抗疫宣传攻势。

全省各级各类媒体发挥各自特色，火力全开，投入到抗击疫情的宣传中来。

疫情之下，如何在做好防护的同时，保障正常的社会生活秩序？

2 月 4 日，省委、省政府办公厅下发文件，要求以市（州）为单元，根据疫情状况分为无现症病例区、散发病例区、社区暴发区和局部流行区四类地区，科学实施分区分类防控。

分区分类是精准施策，网格管理是科学手段。

不漏一户、不漏一人，1月23日，武汉封城当天，四川就启动了疫情时期的网格化管理，比全国正式推行这一措施提早了两天，为各地提供了可资借鉴的疫控经验。

千千万万的基本干部和网格员，行走在社区、奔波在乡村，既是排查员，又是劝导员，还是宣传员……身兼多职拼搏奋战，牢牢筑起防疫的一道道防线。

与此同时，在与病毒的较量中，人们也逐渐意识到了它的狡猾。

（字幕）攀枝花市传染病医院

1月29日，四川省疾控中心收到攀枝花市疾控中心的疫情报告，急性传染病预防控制所副所长周兴余随即前往当地展开调查。

（急性传染病预防控制所副所长 周兴余）我在处理第一起疫情过程当中，突然之间，他们报告了第二起疫情，当天晚上，一共报告了6例病例出来，而且这6例病例同是阳性。

（四川省疾控中心新冠肺炎疫情处置流调组长 毛素玲）首例病例是29日发病，这刚刚3天。

抽丝剥茧，层层追踪，专家发现这些感染病例都与一位姓周的先生有关。

（急性传染病预防控制所副所长 周兴余）这个人是1月24日过年当天，从厦门回攀枝花。吃完晚饭，第二天又去岳父家，在岳父家吃完了饭以后，他又参加了几次活动。

由于不知道自己已经感染病毒，短短3天之内，周先生与30多位亲友聚餐，导致12位亲友感染。

（急性传染病预防控制所副所长 周兴余）他的传染力是非常强的，由1个病例传给了11个人，再由11个病例传给了另外5个人，所以像这种传染性非常强的疫病，找出它的密切接触者非常重要。

流调组找出了所有与周先生相关的密切接触者，攀枝花市委政府紧急施策，当地防疫、社区等多部门迅速展开联合行动，从人员隔离到防疫消杀、封道封路，切断了病毒源所有的传播途径，成为坚决遏制住病毒代际传播的典型案例。

由此，四川迅速出台政策，在全国首次提出禁止2户及以上家庭人员的聚集聚餐，要求全面落实属地责任，绝不能有丝毫麻痹大意。

（字幕）2020年2月11日　成都市公卫中心

宁可备而不用，不可用而无备。

在疫情防控中紧急启动的成都公卫中心二期改造工程，短短10天时间就完工投用，增加了370张床位。在严峻的疫情形势下，确保了第一时间对新冠肺炎患者的隔离和救治。

（字幕）2020年3月20日

（急诊科出诊同期　护士打电话）好的，公兴卫生院哇？好的，马上出发。

（病患接诊回来后　同期　护士）到了哈，就是这里，我们下车。

患者26岁，年前去美国出差工作，虽然没有发热、咳嗽等症状，但在隔离期间核酸检测呈阳性后确诊为无症状感染病例。

境外输入无症状病例的出现，让这一场防疫战再一次遭遇新的挑战。"外防输入、内防反弹"，四川严格实施首站责任管理，继续强化部门联防联控，规范开展医疗救治，在有序恢复生产生活的同时，毫不松劲，将这场防控阻击战进行到底。

（字幕）时代先锋　尽显英雄本色

（成都市锦江区牛市口街道水碾河路南社区党委书记　陈飚）我清晨一来，就在门上发现一张纸条，是我们辖区的一个老党员留下来的。（念）"我是路南社区一个普通退休党员，此次疫情的战役中，我自愿申请加入社区疫情防控行动，请书记批准。"当时看到这个内容，非常感动。

收到66岁老党员的请战书，陈飚感慨万千。

（成都市锦江区牛市口街道水碾河路南社区党委书记　陈飚）其实昨天上门的时候，他还害怕社区嫌弃他年纪大了，不愿意要他。我们现在安排他到社区登记点，做湖北来蓉的登记工作。

（成都市锦江区牛市口街道水碾河路南社区老党员　刘元生）不要照我，真的不要，不要，书记……

（记者）我们觉得老人家你这种行动还是很感动我们。

（成都市锦江区牛市口街道水碾河路南社区老党员　刘元生）不能说感动，这样子的，说得简单点，每个人出份力，都不是局外人。

国家有难，"疫"不容辞。

"我是党员我先上""我是干部我在前"，战疫一经打响，全省400多万名党员干部勠力同心，挺身而出。

成都全市党员干部主动作为，4357个村和社区在1月底前就全面完成了首轮入户排查工作。

乐山市组建1300余支党员志愿服务队，回应群众关切，科学防控疫情。

广元市苍溪县组建上百支党员突击队，对辖区住户采取拉网式逐户摸排，落实日报告、零报告制度，发放张贴防疫手册、宣传单超过5万份。

德阳市罗江区万安镇黎明社区党支部书记李定碧身患结肠腺癌中期，但她始终奔走在社区，一刻也不愿停下来。

……

大事难事见担当，危难时刻显本色。

在这场疫情防控阻击战中，全省400多万名党员冲锋在前、奉献在先，他们用行动、汗水甚至生命，一次次证明着：关键时刻冲得上去、危难关头豁得出来，才是真正的共产党人。

（字幕）2020年2月4日　仁寿县高家镇英头村

（村支书母亲）他是支部书记，他又没跟我说，我又不晓得他在干啥子，一天到晚都不回家。

在这个简朴的农家小院里，这位80岁的老人一直念叨着自己的儿子，盼望他早些回家吃上一顿团圆饭。

儿子郑少华是村上的支书。疫情发生以来，他每天都和村组干部不分昼夜地工作。

（母亲）我不知道他在干啥子，刚才听他姐姐说，他在管红星大队，他太忙了，我人都看不到。

念子心切的母亲不时走出门外，张望着儿子平日回家的那条小路。

可是，她没有想到，最终等来的却是儿子的一张遗像。

（母亲痛哭）我的少华，我优秀的儿子啊！

2月3日中午，连续奋战13天后，48岁的村支书郑少华被人发现倒在了村委会办公室。

（天府新区眉山片区高家镇英头村村主任　骆平根）基层干部在防疫一线确实累。

（现场）（骆平根绑喇叭　行进在乡村道上）

郑少华离开后，村主任骆平根骑上了好兄弟生前天天使用的那辆电瓶车，继续完成郑支书没有完成的任务。在高家镇海拔最高的云崖山上，党员干部组成了党员先锋队，日夜值守在家乡最高的卡点，让党旗高高飘扬在群山之间。

（字幕）全民战疫　全域阻击

（字幕）成都邛崃市第三隔离观察点

（现场）来，宝贝，吃饭了，好不好？

两岁的晨晨和姐姐来自武汉，由于父母被确诊为新冠肺炎患者，一家四口需要隔离观察。成都邛崃市桑园镇卫生院副院长赵锡瑶，主动担当起两个孩子的"临时妈妈"。

（成都邛崃市桑园镇卫生院副院长　赵锡瑶）刚开始和他家人沟通，对我提出很多（情况）。比如说孩子两岁之前刚住过院，随时都有可能惊厥。当时我听了这个，感觉心理压力挺大的。

（同期）（女儿）每天早上阿姨都会过来收垃圾，然后到饭点就会过来送饭，昨天妈妈让我多烫脚，阿姨就给我拿了一个盆，还给我烧水。

隔离病毒，但不隔离爱。20多天朝夕相处，两岁的晨晨对赵妈妈产生了深深的依赖。姐姐也在"邛崃妈妈"的呵护下走出了疫情的阴影。

（爱心妈妈和小女孩在窗边耍玩偶）它消失了，我们胜利了，一切都结束了……

生活的节奏可以被放慢，但历经灾难磨砺的人们从来不服输。

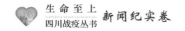
无论是社区，还是留观隔离观察点，无论是四川人，还是湖北人，在我们站立的这片土地上，总有坚忍不拔的毅力，总有温暖人心的情谊。

（字幕）2020 年 2 月 11 日　元宵节　成都市高新区中和街道东寺社区

（现场）我给大家讲一下，对居家隔离人员，去为他们送一些汤圆，把我们的爱心小卡片贴在我们的包装袋上。

成都市民陶涛因为姐姐一家从武汉来，全家自觉向社区申报后居家隔离。今天，正是他们隔离后的 14 天，又恰逢元宵佳节。

（姐姐陶莉）社区和物业，我们上报了之后，他们就会每天给我们清理垃圾，帮我们测量体温，每天会关心我们的身体状况，帮我们买菜，这种温暖让我们顺利度过了隔离期。

在灾难面前，个人的力量或许渺小，但每一个人的坚守与付出，汇聚起来的就是磅礴之力。它让我们感同身受，它让我们众志成城。

（母亲和儿子一起制作灯笼：武汉加油）

（字幕）2020 年 2 月 20 日　成都市长城半岛小区

（朗诵）一场突如其来的疫情让我们的祖国笼罩在阴霾之中，一场抗击疫情的战斗让我们坚守在家里……

这场来势汹汹的疫情打乱了我们的生活节奏，也改变了许多人的生活方式。但是，被无数次灾难洗礼的四川人却表现出难得的从容和高度自律，始终以积极乐观的心态共渡难关。

做好自我防护、捐赠爱心物资、加班加点生产医护用品、紧急开展科研攻关生产检测试剂……从个人到群体，从企业到社会，所有的行动都是为了最终的胜利。全民的力量镌刻出大写的川魂。

2020 年 3 月初，成都企业迈克生物生产的新型冠状病毒核酸检测试剂盒和抗体检测试剂盒获得欧盟 CE 认证，销往西班牙、意大利、卡塔尔、菲律宾等 40 多个国家和地区，为全球抗疫战斗做出了贡献。

（世卫组织官员）我们齐聚在此，面对的是我们从未认识过的一种病毒。我们看到这里的人们前赴后继地投入对抗疫情的战斗中，你们这种空前规模的防控，将极大地激励其他地区的防疫工作。

（字幕）2020 年 2 月 26 日　成都市公卫中心

2020 年 2 月 26 日，已经值守一个多月的杨明终于有了片刻的闲暇，脱下防护服。

（成都市公卫中心新冠肺炎治疗中心医生 杨明）我们二期改造以后，储备床位是 370 张，但实际上我们在高峰时期占用的床位大概是四五十张，算下来这个比率大概是 15％，对我们而言这也是不幸中的万幸。

这个在非常时期以惊人速度完成的"生命方舟"，让近百名新冠肺炎患者重获健康。

阳光透进了温暖的病房，春天已经来到人间。

（成都市公卫中心新冠肺炎治疗中心医生 杨明）我们窗户外面是一大片农田，每年三四月份春天来的时候，都会开很多油菜花，非常漂亮。

（城市繁忙景象特写＋航拍大景＋写意春光特写）

这个春天之前，或许很难想象，我们会以这样的方式度过这段时光。

这个春天之后，历史不会忘记，我们每一个人都是这场没有硝烟的战场上的战士。

或许，生活就是这样，有不如意，也会在你没有防备的时候出难题。

但是，历史和现实也一次次证明，能担得起多大荣光，就经得起多少风雨。

无惧风雨，砥砺前行。

在抗击疫情的四川答卷上，我们用科学和团结、坚守和奉献，写下闪亮的一笔又一笔，它迎着春天的阳光，昭示着下一个胜利。

（字幕）2020 年 2 月 26 日，四川疫情防控应急响应级别由突发公共卫生事件Ⅰ级应急响应调整为Ⅱ级应急响应；2020 年 3 月 19 日，四川本土患者全部"清零"

第三集 双胜利：直与天地争春回

（字幕）2020 年 3 月 26 日 天邛高速项目建设现场
（同期声）"我宣布，四川省 2020 年第一季度重大项目集中开工！"
项目集中开工，是各地司空见惯的常规操作。但在 2020 年这个不同

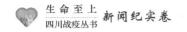

寻常的春天里，这样的场景却格外催人奋进。

在成都平原、川南、川东北、攀西、川西北，总投资 7142 亿元的 1416 个重大项目同时"上马"，显示出按下"快进键"的四川夺回"春光"的决心。

对冲疫情影响、稳定经济增长，行之有效的手段就是抓项目、稳投资。尽管，这批集中开工项目与 2019 年四季度相比，数量和规模都没有太大变化，但放在新冠肺炎疫情的背景下去审视，不得不说殊为不易。

就在集中开工的前一天，四川疫情防控应急响应级别已由 Ⅱ 级下调为 Ⅲ 级。

生活必将重回正轨，生产必须马不停蹄。

面对空前的疫情，四川始终不乱阵脚、审时度势、因应施策，做到战疫防疫"不松劲"，复工复产"用足劲"。

这片土地上的人们始终相信：任何困难都阻挡不了我们前进的步伐，只要勠力同心、科学应战，定能夺取疫情防控和经济社会发展"双胜利"。

（字幕 出第三集片名）双胜利：直与天地争春回

（纪实镜头）

这是"十三五"规划建设的我国最大的民用运输枢纽机场，自 2016 年 5 月开建以来，建设进度一直备受各方关注。按照规划，机场今年将基本建成，明年投用，眼下正是冲刺的关键时刻。

牛中一，成都天府国际机场 T1 航站楼项目部负责生产统筹的副经理。

春节期间，他没有回河南老家，一直盯守在项目上。严峻的疫情、紧张的工期，让牛中一有些着急。

（成都天府国际机场 T1 航站楼项目部副经理 牛中一）2 月底 3 月初，这样的话对整个工程的影响，就将近一个月的时间，这还是最好的结果。

是一筹莫展、听天由命，还是克难奋进、折冲千里？不同的心态和思路，决定着不同的姿态和出路。

突如其来的疫情，对经济社会发展的冲击不可低估。

同样不可低估的，还有 9100 多万四川儿女百折不挠的韧劲和化险为夷的智慧。

疫情初期，项目停工、学校停课、社会生活按下"暂停键"，是为了阻断病毒传播链。

同一时间，医疗防护物资生产企业 24 小时开工、科研人员紧急攻关"连轴转"，是为了赢得战略主动权。

随着各项工作的有力开展，基于对客观规律的深刻认识和防控形势的科学研判，四川更是及时打响了复工复产抓发展的战斗。

1 月 30 日，四川省应对新冠肺炎疫情应急指挥部发出公告要求，2 月 3 日起，川内企业要有序复工。

2 月 3 日，春节假期后上班第一天，四川省应对新冠肺炎疫情工作会议明确提出，抓好疫情防控的同时，统筹做好改革发展稳定各项工作，包括加大新投资项目开工力度、积极推进在建项目。

在全力以赴打好"疫情防控阻击战"的同时，一场逐步恢复有序生产的"经济发展保卫战"在巴蜀大地随之打响。

四川，由此也成为全国最早复工复产的省份之一。

（字幕）两个战场　统筹兼顾

2020 年 2 月 4 日，立春。一条由四川电视台制作的视频《成都，你还好吗?》在网络上流传开来。

（视频片段）

疫情阻挡不了春天的脚步，要阳光洒进来，就一定有活力的种子在萌芽。

一手抓疫情防控，一手抓复工复产，两个都是前线，两边都是战场。这不是非此即彼的选择题，而是必须统筹兼顾的必答题。它不仅是对化危为机能力的考核，也是对治理理念、治理机制、领导决策、组织指挥等能力的全面检查。

写好这份答卷，需要的是思路清晰、智勇双全。

（字幕）四川省大数据中心

（严卫东看应急快报镜头＋现场声）

严卫东，四川省政府副秘书长、四川省大数据中心主任。疫情发生以来，在他的案头，每天都会放上一份大数据"应急快报"，分析追踪自 1

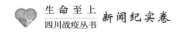
月1日以来从武汉入川人员，提供给省应对疫情联防联控机制领导小组决策参考。

（省政府副秘书长 四川省大数据中心主任 严卫东）实际上在去年的省委十一届六次全会当中，省委提出了要加强基层治理体系治理能力的现代化，那么在疫情中用现代的包括大数据手段来提升我们的治理能力是一个重要的方面。

数据的变化，反映着疫情防控的形势。对数据的分析和应用，为四川建立起与疫情防控相适应的经济社会运行秩序提供了科学依据。

（纪实镜头）

1月26日起，四川省大数据中心陆续编辑印发《大数据应急快报》，提供给省市县各级防控指挥部。

2月3日，省内企业开始有序复工复产的第一天，他们又率先在全国推出直接为公众服务的"四川群防快线"公众服务平台。

（空镜头）

突破难点，打通"堵点"，在做好防控的前提下，四川打出政策"组合拳"，全力支持和组织推动各类生产企业复工复产。

（时间线作图）

1月30日，10条措施支持疫情防控物资生产企业加班加点、满负荷生产；

1月31日，制订11条金融措施，要求对受疫情影响较大的行业不得盲目抽贷；

2月1日，明确疫情防控期间省内企业可灵活安排复工复产；

2月5日，出台13条政策，助力中小企业应对疫情、共渡难关；

2月11日，提出9条政务服务利企便民举措，加快对复工复产急需办理事项的审批速度；

2月18日，分区分类推进重点项目复工开工。

（纪实镜头）

在成都天府国际机场，沉寂了数十天的工地，又忙碌起来。

除了航站楼主体工程率先复工，2月18日，天府机场高速3个工点、成自铁路天府机场先期开工段工程，也正式开始了复工建设。

截至 3 月 24 日，四川 581 个在建省重点项目已全面复工，复工率 100%。

从制订出台一系列有利于稳定经济运行的举措，到推动复工复产、减税降费、金融服务、租金减免和稳岗补贴，应急政策措施正在对冲疫情影响，企业正在"动起来"，经济正在"转起来"。省统计局数据显示，2020 年前两个月，四川固定资产投资总量位居全国第 2 位，投资增速在前十个经济大省中位居第四。

（字幕）春风送暖　春回大地

（现场纪实镜头）

2 月 17 日上午 9 点 30 分，载着 750 名农民工的 G4391 次列车缓缓驶出成都东站。这是四川首趟节后务工专列。

复工复产，人员"复位"是关键。四川是人口大省、劳务输出大省，每年在外务工人员超过 1000 万人。为确保员工按时、安全、健康返岗，四川在全国率先启动了"春风行动"，并同多个用工大省建立了健康检测互认的工作机制。

（字幕）广东省汕尾市

位于汕尾的信利集团是广东省电子信息龙头企业。就在不久前，他们还在为 2000 多名外省员工无法返岗而发愁。

（信利光电股份有限公司 CCM 生产部副总经理　莫锦潮）员工返工后我们要进行一些测温、医学观察，包括居室这些工作，会影响我们的返工率。

（字幕）四川省眉山市

企业盼着员工，而在 1800 多公里外的信利员工彭超小两口也盼着能早点回去上班。

（眉山市仁寿县古佛乡响簧村村民　彭超）如果一直出去不了的话，心里面还是比较着急的，每天就在家里面都还是要花钱的。

着急出门挣钱，有这样愿望的人，在四川可不少。

（四川省人力资源和社会保障厅农民工工作处副处长　曾礼勇）市县

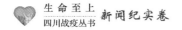
乡三级实行了拉网式的全覆盖摸排，了解到要出省务工返岗的农民工朋友数量就有 720 多万人。

面对庞大的外出务工人员需求，四川省大数据中心紧急攻关，在全国率先研发出"健康证明系统"大数据平台。务工人员通过微信、支付宝就能扫码网上申报，在社区医生严格核验后，通过大数据信息核查、智能比对后，符合要求的务工人员就能得到一个专属的电子健康证。

与此同时，四川各级、各相关部门还组建了农民工外出务工服务工作专班，派出专人，主动同用工需求大的广东、浙江等省接洽、协调。

（四川省农民工外出务工服务工作专班健康服务组组长 邓维）（广东）他们每天都会给我们发来这样的企业需求表，表里就会有当地企业四川籍员工的返岗计划，我们加急为这些符合条件的人员办理了健康证明。

有了这个机制，用工大省哪些企业要开工、哪些川籍员工需要安排专车、专列、专机，都一清二楚，四川各级政府根据需求安排"点对点"接送。拿到健康证的彭超小两口和 106 名工友，就坐上了直达汕尾工厂的专车，20 多个小时后，他们终于回到企业。

（信利国际有限公司行政及人力资源部总经理 陈胜能）这么短的时间里面，就有近 1000 名外省员工回到公司，这是令人意想不到的。

出家门上车门，下车门进厂门。"春风行动"采取"点对点、一站式"直达运输服务和公路铁路旅客联程运输，直接将农民工送达用工地点交给用工企业。

3 月 17 日上午 10 点半，载着 98 名农民工的 4 辆包车从雅安市芦山汽车站出发，直奔湖北省黄冈市红安县。这是我省交通运输部门根据用工企业需求、组织开行的首趟赴鄂专车。随着这趟专车的发运，四川送农民工安全返岗"春风行动"覆盖了全国 31 个省、直辖市和自治区，实现了内地省份全覆盖。

有人选择外出务工，也有人选择家门口就业。

1 月 30 日，四川省人社厅就下发了通知，着力打造"就业服务不打烊、网上招聘不停歇"的全天候线上服务模式，确保农民工等重点群体"求职有门、就业有路、困难有助"。

同时，为切实缓解中小企业生产经营困难，四川还从加大减负支持力度、加大金融支持力度、加大财税支持力度和加大稳岗支持力度4个方面提出13条具体政策措施。

在达州，当地金融机构专门成立了疫情监测小组，针对受疫情影响的小微企业实行清单式管理，及时提供金融支持。

（四川民发药业有限公司总经理　张勇）他们在了解我们资金短缺的情况下，及时提供了400多万贷款支持，保障了我们公司在此次疫情中有充足的资金采购药品。

（中国银行达州分行普惠金融部主任　岳政）我们与企业实际控制人逐一联系并承诺不会因此盲目抽贷、断贷、压贷，让企业业主吃下定心丸。

截至3月1日，四川全省各级政府已兑现约9万余家企业补助资金和减免、缓交税费35.59亿元；103家疫情防控重点保障企业获得央行专项再贷款35.4亿元；已经有30多万家参保企业暂未扣缴2—3月的养老、失业和工伤保险费；开展线上招聘活动1000多场次，帮助530家重点企业招工近17万人。

又是一年春耕时，田间地头满是生机。

春风唤醒了蛰伏的大地，被疫情耽误的"春光"正被勤劳的人们一寸寸抢回来。

（字幕）危中寻机　勇闯新路

（字幕）2月29日16：00　西部数据中心

西部数据中心，是省级政府信息化大数据的承载地，中心机房面积超过5000平方米。2月16日，四川省大数据中心开发的"四川外出务工人员健康申报和查询系统"上线后，访问量激增，服务器存储量逼近危险阈值，系统一度面临瘫痪。一个多月以来，这里的服务器不断扩容。

（四川省大数据中心总工程师　周学立）我们这个全省外出务工人员健康申报系统是在全国首先推出的，但是在健康查询系统里，它并不是唯一的，各个市（州）也建有它们的健康查询系统。

随着大规模复工复产，各种"码"也越来越多。各主体、各层级、各

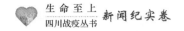
地区的"码"可谓五花八门，能不能统一集成为一个？

（阿里云数字政府西南大区技术总监　宋勇）我们现在要发一个全省统一的健康码，我们面临的是我们四川省八九千万人，然后这些人去超市可能要扫一下，去农贸市场扫一下，出小区扫一下，这个量基本上我们可以判断出来，这个量是非常非常大的一个超平方量了，基本上可以赶上一个大型的互联网网站。

（字幕）3月9日早上09：30　四川省大数据中心39楼会议室

（现场声）从今天开始我们四川省的健康码共享交换平台正式上线运行。

通过大数据中心和科技企业两个星期艰难的技术攻关，3月9日，"四川省健康码数据共享交换服务平台"正式上线运行。这是已经上线的"四川外出务工人员健康申报和查询系统"的升级版，实现了全国一体化，在线政务服务平台打通。

（省政府副秘书长　四川省大数据中心主任　严卫东）我们从这次疫情的斗争当中体会到大数据不仅是一个现代技术，也是一种新的经济形态，同时也是一种非常强大的治理手段。

不只是数据服务的升级，疫情带来的危机也是各行业加速成长的催化剂。

只要思想不滑坡，办法总比问题多。1928年美国金融危机催生了连锁超市；1995年日本泡沫经济崩溃后推动了便利店发展；2003年"非典"，淘宝网的上线，使阿里巴巴起死回生。

以史为鉴，疫情之下，四川众多企业迎难而上复工复产，积极探索新路，特别是智能制造、无人配送、在线消费、医疗健康及在线教育、数字娱乐、数字生活等新业态新模式，进一步扩大了市场份额。

哪里有市场，哪里就是企业发展的方向。秉持辩证思维，着力化危为机，产业转型升级就有可能站上下一个风口。

（字幕）2月21日　成都天府新区

（现场）欢迎大家，通过网络参与天府新区2020首场投资促进网络直播暨签约仪式……

通过网络，融创中国、峨眉电影等 8 家企业的负责人现场连线，分别签约了天府影都项目一期、四川名人馆项目、西门子—德恩云智造联合创新中心等 6 个项目。疫情之下，不少参与签约的"大咖"对天府新区这种"云签约"形式表示赞赏。

（峨眉电影集团党委副书记总裁　向华全）我们也想把天府影都和融创中国一块儿打造成我们中国电影创制的一个高端平台，一个国际化的电影节庆活动的一个交流基地，同时也是我们未来电影文创电影体验的一个高端的基地。

（融创中国执行董事　西南区域集团总裁　商羽）（天府新区）政府在抓好疫情管控同时不忘抓经济，创新地提出这种线上签约的模式，保证重点项目的落地。

数据显示，春节节后 3 周，四川在线签约项目 150 多个，总投资额 1200 多亿元；共举行各种形式的网络招商活动 30 余场，在线观看人数 240 多万人次。这种促进项目、宣传推介的方式，或许将会是今后的"常规操作"。

（字幕）四川力量　中国精神

对于 14 亿中国人来说，这大概是有史以来最大规模的一次开放式、体验式的道路自信公开课和制度自信公开课。

在抗击新冠肺炎疫情、保卫经济社会发展的严峻考验中，人们看到了挺立风雨的坚强脊梁，看到了共克时艰的磅礴力量，看到了休戚与共的责任担当。

人们之所以赞颂勇气，是因为总是在明知有风险的时候，仍然选择做该做的事。

（字幕）3 月 2 日　汶川县三江镇龙竹村

汶川县三江镇龙竹村党委书记赵勇，2 月 5 日曾和 11 名村民开着 6 辆大货车，经过 30 多个小时不间断的车程，把满载的高山蔬菜送到武汉市青山区。他们也被大家亲切地称为"汶川十二勇士"。12 年前的汶川特大地震中，有一支援他们家乡的抗震救灾医疗队，正是来自那里。

（汶川县三江镇龙竹村党委书记　赵勇）我们觉得我们是汶川人，乃至我们村的人，更应该做一个感恩的汶川人，因为我们曾经受到过他们的帮助。他们在地震的时候也给我们派来了医疗队，我们也有 100 多汶川人到武汉接受治疗，这次送蔬菜到武汉去，只是作为一个汶川人，尽一点绵薄之力。

3 月 2 日，经过为期 24 天的医学隔离观察，"十二勇士"正式解除隔离。而解除隔离后，赵勇做的第一件事，就是带领村民们在村里的山坡上种樱花。

（汶川县三江镇龙竹村党委书记　赵勇）我们送蔬菜到武汉去，看到武汉的樱花确实很漂亮，我们就萌生了回来把全村漫山遍野都种樱花，等两三年过后开了，漫山遍野的樱花，我们龙竹村会更加漂亮。

4 月 1 日，四川高三学生复课的第一天。

（字幕）广元元坝中学

经过了两个月特殊的假期，再一次见到同学的周敏，显得特别兴奋。

（现场）周敏和同学开玩笑。

3 月 25 日，四川省教育厅下发《关于 2020 年春季学期开学有关事项的通知》：全省高三年级原则上由省上统筹于 4 月 1 日开学，有条件的学校应实行封闭式管理。孩子们重新进入课堂，也标志着笼罩我省两个多月的疫情阴霾正在逐渐散去。

（元坝中学高三十五班班主任　胡建芳）根据学校总体防疫工作安排，我班进行了具体细化要求。比如进行早中晚 3 次体温检测；按照指定时间、指定路线，错峰就餐；配备口罩专用回收垃圾桶，通过细化措施最终确保学生能够安心、安全进行复习，奋力备战 7 月高考。

对于周敏来说，复课这一天也是一个特殊的日子。

（现场同期声）同学为周敏唱生日歌。

纵有疾风劲雨时，彩云长在有新天。

历史必将铭记 2020 年，不仅因为我们经历的磨难，更因为愈挫愈勇的斗志和生生不息的希望。

疫情只是短暂的痛，四川经济长期稳中向好、高质量发展的基本面没有改变。更重要的是，全省上下顽强拼搏的决心和信心，在应对疫情考验中进一步得到了淬炼，战疫中凝聚的四川力量为民族精神注入了新的时代内涵。

有一份信念叫众志成城，有一种精神叫迎难而上，有一份情义叫同舟共济。

中华民族历史上经历过很多磨难，但从来没有被压垮过，而是愈挫愈勇，不断在磨难中成长、从磨难中奋起。而磨难的真正意义在于，以刻骨铭心的方式，把忧患和启示植入民族的集体记忆，激发全民智慧和力量，支撑我们奋起拼搏，以坚定的姿态在复兴之路上阔步前行。

（四川广播电视台 2020 年 2 月 7 日播出，主创：刘成安、王红芯、朱广皓、徐杨、薛怀刚、李忠、车越、解非、潘勇）

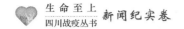

黄强在省应对新冠肺炎疫情应急指挥部调度疫情防控工作时强调

争分夺秒、严防死守，坚决打赢疫情防控遭遇战

12月10日，省委副书记、代省长、省应对新冠肺炎疫情应急指挥部指挥长黄强在指挥部调度疫情防控工作时强调，要深入贯彻落实习近平总书记关于统筹疫情防控和经济社会发展重要论述，按照省委近日疫情防控部署要求，进一步树立底线思维，增强忧患意识，迅速进入战时状态，坚决打赢疫情防控这场遭遇战。

黄强看望慰问了指挥部集中办公区工作人员，听取了指挥部各工作组近期疫情防控工作情况汇报，详细了解了各方面工作中存在的漏洞短板和应对举措，部署下一步防控工作。黄强指出，在省委的坚强领导和有力指挥下，省应急指挥部迅速行动，采取坚决果断措施，全力推进成都市郫都区疫情防控和全省常态化疫情防控工作。当前，我省疫情防控形势十分严峻，要把疫情防控作为当前最主要的任务来抓，争分夺秒，严防死守，推动各项防控举措落地见效。要认真学习、深刻领会、坚决贯彻习近平总书记关于新冠肺炎疫情防控系列重要讲话精神，拿出"钉钉子"精神做好防控工作，盯住不放，一抓到底，不能有丝毫懈怠，坚决克服麻痹思想和侥幸心理。要不折不扣逐项落实好省委书记彭清华近日在省委应对新冠肺炎疫情工作领导小组会议上和在成都调研指导疫情防控工作时作出的部署要求，充分利用大数据等信息化手段做好密切接触者排查，充分发挥基层党组织的战斗堡垒作用，动员广大人民群众积极参与，综合采取最坚决、最果断、最严格、最有效措施，坚决阻断疫情传播途径，把疫情影响控制在最小范围。要及时做好信息发布和舆论引导工作，回应社会关切，维护大局稳定。要坚决堵住防控链条漏洞，补齐工作短板，更深更细开展疫情排查溯源，确保不留死角，采取明察暗访方式，动态梳理发现隔离场所、冷链物流等方面的漏洞问题和薄弱环节，及时整改归零，实现疫情防控管理闭环，并形成刚性制度，严格执行，守住底线。

黄强强调，要力戒形式主义、官僚主义，用"严、细、深、实"的作风，做好常态化疫情防控工作。特别是随着元旦春节人流高峰的到来，各地各部门要提前做好准备，完善工作预案和措施，密切配合，大力协同。要关心关爱防控工作一线的广大医务工作者和干部群众，落实好舒缓压力、必要休整等措施，坚决守住来之不易的疫情防控成果。

副省长、省应对新冠肺炎疫情应急指挥部副指挥长杨兴平，指挥部副指挥长、省政府秘书长张剡出席调度会。指挥部 13 个工作组负责人和集中办公人员参加会议。

（载于 2020 年 12 月 10 日川观新闻，记者：李淼）

第二章

众志成城

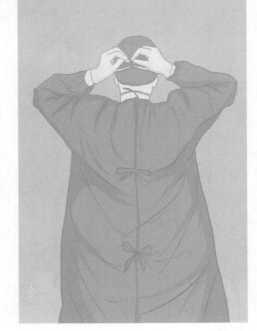

这是一场同时间赛跑、与病魔较量的全域阻击战和全民保护战。

有人说，疫情发生以来，我们站立的每一个地方都是战场，我们度过的每一分钟都在打仗，我们每一个人都是战士，而新冠肺炎病毒，就是我们共同的敌人。

在疫情发生以来那些惊心动魄的日子里，一场场激烈战斗，一次次倾力付出，一幕幕感人场景，凝聚起阻击疫情的磅礴力量，诠释着"众志成城"的"硬核"内涵。

无名英雄，汇成战胜疫情的非凡力量；凡人微光，绘就共克时艰的大爱画卷。

万夫一力，天下无敌；众志成城，百毒不侵！

致敬巴蜀儿女！礼赞人民战疫！

四川广大党员勇当抗疫先锋

深夜两点，四川威远县中医医院医生蒲双华被一阵急促的电话铃声惊醒。"双华，接上级紧急通知，医院须立即派员驰援湖北，你能不能去？有无困难？""我是党员，我请战！"放下电话，蒲双华翻身起床收拾行李，星夜出征……

疫情就是命令，防控就是责任。新冠肺炎疫情发生后，四川各级基层党组织全面落实中央、省委工作部署，迅速吹响集结号，广大党员冲锋在疫情防控一线。

"关键时刻必须冲到最前面"

关键时刻，四川省各地党员医护人员挺身而出，冲在战斗最前沿。

在成都市中西医结合医院，郑强接诊了四川首例确诊病例。按照相关规定，在对患者完成诊疗后，他接受了长达 14 天的医学观察；观察期刚结束，他便立即返岗，并要求加入医院党员突击队。同事罗敏援藏刚刚归来，组织安排在家休息，但她坚决要求值守发热门诊："关键时刻必须冲到最前面！这是一名共产党员应有的担当。"

一名党员就是一面旗帜，党员医护人员当先锋做表率，勇往直前，用实际行动践行初心使命，筑就一道牢牢的生命防线。

在泸州市纳溪区白节镇卫生院，"80后"党员夫妻高彬和叶倩男用医者仁心诠释责任担当。夫妻俩一个担任医院疫情防控救治组组长，一个担任医院疫情防控流行病调查组组长。蹲守医院发热门诊，巡查收治患者病情，忙起来的时候，两口子好几天都见不着面……

"拖不得，慢不得，更停不得"

防止疫情扩散蔓延，基层是关键。疫情发生以来，四川各地基层党组织充分发挥战斗堡垒作用，广泛动员"两委"干部、网格员、社区民警、基层卫生人员、志愿者等基层力量，开展入户走访排查。与此同时，社区党组织引导社会组织、非公企业积极参与，协同作战，形成合力。

从除夕夜起，古蔺县丹桂镇党政办主任、机关支部书记何鑫和15名基层党组织书记一道：白天下村摸排宣传、落实"五包责任"；晚上加班汇总上报。何鑫和其他党员干部还当起了"代购员"，对居家隔离观察的重点人员、年老体弱等人群需要的日常用品，送货上门。

在泸州，全市设立党员先锋示范岗、服务站等5300多个；9500余名村（社区）干部带动1685名社区工作者、1706名网格员、33730名志愿者参与摸排返乡人员35万人次……全市8000多个基层党组织、11.9万余名党员用自己的脚步，织牢织密疫情防控网。

从除夕至今，南充市顺庆区舞凤街道办事处镇江路社区居委会主任赵泉英没有休息过一天。社区共有8612户25389人，她带着工作人员挨家挨户问询、宣传，工作到深夜一两点是常态。同事劝她休息，她说："现在是疫情防控关键期，拖不得，慢不得，更停不得。"

"让职工防护意识入脑入心"

春节过后，复工在即，如何实现防疫与生产并举？四川各地各企业在做好疫情防控的同时，抓紧复工复产。

2月19日，特变电工（德阳）电缆股份有限公司职工开始陆续入厂。一大早，公司党政部部长助理、党员高翔照例先来到公司门岗，为入厂职工检测体温，检查是否戴好口罩。

作为四川省民营企业党建工作示范单位，疫情发生后，公司立即成立了疫情防控应急领导小组，组员全部都是党员，"让职工防护意识入脑入心，保证安全生产，就是我们目前最重要的工作。"高翔说。

成都市新都区建利蔬菜合作社，长期为成都各大超市供应新鲜蔬菜。受疫情影响，春节后合作社人力缺口大，眼看85亩蔬菜即将成熟，合作社理事长朱尚轩一筹莫展……合作社所在的升平社区党支部了解情况后，组织了由36名党员、25名志愿者组成的志愿服务队，仅用3天就帮助抢收了215吨蔬菜，为合作社挽回经济损失约34.7万元。

不畏惧、不退缩、不计较个人得失，四川广大党员勇担重任，众志成城，坚决打赢疫情防控阻击战……

（载于2020年2月22日《人民日报》，记者：宋豪新）

构筑抵御疫情红色防线

——四川基层党组织有效发挥战疫堡垒作用

织密城乡社区防控网

"今天的任务是继续地毯式复查，挨家挨户地摸排，并且保证宣传到位。"2月1日上午9时，四川省攀枝花市，陶家渡街道太平社区党总支书记余芳带着"芳姐志愿服务队"开始了新一天的摸排调查。

街上行人稀少、略显冷清。余芳等人戴着党徽，扛着党旗，拿着疫情防控宣传资料走在大街小巷里，格外显眼。他们坚持"逢门必敲"，每到一户，都亮明党员身份，了解居民行踪，宣传防疫知识，嘱咐居民做好防护措施，并建议若非必要尽量不要外出。

"我们每天都要走数万步，逢人就问'你从哪回来的'，并让人测量体温，看看宣传单……"余芳说，新冠肺炎疫情发生以来，社区党员干部放弃休假，全员返岗，对辖区开展拉网式入户摸排和宣传，确保不漏一户一人。

"防控就是责任！"四川各基层社区在统一指挥下，纷纷行动起来，实行"网格化管理，地毯式摸排"，把责任落实到具体个人，把疫情防控知识送到每一位居民手中。党员们始终冲在第一线，他们无不表示："我是党员，该我上！"

四川是农业大省，农村人口众多，外出务工人员众多。春节期间，外出务工人员纷纷返乡，广大农村地区人口集中，疫情防控风险高、难度大。这个时候，农村基层党组织切实把党的强大政治优势、组织优势和密切联系群众优势转化成疫情防控的工作优势。

绵阳市三台县塔山镇机关党支部组织所有党员成立多个应急小组，分工负责，紧紧联系群众、依靠群众，突出"联、查、宣、劝"，即一个党员联系1个村、10名重点区域返乡群众，全体党员开展地毯式排查，逐户宣传疫情防控知识，有序有力开展工作。

"令人欣慰的是我们得到了群众的理解与支持。"塔山镇相关负责人说，在广大党员干部群众的共同努力下，塔山的疫情防控工作有序有力推进，上下齐心、内外联动、群防群控的疫情防控格局全面形成。

为消除一些区县交界区域防控盲区，绵阳市梓潼县采取毗邻村党支部建立"临时联合党支部"的措施，加强组织领导、资源共享、精准核查、联防联控。目前，梓潼县已成立十个疫情防控临时联合党支部，千余名党员参与到联合防控中，消毒各类车辆6000余辆，监测体温5000余人，有效消除了农村边界地区疫情防控盲区。

2020年的返城潮被拉长，还与病毒感染潜伏期叠加，成都这样的大城市防控风险持续增大，社区基层治理面临更严峻的考验。

为此，成都市龙泉驿区龙泉街道探索实施"1236"工作法，即坚持一个原则——落实区疫情防控工作指挥部的统一部署，建立两个组织——临时党总支和专项工作组，明确三大任务——走访排查、协调服务、宣传引导，健全六大机制——包片责任制、日常考勤制、工作日志制、联席会议制、工作例会制、奖励惩戒制，确保各项工作落实到位。

目前，龙泉街道118名党员干部已全部进驻街道16个社区、56个小区，在走访排查、协调服务、宣传指导等方面积极开展工作，成为社区一线疫情防控工作中一支强有力的战斗力量。

把温暖送到百姓家门口

2月5日上午，成都市青白江区攀成钢新小区大院内，几张临时拼凑的桌子上面摆放着新鲜蔬菜和猪肉。价目表挂在醒目的地方，旁边贴着温馨提示："有序排队，间隔1米。"

原来，这是青白江区大弯街道政和社区将"菜篮子"送到了小区住户家门口，4500斤蔬菜和300斤优质猪肉很快销售完毕。"今天买了红油菜、芹菜、蒜苗、青菜头，价格比菜市场的还便宜。"居民陈秀蓉说，"现在是非常时期，我们少出门也就是为疫情防控做贡献了。"居民崔超英说："社区为群众着想，太贴心了。"

政和社区党委书记肖茂涛说："现在是防控疫情的关键时间，为尽量减少市民的外出，社区积极联系上元元盛土地合作社，争取到了合作社直供蔬菜，价格也比较便宜。接下来，社区还将继续开展'菜篮子'送到家活动，为辖区内的小区住户服务。"

疫情防控期间，四川着力抓好"菜篮子"农副产品和居民生活必需品生产，加强物资调配、运输和市场供应，努力保持生产生活平稳有序，一些基层单位还创新工作方式，保障疫情防控需要和人民群众生活需求。

对居家隔离人员，基层党组织更是把温暖送到家。绵阳游仙区新时代文明实践中心按区、镇（街道）、村（社区）三级组建了300余支党员干部志愿者服务队，他们全部下沉村（社区），深入开展以"送口罩、送温度计、送防控知识、送代购居家观察短缺物品，若需就诊还专车接送"为主要服务内容的"5+1"志愿服务，上门为隔离在家人员、行动不便老人、独居老人等特殊群体提供服务，解除了他们生活上的后顾之忧。

疫情当前，为了让隔离户安心隔离，眉山市仁寿县各基层党组织充分发挥党员先锋模范作用，因地制宜，组织党员干部为隔离观察户排忧解困。仁寿县龙正镇净土村村民杜秋明没想到，居家隔离期间还能把地里的菜卖出去。他从湖北返乡后即自觉隔离，他家地里的青菜成熟了却无法收割。了解到这一情况后，镇村党员先锋队主动到杜秋明的菜地，帮助他收割青菜，并运送到收购厂家，解决了他家的实际困难。

为缓解长时间待在家里的焦躁情绪，2月3日，成都市龙泉驿区崇德社区开通了社区小广播，每天为居民提供社情播报和文艺节目。社区党委书记曾明秀说："用社区小广播的形式，能够为居民打开交流的窗口，让大家感受到社区同我们在一起。"

2月6日，四川省心理援助热线"96111"正式启动运行，该热线24小时开通，由四川省精神医学中心、四川省人民医院心身医学中心相关人员负责值守。同时，全省18个市（州）57条心理援助热线也全力为群众提供服务。

强化多重防控工作机制

56岁的赵永年，是绵阳市梓潼县文昌镇长林村村民，之前在新疆打工，随着年龄增长，他有了在家乡务工的想法。正巧梓潼县人社局、梓潼农民工服务中心与该县部分企业主动服务，为返乡农民工送务工岗位，宣讲防疫知识，鼓励他们就近就地工作。在充分了解家乡就业的优惠政策和企业情况后，赵永年决定留在家乡，选了一个离家近、适合自己的岗位。

当前是新冠肺炎疫情防控的关键时期，又迎来农民工外出务工的高峰。梓潼县虽然暂停了农民工专车和大型就业现场招聘活动，但是通过QQ群、四川公共招聘网、"绵阳就业"微信公众号等网络平台，收集企业岗位需求3500余个，点对点发送梓潼县30余家企业的2000余条用工信息，引导返乡农民工线上求职就业，确保疫情结束后及时满足复工企业稳岗和农民工就近就地就业需求。

梓潼县人力资源和社会保障局局长安显奎说："由于人员流动会增加病毒传播风险，我们鼓励农民工就近就业。这样既能挣钱又能照顾家庭，同时也为经济社会发展做出自己的贡献。"

"疫情形势依然严峻，但只有保障好经济社会平稳运行，疫情防控才能更顺畅，抗击疫情的战斗力才会更持久。"四川省经济和信息化厅副厅长、新闻发言人顾红松2月5日接受采访时说，在当前的特殊形势下，统筹抓好各类生产企业安全科学复工复产，不但关乎眼前，而且关乎长远。

当前，四川全省疫情防控重要物资生产企业已全面复工复产，粮油肉奶等生活必需品生产企业以及重点项目和涉及国计民生企业也正积极复工复产。全省各地正按照统一部署，采取积极措施，在保障员工健康安全的前提下，分类施策，灵活安排，有序复工复产。

2月6日，四川省发改委下发通知，要求切实加强项目远程审批服务，确保疫情防控期间全省审批制、核准制、备案制投资项目通过在线平台实行"不见面"网上审批、"政务专递"送达，全力保障投资项目申报、受理、审批和前期工作稳妥有序开展。

除了网上办公，一些企业也必须集中办公。顾红松说，疫情防控特殊时期，制订完善防疫方案和举措是复工的第一道安全关卡。

成都市锦江区牛市口街道对企业进行全面摸排，在对辖区 3019 家企业开展"地毯式"排查的基础上，强化多重防控工作机制。实行街道对口物业、督促物业联系企业引导企业的工作模式，形成街道监督、物业引导、企业落实的防控机制，确保企业内部管理到位、防护措施到位、员工排查到位。

"我们注重引导企业采取灵活办公、轮岗制等方式保持正常生产经营，引导企业成立疫情应对小组，注重疫情信息采集报备、防护物资的准备，普及工作区域防护知识等，切实提高企业防疫意识和参与社会群防群控的自觉性。"牛市口街道相关负责人说。

（载于 2020 年 2 月 18 日《光明日报》，记者：李晓东、周洪双）

党员带头　依靠群众　齐抓齐防

四川打好城乡一体防疫战

"请扫码！"在四川省成都市高新区桂溪街道，居民张秀云用手机扫描小区门口的二维码，在线填报信息后，便获得电子通行证。目前，成都高新区打造的互联网便民平台，具备居民申报、企业复工备案和居家观察人员健康信息报送等功能，实现了高效便捷的疫情防控管理。

这只是四川织密疫情防控网的具体措施之一。目前，四川已形成依法防治、联防联控、科学防治的疫情防控格局，通过早发现、早隔离、早治疗，达到了防输入、防扩散、防输出的效果。

　　在城市，四川对重点区域进行严密监测，大力发动基层组织、团体和志愿队伍，把防控工作落实到每家每户：泸州市推动网格管控全覆盖，社区网格员每日报送防控动态；广元市改进街道办事流程，从社区发现问题上报到有关部门到现场处置，时间缩短至半小时……

　　在疫情防控中，与城市相比，四川农村地区由于地广人稀、医疗条件较弱，成为防控的难点和重点。"要更加重视农村地区疫情防控，充分发挥基层党组织战斗堡垒作用和党员先锋模范作用。"四川省委主要负责人指出，只有构筑群防群控严密防线，切实守好每一道关口，才能打赢农村地区疫情防控阻击战。

　　"乡亲们，守在家里，过了这一阵再外出聚会嘛！"在北川羌族自治县永昌镇，镇村党员干部组成 20 多支疫情防控宣传队，将注意事项等编成通俗易懂、朗朗上口的金钱板、顺口溜，骑着摩托车，走村串户、串巷进街，用车载广播向村民宣传防控。"山区大家住得分散，有些地方汽车去不了，所以骑摩托车去，确保不漏一户、不漏一人。"永昌镇古楼村党员志愿者邓洪元说。

　　目前，四川以村为单位实施地毯式排查，共设置 1873 个流动卫生检疫站。为解决农村医疗条件薄弱的问题，四川成立城乡基层疫情防控专班，通过分级实施和线上线下相结合的培训方式，完成了对乡镇卫生院以及乡村医生的全员知识培训。四川农村无论是村头路口还是田间地头，都活跃着一支支疫情防控队伍。依靠党的基层组织，广大农村抗击疫情的人民战争已经打响。

　　"请停车熄火。""请出示身份证，进行检查登记。"处于川陕接合部的广元市朝天区，初春室外气温在零摄氏度以下，七盘关公安检查站民警李春良在寒风中对过往车辆信息和人员进行核查核实。他告诉记者，七盘关是进出四川的重要关口，这里平均每天检查人员 1000 人以上、车辆 500 多台次。"我站好岗，就是给这场防疫战立功。"

　　四川是人口大省，外出务工农民人数达 2500 万左右，春节前后，人员流动压力骤然增加。为做好人口流动中的疫情防控，四川在交通要道设立防控点，对所有来往人员进行检查登记，从源头遏制住疫情向农村地区的输入和扩散。"全面摸排返乡人员情况，强化交通卡口体温监测。"四川省卫健委副主任宋世贵表示，通过做好国省干线、客运码头、高速路口与服务区等关键地段的体温监测，四川利用大数据和网格化管理手段，实现了对潜在传染源的精准摸排。

"刚种了4亩大头菜，纯收入5000余元没问题！"暖阳下，四川广元剑阁县梨垭村村民洪光生在田头算着初春的收入。按照疫情防控要求，县里鼓励农村地区在做好疫情防控工作的前提下开展春耕生产。城乡一体齐抓共管，四川打赢防疫阻击战信心满满。目前全省已全面开启春耕备战，重要企业也已有序复工复产。

（载于2020年2月15日《人民日报》，记者：林治波、张文）

让党旗在防控疫情斗争第一线高高飘扬

生命重于泰山。疫情就是命令，防控就是责任。新型冠状病毒肺炎疫情发生以来，习近平总书记高度重视，作出一系列重要指示，多次主持召开会议，对疫情防控工作进行研究部署，提出明确要求。1月27日，习近平总书记再次作出重要指示，强调各级党委（党组）、各级领导班子和领导干部、基层党组织和广大党员要不忘初心、牢记使命，挺身而出、英勇奋斗、扎实工作，团结带领广大人民群众坚定不移把党中央决策部署落到实处，坚决打赢疫情防控阻击战。近日，中共中央印发《关于加强党的领导、为打赢疫情防控阻击战提供坚强政治保证的通知》（以下简称《通知》），向全党发出加强党的领导、为打赢疫情防控阻击战提供坚强政治保证的号令，对坚决贯彻落实习近平总书记重要指示精神作出重要部署。

习近平总书记的重要讲话和重要指示以及中共中央《通知》精神，既是动员令，也是宣言书，更是军令状。疫情发生以来，省委、省政府紧急动员、快速响应，积极应对、周密安排，各项防控工作正在有力有序推进。打赢疫情防控阻击战，全省各级党组织和广大党员干部要落实中共中央《通知》统一部署，切实把思想和行动统一到习近平总书记重要指示精神上来，认清肩负的责任使命，牢记人民利益高于一切，全面贯彻坚定信心、同舟共济、科学防治、精准施策的要求，让党旗在防控疫情斗争第一线高高飘扬。

让党旗在防控疫情斗争第一线高高飘扬，各级党委要科学判断形势、精准把握疫情，统一领导、统一指挥、统一行动。各级党组织领导班子和领导干部特别是主要负责同志要率先垂范，坚守岗位、靠前指挥、科学防治、精准施策，深入防控疫情第一线，及时发声指导，及时掌握疫情，及时采取行动，一级带着一级干，层层落实责任，切实维护人民群众身体健康和生命安全，做到守土有责、守土担责、守土尽责。

让党旗在防控疫情斗争第一线高高飘扬，就是要充分发挥基层党组织战斗堡垒作用和共产党员先锋模范作用，发扬不畏艰险、无私奉献的精神，坚定站在疫情防控第一线，做到哪里任务险重，哪里就有党组织坚强有力的工作，哪里就有党员当先锋做表率。要广泛组织基层党组织和党员落实联防联控措施，构筑群防群治抵御疫情的严密防线。

让党旗在防控疫情斗争第一线高高飘扬，就是要把党的政治优势、组织优势、密切联系群众优势转化为疫情防控的强大政治优势，攻克防控难关。要通过多种渠道做好防疫物资储备，加大市场供应力度，努力满足人民群众需要，尤其要优先保障一线医务人员需求。要加强宣传引导，及时回应社会关切，及时解疑释惑，及时辟清谣言，为科学防控、有序防控创造良好环境。

与人民同呼吸共命运心连心，永远是党的初心使命。全省各级党组织和广大党员干部要切实增强"四个意识"、坚定"四个自信"、做到"两个维护"，坚决把疫情防控工作作为当前压倒一切的重要任务来抓，以更加坚强的意志、更加严密的措施、更加有力的行动，紧紧依靠人民群众坚决打赢疫情防控阻击战。

（载于 2020 年 1 月 29 日《四川日报》，作者：《四川日报》评论员）

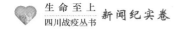
依靠群众打赢疫情防控阻击战

连日来，习近平总书记对新型冠状病毒肺炎疫情防控工作作出一系列重要指示和部署，强调要维护人民的利益、重视人民的力量。省委把疫情防控工作作为当前最重要的工作来抓，一环紧扣一环、密集作出部署，全省上下高度重视、迅速行动，动员全省人民群众，形成了联防联控、群防群控、依法防控、科学防控的防控格局。

在这场没有硝烟的战争中，人民群众是疫情防控的主体，也是疫情防控的最强大力量。四川是人口大省，人口流动性强，疫情防控形势严峻。打赢疫情防控阻击战，各级党组织和广大党员干部必须把人民群众生命安全和身体健康放在第一位，更加广泛动员群众、组织群众、凝聚群众，紧紧依靠人民群众，筑起疫情防控最坚固的防线。

打赢疫情防控阻击战，必须紧紧依靠人民群众的参与和支持。在横向到边、纵向到底的疫情防控体系里，我们每个人都是其中的一分子，任何一分子的轻忽都可能会对防疫造成不可估量的损失。要引导群众认识疫情的重要性，掌握科学预防方法，提高公民个人和家庭防控能力，自觉落实公共卫生事件I级应急响应要求，少外出、少聚集；对生病群众，要让他们主动配合、积极治疗，为疫情防控做贡献。只有每个人将应尽职责做好做实，将防范病毒传播的各项举措落于实处，才能切断病毒传播路径，为人民健康铸造坚实的"隔离墙"。

打赢疫情防控阻击战，必须充分发动群众，从人民群众中汲取强大力量。农村、社区和家庭是当前防控的重点。在前期工作中，我省以及其他地方已形成了一些发动群众防控的经验，要大力学习推广，把区域治理、部门治理、行业治理、基层治理、单位治理有机结合起来，保证力量下沉到位、宣传引导到位、排查登记到位、服务保障到位。发挥党密切联系群众的优势，善于倾听民声，及时回应民声，快速为群众排忧解难，让党员干部与人民群众融为一体，凝聚共克时艰的精神力量。

疫情面前，人人有责。打赢疫情防控阻击战，每个人都是战士，都需要冲锋在前。全省广大党员干部要团结带领人民群众坚决落实党中央、国务院和省委、省政府决策部署，与人民群众同甘共苦、同舟共济，闯过这道关、迈过这道坎，坚决夺取疫情防控阻击战的胜利！

（载于 2020 年 2 月 1 日《四川日报》，作者：《四川日报》评论员）

我省城乡基层全力以赴落地落实各项防控措施——

守住防控一线　守护一方平安

"农忙回家勤洗手，不串门来不乱走……" 3 月 8 日上午，川北山村，几天前育下的蔬菜苗已冒出绿芽，广元市朝天区明月村的老"知客"马安福的吆喝声又在村头响起。伴随着他的大嗓门，村上党员干部，也开始对全村 18 个网格展开例行检查。

几乎同时，成都城区，街头日渐恢复繁荣。肖家河街道兴蓉社区党员严萍开始新一天的值守，核对人员变化等情况，并将相关情况上报给社区党委副书记贾培杰。每天，兴蓉社区 600 多名防控人员核查的 48 个院落的动态数据，都将汇总到社区。这些防控人员，还将配合辖区内复工复产企业做好防控工作。

疫情就是命令，防控就是责任。我省基层全力以赴落地落实各项防控措施，众志成城，构筑多重防线，守护一方平安。

闻令即动
全省上下与时间赛跑，坚决切断疫情传播通道

"知客"，即招待宾客的人。在川北农村，红白喜事都要请能说会道的"知客"主持。春节前，村上有 6 户人家给马安福打招呼，请他帮忙张罗喜事。

突如其来的新冠肺炎疫情蔓延，为确保人民群众生命安全和身体健康，一场抗击疫情的人民战争、总体战、阻击战全面打响。省委、省政府把疫情防控作为重中之重，迅速部署建立全省"横向到边、纵向到底"的防控体系，一个覆盖 48.6 万平方公里的指挥体系快速建成，相关决策部署第一时间传达到基层。

闻令即动，是与时间赛跑。落实决策部署，基层一线防控人员争分夺秒。

1 月 22 日，疫情防控要求很快传达到明月村。马安福得到消息后，立即联系 6 户人家，劝说其取消了喜宴。随即，他身份一变，成为走村串户的疫情防控宣传员和监督员。

罗英是蒲江县鹤山街道飞龙社区网格员。1 月 24 日，收到社区紧急会议通知，她披上外套就返回岗位。这一天正值大年三十，一样"逆行"的，还有无数的基层工作者。这一天，泸州市 2188 名网格员同时接到疫情防控通知，他们放弃团年饭，走出家门，将疫情防控要求通知到千家万户。

1 月 30 日，阿坝州确诊首例新冠肺炎病例。此前一天凌晨，当患者被发现为疑似病例时，马尔康市公安局接到指令，围绕该病例的一张防控大网已拉开。赶在患者确诊前，其活动轨迹已全面还原，所有密切接触者被查实。当天，所有密切接触者全部进入严密的集中医学隔离观察。2 月 17 日，该病人治愈出院。因为抢先切断了病毒传播渠道，该州没有其他感染者。

闻令即动，是坚守防线。用"钉钉子"精神，"钉"好每一班岗。

1月22日晚，绵阳市涪城区石塘街道南塔路社区党委书记胡丹丹在车里一夜没睡，楼上住的是该社区首例新冠肺炎的密切接触者。这道防线，坚守一个多月，截至目前社区没有出现疫情。

从平武进出九寨沟的车辆，途经白马藏族乡路段，抬眼就能见到路边一面醒目的红旗，迎着山风猎猎起舞。在白马乡"雪域高原党员防控队"的这个交通卡点上，李永鑫和30多名队友已坚守一个多月，为途经的近万人提供服务，并进行劝返。

闻令即动，是精准施策。防疫与复工，两手抓，两手都要硬。

随着我省疫情防控工作取得阶段性成效，服务复工复产企业做好疫情防控，成为基层防控的重要内容。

2月28日，我省首次公布183个县（市、区）疫情分区分级情况，夹江县属于低风险地区。夹江县当即按要求执行"松紧带"防控策略，一手"紧绑"防线，外防输入；一手"松绑"全面恢复生产生活秩序，开通24小时复工复产服务热线。这一天，夹江县索菲亚陶瓷厂行政副总监张平信心满满："厂里的两条生产线马上就将双线齐开。"索菲亚陶瓷厂10多天前复工，因为防疫物资储备不够，生产线只开了一条。夹江相关部门多方协调，为企业复工做好防疫保障。

3月2日，我省公布成都等13个市（州）重点项目复工率达100%。这一天，成都市新都区三河街道卫生院复工复产小分队队长翟洪建照例出门走访企业，做好消毒指导、卫生宣传、健康检查三件事。春节后，新都区制订工作方案，从8个方面加强基层精准防控，助力复工复产。

万众一心
党员群众拧成一股绳，形成群防群治强大合力

南塔路社区在住人口1.21万人，商铺110家，却只有13名社区工作人员，如何迅速形成全覆盖防控线？"动员辖区内所有能动员的力量，让更多人参与进来。"胡丹丹说，社区党员最先调动起来。依靠辖区内4个小区党支部和1个共建党支部，社区组织了65名党员参与小区消毒、知

识宣传、人员排查等工作。更多的志愿者也参与进来，为上门摸排、电话核实补充了人手。

纵观全省，人口 9100 万，春节前后往返省内外的农民工 720 余万人——要"守护好""管得住"如此量级的人口数和流动量，必须进行一场全民总动员，打好一场人民战争。基层，是社会总动员的主战场。集结号吹响，各种社会力量在各基层党组织的带领下，形成群防群治的强大合力。

群防群治，核心是凝聚力。不论是党员干部还是普通群众，他们都迅速汇聚，为使命而来，为责任而来。

在广元，1 月底就已组建 737 支党员突击队。旺苍县万山乡蒙溪村二社的陈加谷今年 65 岁，26 年党龄。他发现村上的移动音箱宣传面太小，于是从 1 月 31 日起，背着音箱，带上干粮，每天走完蒙溪村 7 个组。村里人给他取了个名字——"背篼宣传员"。

在成都，战斗在基层防控一线的党员群众达 47.41 万名。兴蓉社区西巷一号院安排"守门人"时，30 多位居民志愿者报名，他们帮助居家隔离人员买菜、倒垃圾。"能发动这么多人共同参与，党建引领、居民自治，这两条社区治理经验起到决定性作用。"贾培杰说。

在眉山，网格员挨家挨户走访。天没亮，丹棱县张场镇岐山村网格员王超就出门，开始走访全村 265 户家庭。一瓶水、一个口罩、一个体温计，是王超的装备。

"您好，我是'春熙孃孃'……""春熙孃孃"的声音温暖着居民们。从大年三十起，成都市锦江区春熙路街道的"春熙孃孃"就深入到网格内，将防疫知识传达到每家每户。

一个多月来，全省共有 81.3 万名网格员参与布控基层防线，奔波在大街小巷，往来于田间小路。

北川县有近 7000 名党员干部职工与 5 万多户农户结对帮扶，疫情防控期间，又结对帮防疫。陈家坝镇通宝村第一书记兰子银给乡亲们带来抗疫物资，组织防疫宣传。"兰书记带领大家脱贫，说的话大家都信服。"村民付成良说。

保春耕，旺苍县的190多个防疫小分队最近都兼起春耕服务职责。张全兴是旺苍县木门镇青龙村党支部书记，也是当地红白理事会会长。春节前后，他带领的红白理事会变成防疫小分队，这几天又变成春耕服务队，一边持续宣传防控知识，一边指导村民搞好田间管护。

<h2 style="text-align:center">攻坚克难</h2>
<h3 style="text-align:center">线上线下借力新科技，创新服务传递爱与希望</h3>

2月26日，代庞返岗复工，暂别泸州市龙马潭区红星街道龙南社区红星花苑门岗服务工作。红星花苑是个"三无"院落，平时没有门卫，疫情防控期间，社区招募志愿者服务于红星花苑，代庞报名做门岗服务工作。

四川地域辽阔，基层情况错综复杂，还存在类似"三无"院落这样的薄弱地带。在疫情防控中，各地创新方法，借助科技手段，加大对薄弱地带的攻坚克难。

创新方法，"线上＋线下"攻坚克难。"三无"院落没有门卫，尚有围墙，有道门。但散居楼栋连门都没有，怎么办？泸州市出了三招。第一招，划片区。散居楼栋和就近的"三无"院落划为一个片区，打围封闭，由志愿者24小时轮流值守。散居楼栋间距大，怎么办？第二招，建"临时围墙"，装铁门，由志愿者值守，对居民发放"三色"通行证分类管理。复工复产后志愿者陆续返岗，值守人员减少又怎么办？第三招，云监控助力巡防。叙永县将城区划分为85个网格共设114个卡口，每个卡口安装摄像头。巡防人员随时在手机上监控各个卡口，居民扫码验证进出。

兴蓉社区也实现"扫码进门"。每个小区门口都贴上二维码，居民扫码生成一张有居民基本信息的电子出入证。依靠这套系统，一名工作人员可完成一个小区的信息采集、动态更新，大大节约了工作量，还衍生出企业复工备案和员工健康管理等多个应用。

借助科技手段，"大数据""智能化""5G"应用助力攻坚克难。

3月3日，成都国际铁路港，龙门架来回穿梭，集装箱整装待发，往日的生机与活力已恢复。活力之下，防疫更是攻坚战，成都市青白江区

"请来"大数据帮忙。基于大数据、移动互联及可视化技术,成都本土科技企业"创意信息"开发的大数据应用场景——"战疫一张图"落地青白江。辖区内疫情发展情况及分析,以及全区车辆、人口流动等即时信息在电子大屏上不停滚动,为当地防疫和发展提供信息支撑。

在德阳,智能城市系统在部分小区运用,实施了无接触防控。系统通过人脸摄像技术等自动检测进出人员,通过温度感应功能自动测量体温。一旦发现体温异常,系统就将自动报警。

在绵阳科创园区,警察通过 5G 无人机参与街头防控,及时发现人群聚集、扎堆等异常情况。

攻坚克难,是点点滴滴的细致、暖心服务。阿坝县甲尔多卫生防疫卡点海拔 3600 米,地处四川、青海、甘肃三省交界点。民警共波易云和同事们守在这里,为南来北往的车辆和人员登记、消毒、测体温时,都会送上一句问候,递上一杯热水。

近几天,泸县城东小学 987 名学生在家里陆续收到新学期课本。"前段时间,孩子上网课没有教材,读书写作业都用手机,眼睛容易疲劳。学校想得周到,将孩子们的课本寄到家里来。"家长们说。

(载于 2020 年 3 月 9 日《四川日报》,记者:邓嗣华、祖明远、吴忧、程文雯、魏冯、燕巧)

记者探访抗击疫情封闭式管理村——

生活如常人心稳　云开月明应有时

2 月 2 日晚,德阳市旌阳区黄许镇宏山村开始实行封闭式管理,减少新冠肺炎疫情期的人员流动。

10 余天过去了,作为全市先期封闭式管理的村庄,目前宏山村的村民生活状况如何？村民怎么看待新冠肺炎疫情？村里又是如何防控疫情的？

2月12日，记者随同旌阳区疾控中心进村指导防控的专家走进宏山村实地探访。

另一种"热闹"在上演

2月12日上午10时许，宏山村村委会，一种并非人来人往的"热闹"在这里上演。

宣传疫情防控知识的喇叭声此起彼伏；广场正中摆着的一排肉、蛋、米、面、粮油、蔬菜、瓜果，它们将被村组干部和志愿者送到村民家中；不时有一两个组的组长前来领取消毒液等防控物资；村民在微信群里正畅聊着疫情防控和家长里短……

没有人来人往、没有三五成群、没有麻将茶社、没有串门聊天，一切都显得有条不紊、井然有序。

"要注意厕所和公共地方，还有闭塞的房屋，由里到外边退边消毒，还有门把手和一些不易引起注意的地方要加强消毒……"

看到62岁的村民廖继昌背着喷雾器四处消毒，旌阳区疾控中心的防疫专家卿伟上前指导。

廖继昌负责村委会范围方圆500米的消毒工作。"我每天都要消几次，专家来指导后收获不少，明白了哪些是重点区域，一定把毒继续消好。"

"除了发热病人按流行病观察程序汇报外，还要密切关注每一个前来问诊的村民。一有异常立即报告，要做好村民的心理疏导，也要做好自己的防护……"

在村里的诊所，镇卫生院派来的两名医务人员正在给一个村民拿药，旌阳区疾控中心的流行病学调查专家黄毓泓走进去叮嘱一番。

生活一样也不一样

上午11时许，村民廖金凤家里开始腊味飘香。

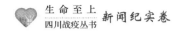

"今天煮了一点腊鸡和腊肉，再炒两个小菜。"廖金凤一边打理蔬菜，一边和记者聊起天来。

"有藕，有莴笋，还有肉，这些菜是昨天晚上订的，村干部今天一早就送到家门口了。不用出村子，吃的穿的都不愁，生活如往常一样。"

早上7点起来在房前屋后和家里消消毒、做早饭；上午打扫卫生、看看电视；下午洗洗衣服，闷了就去村里人少的地方转转，也可以和邻居隔空聊聊天。"作为家庭妇女，没发生疫情前也是这样过的，和以前没啥两样。"

廖金凤说，疫情来袭，生活也有不一样的地方，那就是每天都会关注疫情的各种新闻，更加注重卫生习惯。

"说实在的，我以前没有这么多地关注新闻，还是希望它（疫情）快点过去，也相信国家会战胜它，到时我就可以到城里去逛逛。说不想出门是假的，但现在大家都明白，最好少出门、不出门，这对自己、对家人、对大家都好。"

廖金凤生活中的另一个不一样是向自己的亲戚朋友辟谣。

"我们村里是确诊了三个感染者，镇上、村上按国家规定进行了严格防控。该集中隔离的都隔离了，该居家隔离的也在隔离。可有人以讹传讹说死了人，我就给打电话的人说，宏山村没有你说的那么恐怖，这里和城里的很多小区一样，只是封闭管理而已，不要相信谣言，更不要继续传谣。"

集中隔离的人回来了

中午12时许，几个集中隔离期满的村民由镇干部统一接到了村委会，等候多时的黄许镇党委书记魏世光老远就和大家打起招呼来："回来就好，虽然集中隔离期满了，但为了全村好，为了你们家人好，请大家再自行居家隔离14天。生活中有什么需要随时向镇、村干部说，我们一定为大家服好务。"

50余岁的舒某某告诉记者，集中隔离点什么都有，一日三餐有保障，两荤两素搭配有营养，感谢党和政府考虑得周到。

"想吃水果了也会有人帮你买，我们集中隔离的村民建了一个群，无聊的时候可以摆摆龙门阵。"作为不到30岁的年轻人，邓某某称，集中隔离并没有他想象中那么孤单，而且他还是主动要求集中隔离的。"我担心与感染者有过接触会传给家人，集中隔离后反而更宽心了，一下子就没了心理负担。"

这些集中隔离期满的村民中有一个特别的人，来自河北的韩某某是腊月二十八从河北到宏山村陪外公过年的。"到四川不久，全国各地疫情形势开始严峻起来，刚打算回河北就赶上宏山村封闭式管理，然后又配合相关部门集中隔离。"韩某某称，通过集中隔离，她感觉到德阳政府部门挺给力，"市、区、镇、村防控很全面、很迅速，对集中隔离的人照顾很周到，让我一个外乡的弱女子感觉很温暖。"

干群关系更加紧密

"喂，先不要着急，你缺什么就给村干部说，第二天就能送过来……"

中午12点半左右，身处隔离带内的宏山村党支部书记赖显兴正在和一位集中隔离期满回到家居家隔离的村民通话。

2月4日起，宏山的防控举措升级，对前期可能与被确诊对象有过接触（非密切接触）者一律实施居家隔离。

包括赖显兴在内的宏山村5名村干部由于前期开展入户摸排都和确诊者有过接触（非密切接触），他们也属于被"居家隔离"的对象。

本可以休息的5名干部主动请战，一致要求不回家，在村委会办公室前拉起一条警戒线作为隔离带，每人一间房子，一边隔离一边办公，过起了吃盒饭、睡地铺、24小时零接触线上指挥防控的日子。

看到村干部一边隔离一边办公，村上没有被居家隔离的党员、退伍军人和群众都站出来了，他们变成了村干部伸出的臂膀。在隔离警戒线外，双方通过大声呼喊协商工作。

"防控疫情让我们的干群关系空前团结，没有干部不出力的，没有群

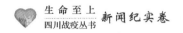
众不支持的。我想告诉外界的是，宏山村虽然实行了封闭式管理，但防控疫情的战斗力特强，大家团结更加紧密了，疫情过后一定会发展得更好。"

于2月3日临危受命出任黄许镇宏山村第一书记的叶洪清对干群关系紧密深有同感："以前镇村干部的安排有时会出现不理解的声音，但这次空前团结、步调一致。该隔离的隔离，该出力的出力。目前村民们生活有保障、各种物资较充足，村民情绪稳定。"

干部群众团结一致，有让叶洪清工作顺心的时候，但也有让他感到为难的事："由于外界的谣传和偏见，现在村里种植、养殖大户的花菜、番茄、家禽等农副产品无人问津。全镇内部消化有限，眼看着有些菜就要烂到地里了，希望通过媒体呼吁采购商们和商场、超市与村里联系，达到多种渠道销售。"

（载于2020年2月14日《德阳晚报》，记者：叶斌）

海拔2439米　他们在风雪中守卫雅安南大门

2月8日（正月十五元宵节）晚8点，在海拔2439米的石棉县栗子坪彝族乡孟获城疫情防控卡点，气温已经降至-3℃。距卡点直线距离不足千米，便是凉山州冕宁县地界。

栗子坪乡地处雅安最南端，也被称为雅安南大门。

"气温都在0℃以下，凌晨两三点甚至达到-7℃到-8℃。"从1月25日开始设立卡点以来，由卫生、公安、路政等部门工作人员以及乡干部和当地民兵组成的工作组，在卡点开展排查工作，如今已经坚守了近360个小时……

风雪中的坚守

栗子坪乡卫生院院长姜睿锟是甘孜州泸定县人，刚刚结婚不久，妻子是石棉县永和乡卫生院的一名护士。1 月 21 日，姜睿锟准备携新婚妻子回泸定过春节，临行前，却收到战备值班的命令。

在栗子坪乡卫生院的 14 名医护人员中，90％以上都来自外地。如果不是遇到新型冠状病毒肺炎疫情，那么他们此时都回老家过年了。

防疫工作开始后，栗子坪乡成了雅安南大门的最前沿。全乡面积 525 平方公里，隔离观察人员分布很广，每天要进行两次体温测量，全乡还设有两个疫情排查卡点，工作任务繁重，医护人员严重不足。县卫健系统迅速从全县抽调 5 名医护人员，支援栗子坪乡卫生院。

来自甘肃陇南的董金环到石棉工作已经两年，一直在石棉县新民乡卫生院工作，两年没回老家了。"来到卡点后，再没有离开过。"董金环说。

站在卡点，凛冽的寒风呼呼地吹着。

卡点外面是两间车厢式的板房，里面有两个电炉。没有车辆通过时，部分值守工作人员可以回屋休息。公路靠山的位置是民警值勤点，当天值班的是民警何骏和辅警赵翔、乌尼木甲。

趁着空闲，赵翔和乌尼木甲一边活动身体，一边用围巾把脸捂起来，只露出双眼。

"原计划大年初二回老家过年，提前就预订好了车票。"来自西昌的何骏是石棉县公安局一名刑警，"接到卡点值守通知后，我把票退了，来到了这里。"

联防联守共防疫

在孟获城疫情防控卡点，医护人员 12 小时倒一个班，姜睿锟是 8 日早上 8 点 30 分下班。

当天下午 3 点，姜睿锟又带着护士祝阿呷等一行 6 人来到孟获村 4 组，

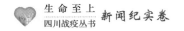

为居家观察人员测量体温。

孟获村 900 多人，4 组外来人员有 6 人。

"36.4℃，今天体温正常，明天早上再测一次，如果正常，就可以解除隔离观察了。"姜睿锟给孟获村 4 组务工归来人员谢芳测完体温后，再三叮嘱她及家人，一定要做好居家隔离工作。

"谢谢你们！"得知自己即将解除隔离观察，谢芳有些兴奋。

谢芳家离国道 108 线大约 500 米，村民已经自发在村口搭建了帐篷，组成了疫情防控排查点，所有外来人员都要进行严格登记和体温测量。

白天，喇叭一直在不停地进行防治知识和健康教育广播。"通过电视、广播，我们了解了不少新冠肺炎的知识，医护人员为了大家健康，冰天雪地到处跑，辛苦了。"谢芳的父亲谢拉合子说。

从 1 月 25 日开始，孟获村成立了疫情联防小组，全村实施疫情防控网格化管理，村组干部都是"网格员"。村委会主任沈永学介绍，孟获村还抽调了 6 名民兵骨干在孟获城疫情防控卡点值守，与公安、路政、卫生等部门工作人员及乡干部一起进行联防联守，共同开展卡点排查工作。

下午 4 点，从孟获村 4 组出来，祝阿呷和另外 4 名同事一起向栗子坪乡西充村奔去。天黑前，他们将对西充村所有居家隔离人员进行当天第二次的体温测量……

一碗汤圆是最温暖的礼物

34℃，34℃，33℃……

下午 5 点 50 分，卡点值班的医护人员任晋册连续用体温枪测量了几次，测量的温度一直低于人体的正常值。

下午 4 点开始，孟获城上空飘起了大雪，体温枪也开始罢工。每遇体温枪罢工，任晋册便将体温枪放在怀中焐热，过往的人少时，他也会回到板房，让体温枪"烤烤火"。

在卡点，任晋册一直在板房外忙碌着，董金环在屋内做登记。虽然卫生院女同志多，但姜睿锟在安排时，尽量安排一男一女搭配值班。"晚上外面很冷，尽量让女同志不出去。"姜睿锟说，他希望尽自己努力，让大家得到更好的照顾。

晚 7 点，天色暗了下来，路面已经开始结冰。何骏一个人站在值勤点注视着远方。警车内，赵翔和乌尼木甲利用短暂的时间抓紧休息。虽然每个人按照 4 小时轮班，但实际上，何骏最少要在岗 8 个小时。

"感觉不舒服就提前吃点药，这段时间大家运气都还比较好。"何骏说，无论如何都要守好雅安的南大门，绝不能让一名新冠肺炎患者从此通过。

"来，来，来……大家来吃汤圆了！"晚上 8 点，何骏接过一碗汤圆，一股暖流流向全身。"今天是元宵节，市卫健委、县卫健局特地给大家送来了汤圆。"姜睿锟说，这是他们元宵节收到的最温暖的礼物。

晚上 8 时 30 分，拖乌山下，一辆大卡车缓缓向卡点驶来，车身周围腾起浓浓的白雾。寒风中，孟获城疫情防控卡点上的党旗迎风招展，发出沙沙声响……

（载于 2020 年 2 月 10 日《雅安日报》，记者：周代庆、韩毅）

村里"大喇叭"响起来
——防疫宣传、农技培训两不误

"各位村民注意，目前正是新型冠状病毒肺炎疫情防控的关键时期，请大家尽量待在家中，不要外出串门聚会……同时，农业生产是根本，大家可以利用在家这段时间，及早考虑安排今年的农业生产。"1 月 30 日下午，资阳市雁江区丰裕镇共和村的"大喇叭"响起，村干部将疫情防控科普知识和农业生产技能不间断地传达到村组各个角落。

"在疫情防控宣传中，'大喇叭'发挥了重要的作用。"丰裕镇组织委员赵琼慧告诉记者，目前"大喇叭"已成了乡村宣传的重要载体，除了不

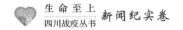
间断发布疫情防控相关信息外，还利用村民们都没外出的时机，积极向他们传授油菜田间管理、柑橘树管理等农业生产技能方面的内容。

共和村 8 组村民魏鼎生在辽宁大连打工，年前返乡过年，如今因疫情不能外出，他希望可以通过"大喇叭"学到一些农业知识。"短时期内可能不会外出务工，家里种有果树，平时打工也接触不到农业知识，趁这段时间可以学习下，帮助家里发展好农业经济。"魏鼎生说，此外，每天听到政府宣传疫情防控知识，自己对抗击病毒也更有信心了。

"在农村，'大喇叭'是村民了解国家政策信息的重要渠道，尤其是年龄大些的村民比较喜欢听。"种有 100 多棵柑橘树的村民张明华告诉记者，这两天在家里没什么事做，正好学习果树管理技术，等恢复生产后，心里就没那么慌了。

据了解，目前，丰裕镇一共有 260 个大喇叭，每天上午 9 点到 12 点、下午 3 点到 6 点向村民进行知识宣传。

（载于 2020 年 2 月 2 日《资阳日报》，记者：韩成玺）

为做好摸排工作，6 天时间共敲了 528 扇门，这项工作还在继续——

敲门登记　彝族小伙敲肿了手指

2 月 2 日 17 点，记者来到自贡市高新区学苑街泉井社区凤凰明珠小区采访时，差点吃了"闭门羹"。"您是哪个单元楼的？有什么事？"面对陌生面孔，一名身着迷彩服、戴着口罩的年轻男子和一名安保人员一道拦住了记者，进行详细询问登记。

这名年轻男子叫冉拉阿龙，是位彝族小伙。1 月 26 日下午，在农工党自贡市委工作的冉拉阿龙接到市委组织部通知，作为市委选派的 210 名青年党员突击队员之一，前往基层帮扶开展新型冠状病毒肺炎疫情防控工作。"当时的感受是'不幸'与'有幸'。"冉拉阿龙说道,"不幸"是因为内心对疫情有天然恐惧,特别是因为家里有老人和小孩的情况下,挺害怕自己接触了高危人群;"有幸"是因为自己是共产党员,在这个共同的"敌人"面前,我能在防疫战场彰显属于"我辈"的风采。

"砰砰砰……"在凤凰明珠小区1栋连续敲门好几分钟之后,一位70多岁的大爷警惕地打开房门。冉拉阿龙仔细询问老人家中人员情况,并将疫情防控的温馨提示告诉老人,叮嘱他少出门、多通风、勤洗手。"从1月27日到2月1日,总共敲了528扇门,实际敲开257扇,登记排查530人。"冉拉阿龙在日记《我们的"战疫"》中这样写道,"到今天,第七天了,我们还在继续摸排。"跟随冉拉阿龙在单元楼道敲门时,记者注意到,因为敲门太频繁,他的左手中指指背已经敲破了皮,变得红肿,这一次他换成了用手掌拍门。一同参与疫情防控的战友向他开玩笑说,"天天这样用力敲打,小心别人叫我们赔门。"

凤凰明珠小区属于安置房,入住率、人数底数不清是前期疫情宣传摸排工作面临的最大问题,冉拉阿龙及时提出建议,向物业公司要来交房、交水费和开通天然气的数据,通过剔除"僵尸"数据,缩小了排查范围。同时发动群众、依靠群众作为信息员,进行有针对性的核实摸排宣传。"这样的效果非常好,让我深深地体会到统战思维在基层工作中的法宝作用。"

其他一同参与社区防控的"战友"下班后,冉拉阿龙回到社区办公室,用手机备忘录记录着一天的工作,他说这是一段值得记录的经历。同时他笑着说,他妻子是位护士,这段时间也投身防疫一线加班加点,要等到妻子的电话开车接她回家。临出发前,他拿出衣兜里的自制酒精喷雾器全身喷了一遍,然后取掉一次性手套放进专用垃圾桶,还嘱咐记者一定要做好个人防护。他最后要求记者写上他最深的感受——"每一名在疫情防控工作中坚决逆行的人,都很了不起。每一位安心在家待着的群众,也都值得点赞。只要大家在党和政府的科学指挥下,各司其职、团结一心,我们就一定会打赢这场战疫"。

(载于2020年2月3日《自贡日报》,记者:陈凡逸)

纸短情长

—— 一封感谢信背后的故事

一面锦旗，一封感谢信，诉说着疫情防控工作中的居民与疫情防控一线工作人员、志愿者之间的暖心经历。

"你们化身保姆团，不厌其烦给我们解答疑问；你们提水、买药、拿包裹、爬高楼给我们清理垃圾。你们辛苦了！我代表 200 户居民向各位抗击疫情一线的英雄表示衷心的感谢！"

2 月 20 日，攀枝花市东区东华街道阳城社区收到了一份特别的礼物，金海世纪城小区居民们送来了一面写有"抗击疫情在一线无畏风险为居民"的锦旗和一封感谢信，鲜红的锦旗、诚挚的感谢信，让社区工作人员倍感温暖。

这封感谢信字数不多，但饱含深情。感谢信在街道工作群中传阅，许多干部职工都眼含热泪，这不仅仅是居民群众对大家夜以继日、加班加点工作的肯定，更彰显了万众一心阻击疫情的决心。

该小区一楼栋，因防疫工作需要被观察隔离管理半个月。这期间，一大批"逆行者"站了出来，他们中有医生、警察、志愿者，他们舍小家、为大家，真情服务被观察隔离楼栋内的居民。阳城社区金海世纪城小区党支部，在第一时间招募了一批党员志愿者，他们中大部分人是已经退休的老党员，原本可以安心在家享受退休生活，却选择冲在防疫第一线，在居民楼前 24 小时轮班值守，帮助被观察隔离居民们打水、代买食品和药品、拿包裹等，让居民生活有保障，能够安心居家观察隔离。

"2 月 1 日上午，我在单位忽然看到微信群里的通知，从这天开始到 2 月 14 日，整栋楼 200 来户居民都将被隔离在楼栋里不能出去。太突然了，每个人都有疑问和不安。"家住金海世纪城的陈女士说，大家迅速建立了业主群，同时进群的还有社区工作人员、心理医生、人民警察、物业人员、志愿者等。针对居民们的种种疑问、意见和要求，工作人员们积极协调、及时处理、及时回应，让大家的情绪从最初的焦虑、恐慌逐渐变得平静。

半个月的时间，一群无私奉献的人，以自己的艰辛付出和百倍努力，保障被观察隔离居民的正常生活，传递了温暖的人间真情。家住金海世纪城的王先生说："有天洗澡受凉，我有点小感冒。为了防止意外，医务人员上门为我做了身体检查。他们不辞辛劳，为我们保驾护航，对我们的关心，我们全家人都记在心里。"陈女士说："解封的那两天，业主们都在群里感慨：我们这次能顺利渡过难关，不仅要感谢市委、市政府的坚强领导和有力措施，还要感谢为我们服务的每一个人，因此，业主们共同提议写了这封感谢信。"

阳城社区党委书记黄小华说："在楼栋实施观察隔离管理后，我们首先是考虑居民的生活物资和后勤保障问题，情绪疏导安抚，各种疑问的解答，楼里居民具体人数、特殊需求、特殊情况的处理问题，楼栋24小时值守人员安排和日常服务等问题。最初居民有不理解，有焦虑，对我们有质疑，今天送来感谢信，我很感动，也很意外！感谢他们的理解、支持和配合，也感谢各个部门和我们并肩作战、共同努力！"

（载于2020年2月21日《攀枝花日报》，冯明仕、汪艳，记者：胡波）

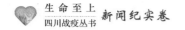
聚焦疫情防控和经济社会发展两场硬仗，四川新闻人全力出击——

守正创新　传递战疫正能量

2月29日下午，阳光洒在武汉洪山区光谷青年城，"雨衣妹妹"正在门店里拿着刀削土豆皮。20公里外的武汉紫荆医院，当晚需要90盒盒饭。前来采访的《四川日报》记者杨树没有过多打扰她，在一旁安静地记录着。

此时，十几公里外的武汉市蔡甸区，《成都商报》记者王勤已穿好防护服，准备进入四川第六批援助湖北医疗队的工作场地。

同一时间，距离杨树和王勤1100多公里远的成都，"川报观察"当天的值班负责人李旭正在处理记者的大量来稿，并协调前方采访部门和后方编辑、视频、美编等部门的相关工作。

与白衣天使及广大群众并肩作战，四川新闻人全力出击，聚焦打赢疫情防控和经济社会发展两场硬仗，用精彩的全媒体报道，不断传递强信心暖人心聚民心的正能量。

主动出击
新闻人备战在疫情防控第一线

"我想到新闻的暴风眼中去。"大年三十，武汉封城的消息传遍世界的时候，封面传媒记者刁明康作出决定，"放弃休假，请求'逆行'武汉上前线"。获得批准后，刁明康当天就启程了。

《直击高危隔离病房，医生上班4小时须轮换》《武汉封城记：一家4口的隔离生活与15家医院的求助》《直击首批"逆行武汉"川籍医疗专家的首日上岗》……到2月28日，刁明康已在武汉坚守35天，发回报道和直播超过 40 条。

像刁明康一样,疫情防控期间已有 10 多名四川新闻人前往湖北。中国新闻社四川分社记者安源,正月初三"逆行"武汉。前往武汉前的大年三十这一天,安源穿着防护服进入成都市公共卫生临床医疗中心,近距离拍摄患者救治现场,发出《大年三十　探访成都新型肺炎隔离病区》的图文报道,让人们了解到成都定点收治医院的情况。在武汉期间,他多次前往隔离点、雷神山医院、方舱医院等地,发出图片 350 余幅,其他稿件 50 余篇。

四川疫情防控形势同样严峻,新闻人纷纷写下请战书,要到战疫一线报道,鼓士气扬斗志。央视四川站记者庞丁放弃休假,从春节前开始主动值班近 1 个月,时刻紧盯疫情的各类报道和进展,先后发回各类稿件超过100 条;人民网四川频道编辑罗昱迅速就位,确保四川省卫健委、交通运输厅、医院等相关部门的信息第一时间刊发;新华社四川分社记者董小红,疫情期间一直在基层一线采访医生、社区网格员、治愈患者,为读者带来鲜活的报道;《光明日报》四川记者站记者李晓东和周洪双深入一线,采写出《四川汶川:感恩行动温暖武汉亲人》《成都"菜篮子"送到家门口》等 10 多篇优质稿件。

无论是医院还是车站,无论是社区还是园区,四川新闻人纷纷深入疫情防控一线,及时传递疫情防控信息,多方面多角度生动展现抗疫战场全貌。在疫情急重关头,四川新闻人积极践行"四力"要求,在讲好战疫一线每天发生的动人故事的同时,也留下自己的战疫故事。

守正创新
用接地气带温度的报道暖人心

"方舱医院和重症监护室,已经去了 5 次了。"跟随四川第三批援助湖北医疗队到武汉的《四川日报》记者李寰,在武汉已近 1 个月,以文字、视频、vlog 等多种传播形式,在报纸和新媒体上充分展现了四川医护人员在武汉工作期间的工作成效、感人事迹和精神面貌,《探访隔离区》《"我想对病友们说,信心不能垮"》等报道,让读者第一时间看到了四川援助武汉的满满正能量。

在抗击疫情的战斗中，四川新闻人的身影出现在抗击疫情工作主线的每一个环节。作为 42 岁的新闻老兵，四川广播电视台记者张艺已 7 次进入隔离病房采访，《隔离病区的"四朵金花"》《天使在人间》等专题节目视角细腻，真挚感人，受到大家的好评。他还主动为四川省援助湖北医疗队作口述实录，目前已记录 70 名医务人员的口述，并为医疗队募集护目镜 165 个，联系捐赠防护服 400 套。

随着疫情防控呈现出阶段性特征，2 月中旬，四川新闻人及时精准调整报道重点，一方面坚决防控疫情，另一方面支持复工复产。人民网四川频道记者郭莹深度报道四川实施"春风行动"点对点接送农民工返岗复工，她的同事赵祖乐的报道《探访成都一车灯制造厂 产能恢复 80%》登上人民网首页焦点。

随着抗疫战役的推进，大量新闻爆款产品不断推出。截至 2 月 26 日，四川日报报业集团的《四川紧急通知：禁止举办任何形式的群体性聚餐活动!》《刘传健送四川医疗队赴武汉》等 19 条内容，达到过亿级传播。《四川人教湖北人怎么吃儿菜》《民警收走麻将中的四个壹万》等多条微博话题传播过亿。四川广播电视台的《大年初一凌晨，从日本飞来的捐赠物资飞机抵达双流机场》《武汉市新华医院现场，女儿哭泣送别母亲》《父母都在一线战疫 四川攀枝花 8 岁孩子孤单落泪 只有"深呼吸"》等 16 条报道也全网点击破亿。四川新闻网传媒集团各媒体截至 2 月 25 日共刊发相关报道 73642 条，累计点击量达 1.3 亿余次。四川手机报刊发相关信息 900 余条，下发人次 24.996 亿。四川发布共发布疫情相关信息 9303 条，总阅读量 1.89 亿次。

紧紧抓住"提高新闻舆论工作有效性"这个关键，四川新闻人聚焦网上网下、国内国际、大事小事三个方面，以丰富、优秀的作品，深入宣传党中央重大决策部署，充分报道各地区各部门联防联控的措施成效，生动讲述防疫抗疫一线的感人事迹，讲好中国抗击疫情故事，展现了中国人民团结一心、同舟共济的精神风貌。

服务大众
回应社会关切　坚定战疫必胜信心

　　担心与确诊病例同乘交通工具怎么办？"同乘订阅"机器人在查询基础上实现智能订阅和通知，推出半个月查询人次突破 200 万。这款新冠肺炎疫情防控期间很受欢迎的查询工具，来自川报观察。

　　疫情防控期间公众减少了出门，云服务成为帮助公众的好助手。2 月起，川报观察推出 24 小时在线响应的"川报观察·云战疫"AI 智能服务平台，"打包式"集成提供 12 项云服务。除整合全网数据实时展现疫情最新动态外，还推出"同乘订阅""疫情热搜""疫情求助""智能疫情机器人"等战疫工具。截至 2 月 27 日，平台访问量累计已突破 3000 万。

　　四川广播电视台新闻中心时政新闻部开设了《科学防疫小贴士》等专栏，以专家访谈、动画等多种形式，加强科普宣传，普及防疫常识，陆续制作播出《一分钟告诉你废弃口罩的正确处理方式》《关于新型冠状病毒，这些谣言你别信》《办公区域防疫指南》等专家解读和防疫知识科普短视频，为广大观众、网友提供了大量实用信息。

　　随着疫情防控工作的推进，全川媒体都积极行动起来，"争做战疫小能手　为武汉加油"少儿绘画作品征集和网络展播、"抱团助农战疫"等活动陆续推出，在学校、家庭、企业、农户中引发热烈反响。

　　这些新闻产品，及时发布权威信息、回应群众关切，进一步引导群众增强、坚定信心。同时，也针对性地开展精神文明教育，加强了对健康理念和传染病防控知识的宣传教育，教育引导广大人民群众提高文明素质和自我保护能力。

　　当下，疫情防控工作正处在最吃劲的关键阶段，全川新闻人将继续发扬越是艰险越向前的精神，用笔、话筒和镜头记录战疫一线一个个感人的瞬间和故事，书写社会各界在抗击疫情战斗中所体现出的社会责任、人间大爱，凝聚起众志成城、共克时艰的强大力量。

　　（载于 2020 年 3 月 4 日《四川日报》，记者：吴浩）

危机大考，彰显治蜀兴川法治力量

——写在全省政法干警抗击新冠肺炎疫情之际

（一）

时间终于来到 2020 年 4 月 8 日，武汉解封。

此时，48.6 万平方公里的天府大地上，已然一派春和景明、生机盎然的景象：明媚的阳光洒遍万顷沃野，和暖的微风拂动桃红柳绿，消融的雪水顺着川西高原自西向东汩汩而下。连日来，疫情防控形势持续向好，坚毅乐观的四川人民迎回最后一批援助湖北的"王炸天团"医疗队员，也等到这个举国期待的好日子。

这是一个来之不易的春天。岁末年初，一场新冠肺炎疫情突袭大江南北，这是新中国成立以来传播速度最快、感染范围最广、防控难度最大的重大突发公共卫生事件。这是一次危机，也是一次大考。两个多月来，全国人民万众一心、众志成城、共克时艰。

这是一场气壮山河的人民战争，一场没有硝烟的无声战役。"哪里有需要，就在哪里战斗！"一份份请战指印鲜红，一声声誓言铿锵有力，一幕幕场景撼动人心……全省政法干警用身躯和行动，构筑起抗击疫情的钢铁长城和铜墙铁壁。他们闻令而动、迎难而上，战疫情、护安全；他们尽锐出战、冲锋在前，防风险、保稳定，为全川乃至全国战胜疫情贡献四川政法力量。

这是一场检验能力水平的阻击战，一场补齐治理短板的攻坚战。四川政法系统在法制轨道上统筹推进各项防控工作，全面依法履行职责，全面提高依法防控、依法治理能力，慎终如始、再接再厉、善作善成，为疫情防控筑牢法治堤坝。

治蜀兴川，重在厉行法治。如果说抗击疫情是一场危机大考，在全省奋力书写推动治蜀兴川再上新台阶时代答卷的当下，我省政法系统用实际行动，描绘着浓墨重彩的法治篇章。

疾风知劲草，烈火炼真金。如果说抗击疫情是一场试练，那么新时代的四川政法干警们就是一位位"幕后英雄"，他们于危难中奋起，在逆境中前行，以担当扛起使命，用忠诚书写答卷！

（二）

2020年1月21日，国家卫健委确认了我省首例新冠肺炎确诊病例。一场与时间赛跑、与病魔较量的战疫拉开序幕！

治国凭圭臬，安邦靠准绳。打赢疫情防控阻击战，离不开法治。

习近平总书记亲自部署、亲自指挥，多次就依法防控作出指示。"坚持运用法治思维和法治方式开展疫情防控工作""全面提高依法防控依法治理能力，为疫情防控提供有力法治保障""疫情防控越是到最吃劲的时候，越要坚持依法防控，在法制轨道上统筹推进各项防控工作，全面提高依法防控、依法治理能力，保障疫情防控工作顺利开展"……

中央政治局委员、中央政法委书记郭声琨多次就政法部门开展疫情防控作出部署，要求全国政法机关和广大政法干警充分发挥职能作用，坚决打赢疫情防控、维护社会稳定这场硬仗。"做好疫情防控是当前最重要的工作，是压倒一切的重大任务。"省委、省政府多次召开会议，将疫情防控作为当前最重要的工作来抓，一环紧扣一环，部署接着部署。

守土有责、守土担责、守土尽责。四川政法系统坚决贯彻落实习近平总书记关于做好疫情防控、维护社会稳定的重要指示精神和中央政法委、省委、省政府部署要求，把疫情防控作为践行初心使命的重大考验和直接检验，切实发扬斗争精神，不断强化工作举措，确保人民群众生命财产安全和社会大局持续稳定。

1月21日，省委政法委召开专题会议，围绕省委应对疫情工作领导小组会议相关要求作出部署；1月29日，印发通知对全省政法系统开展新冠肺炎疫情防控的维护社会稳定工作提出要求。2月以来，省委政法委全委会、委务会、专题会等一系列会议陆续召开，政法系统战时工作机制启动，各政法单位迅速响应，各地各部门疫情防控领导小组第一时间成立。"发挥基层综治中心和网格员作用，筑牢疫情防控第一道防线""组织精兵强将加强涉疫情案件办理，依法严厉打击妨碍疫情防控违法犯罪行为""强化应急处突，加强24小时值班备勤，全面开展查缉堵控工作""宁可十防九空、不可失防万一，全力防止疫情向监所蔓延"。

疫情就是命令，防控就是责任。省委常委、政法委书记邓勇，副省长、公安厅厅长叶寒冰，省法院院长王树江，省检察院检察长冯键，司法厅厅长刘志诚等领导同志靠前指挥，分赴全省多地抗疫一线，推动疫情防控和维护稳定各项措施落地落实。

招之即来，来之能战，战之必胜。在这场没有硝烟的战斗中，全省政法干警和警务辅助人员、网格员坚守岗位、超常付出，全力构筑联防联控、群防群控的防控网络。全省公安机关启动最高等级勤务，全省监狱、戒毒所实行史上最严封闭式管理，各市（州）以城乡社区为单位开展全面排查……疫情发生以来，全省未发生一起因疫情引发的不稳定事件。

（三）

赤子丹心昭日月，英雄肝胆映山河。

在疫情防控的每一道战壕里，在生死攸关的每一次较量中，是无数勇士最美逆行的身影。

全省政法干警身先士卒，法律职业共同体勇于担当，法律服务工作者挺身而出……他们凝聚着战疫必胜的坚定信心，奋战在疫情防控的前沿阵地，守护着社会运转的有序稳定，服务着人民群众的切身需求。14万政法干警，选择了身上的制服，就选择了奉献。在若尔盖县的强降雪中，干警们头顶风雪无声坚守着，在白色世界中留下藏青蓝身影的点缀；广安民警何源每天12小时值守在患者集中收治医院；绵阳交警唐密、曹成建、张悦三天两夜往返奔波 2300 公里带回 12 吨医疗物资，满心都是"将群众最紧缺的物资带来了"的心潮澎湃！

30 万专兼职网格员，作为基层政法综治力量，守住抗击疫情的"另一个前线"。他们纷纷取消春节假期，在各级党委政法委领导下迅速投入战斗。他们化身协管员、宣传员、服务员、调解员、信息员，开展地毯式排查、零距离监测、全覆盖宣传和全方位服务。他们坚守在全省 12 万个网格，用脚步丈量网格，用坚守诠释担当，用真心带去温暖！"冯大哥，早餐马上送来，你和娃儿明天想吃啥？"富顺县龙山社区网格员杨永春每天为隔离观测人员冯某父子送早餐，还常给小朋友捎去玩具。

国人未曾负川，川人决不负国。12 年前，"5·12"汶川特大地震，一列运载着地震伤员的专列从绵阳出发开往武汉，送往武汉第三医院。12 年后，新冠肺炎疫情发生，北川县公安局民警第一时间向武汉第三医院捐款捐物。"全国人民用大爱温暖着北川人民渡过难关，现在我们怀着感恩的心，用行动支援武汉！"北川公安民警说。

守护万家灯火，舍弃一家团圆；集结出征湖北，怀揣多少牵挂。"蓝衣卫士"与"白衣天使"组成的家庭，注定面临离别。在飞驰的列车中，成都铁警李芸只能透过小小的手机屏幕与身处武汉方舱医院的丈夫片刻相见互道加油。这些日子里，四川和湖北之间发起的一通通"特殊连线"，总因忙碌的工作而难以接通，总因突发的情况而仓促挂断，总因太多的牵挂而失声哽咽……一份份深沉又厚重的伉俪情、手足情、战友情，让多少人为之动容！

没有从天而降的英雄，只有挺身而出的凡人。他们深知"家是最小国、国是千万家"，他们舍"小家"为"大家"，弃"小爱"表"大爱"，这份质朴的家国情怀，在举国抗疫的时刻，让全国人民同舟共济、守望相助。湖北司机皮大军"露营"高速 12 天，在四川高速公安民警帮助下顺利返乡。离别之时，皮大军满眶热泪高声呼喊："疫情过后，一定要到武汉来玩！"

在这场战疫中，有人永远地离开了。兴文县看守所监管民警庞承林封闭值班 15 天后，在重症监护室里再没醒来；年仅 30 岁的红原县森林公安局民警阿真能周，通宵值守防疫卡点后，在工作了 9 年的派出所里停止心跳；绵阳监狱特警队民警杨大成在防疫值班期间病故，监狱 AB 门之间他再熟悉不过的 16 米成为生命最后一段路，他的警服口袋里，叠得像豆腐块一样整齐的纸上写着执勤批次和时间；邑州监狱内卫队民警张珲连续值班 17 天后，突发心源性疾病抢救无效去世，他在 32 年前参加工作时曾许下誓言"我热爱监狱警察这个职业，我愿意为此付出辛劳，甚至生命"……他们永远停留在了这个冬天，却让更多人迎来了春天；他们离去的背影，成为更多人接力前行的力量！

一代人老去，一代人成长。17 年前的那场"非典"，"90 后"是被保护的孩子；17 年后的这场疫情，"90 后"扛起了无声战役的大旗。"爸爸妈妈，你们保重身体！""90 后"的广元女民警柯逸涵和远在武汉的父母视频通话后，拭去泪水继续执勤。"90 后"的内江市东兴区法院女干警李甜华果断取消筹备已久的婚礼，和丈夫并肩抗疫。

一线抗疫是生死考验，也是检验入党动机、意志品质、担当作为的试金石。"随时准备为党和人民牺牲一切！"各政法单位纷纷组织开展"火线入党"，党旗高高飘扬在医院走廊、铁路道旁、交通卡口、田埂陌上……一份份入党申请书饱含真情、承载志愿；一名名入党积极分子主动请战、勇挑重担；一声声出征誓言铿锵有力、久久回荡！

还有太多的名字、身影和故事，没有被记录和讲述。他们不是超人，也知饥寒，会感疲累。只因一腔赤诚，他们用行动践行初心使命。

寒冬里的火，温暖人心；夜空里的星，点燃希望。疫情来临时，他们逆向而行，去守护生命；春暖花开时，我们满怀感恩，与英雄重逢！

（四）

立治有体，施治有序。法律是治国之重器，良法是善治之前提。"从立法、执法、司法、守法各环节发力，全面提高依法防控、依法治理能力，为疫情防控工作提供有力法治保障。"面对疫情，全省政法系统认真贯彻落实习近平总书记重要指示和党中央决策部署，加强依法防控。

多措并举，持续用力。各地各部门在法制轨道上统筹推进防控工作，全面依法履行职责，全面提高依法防控、依法治理能力，为疫情防控筑牢法治堤坝。

——从科学立法上发力！工欲善其事，必先利其器。疫情防控，立法先行是根本。于法有据，防控才能忙而不乱、忙而有序。

1月24日，我省启动突发公共卫生事件Ⅰ级应急响应。2月21日，《四川省人民政府2020年立法计划》印发，将制订《四川省重大传染病疫情应对办法》纳入立法计划。

法因时而立，法因时而进。面对新情况、新问题，及时查漏补缺，完善配套制度建设至关重要。省委依法治省办、省法院、司法厅先后出台多条措施，印发指导意见，为打赢疫情防控阻击战提供公正高效的司法保障和精准优质的法律服务；司法厅派员进驻省应对新型冠状病毒肺炎疫情应急指挥部综合工作组，当好疫情防控决策的参谋助手和法律顾问。

——从严格执法上发力！天下之事，不难于立法，而难于法之必行。

法律的生命力在于实施，法律的权威性也在于实施。疫情防控，严格执法是关键。区域封锁、治安管理、交通管控……全省政法系统严格按法定权限和程序实施各项措施。

无论是顺境还是逆境，只要上下一条心，拧成一股绳，就能形成无穷的凝聚力和战斗力，战胜各种困难和风险！全省日均投入10万名警力，政法各部门抽调大量人员下沉一线，基层政法委员作为新的政法力量"亮剑"，网格员走街串巷全面参与，构筑起联防联控、群防群控的防控网络，实现全域覆盖无死角。全省累计组织政法干警、网格员配合相关部门设立疫情监测卡点1900余个，日均查验人员70余万人次、车辆35万余台次。内江抽调300名政法干警组建"内江政法先锋队"，巴中84个公安基层所队开展战时督查……

——从公正司法上发力！公正是法治的生命线。"法立，有犯而必施；令出，唯行而不返。"理国要道，在于公平正直。疫情防控，公平正义是保障。

疫情发生以来，各地政法部门依法严厉打击妨害疫情防控违法犯罪行为，对暴力伤医、制假售假、囤积居奇等犯罪活动，依法严惩，及时曝光，形成震慑力，维护群众生命财产安全，稳定社会秩序，彰显法治威严。"成都首例！""南充首例！""内江首例！""绵阳首例！"2月19日，我省4地法院宣判4起涉疫犯罪案件，形成强大震慑力！疫情发生至今，全省法院依法审结涉疫犯罪案件近百件。我省法院、检察院启动刑事速裁程序，对不服从疫情防控管束等犯罪嫌疑人依法从快从严惩处；全省司法行政机关排查矛盾纠纷10万余件，化解成功率达98.2%。

每一起案件背后，都是四川政法的坚守，是捍卫家园的战斗；每一个数据背后，都是如海般深沉的法治力量，是点燃战胜疫情的希望之光！

——从全民守法上发力！"法律的权威源自人民的内心拥护和真诚信仰。"人民权益要靠法律保障，法律权威要靠人民维护。

2300多年前，秦孝公问推行变法的商鞅，变法之后如何使官与民知法、懂法、守法？

这是一道法治中国建设需要面对的历史性难题。缺了法治信仰和法治精神，再刚性的法条也难免沦为摆设。如何实现良法之治，让符合时代发展潮流的法律真正成为全民信仰和追求，是破解"秦孝公难题"的应有之意。

新时代的全民普法，要让人民群众真正感受到法治可信赖、正义可期待、权利可保障、义务须履行、道德应遵守，让遵法守法在全社会成为习惯、成为自觉、成为信仰。"广大群众要听话，冠状病毒不可怕！""神仙也要戴口罩，疫情不是开玩笑！"……在县城、在场镇，"空中法制宣传员"无人机硬核出动，开展"土味"法制宣传；在超市、在医院药店、在公交地铁，防疫法制宣传员在宣传橱窗、LED屏、出租车顶灯上滚动播放的宣传片中仔细讲解防疫常识和法律知识；在电台、在网络直播间，法官悉心讲解涉疫热点法律问题；在工厂、在企业，律师在线咨询、上门调解，为企业提供法律顾问服务……疫情发生以来，全省政法系统加强法制宣传和法律服务，稳定人心、坚定信心，让广大人民群众知法、懂法、守法、用法，进而形成全社会共同抗击疫情的强大合力！

（五）

阴霾终将消散，万物向阳而生。3月25日零时起，我省将疫情防控应急响应级别由Ⅱ级调整为Ⅲ级，疫情防控形势进一步积极向好。

在车间，机器轰鸣响；在田间，春耕春种忙。复工复产进行时，开足马力动起来，争分夺秒加油干，把耽误的时间抢回来！

55岁的陈庆丰是绵阳年龄最大的派出所所长，连日来奔忙在助力企业复工复产和积极化解各类矛盾纠纷的路上。旺苍县检察院的干警们深入民营企业，帮助解决企业发展中存在的困难和问题。

护航复工复产，四川政法在行动。疫情防控急难险重，无惧危险，冲锋向前；重点企业复工复产，精准服务，助力发展；服务群众保障民生，情真意切，无怨无悔；严打犯罪维护稳定，精准发力，确保安全！

出实招、出硬招，推出保障服务企业复工复产的"政法套餐"，以政法的力度与温度，助力复工复产跑出四川"加速度"。一条条精准高效的措施，为复工复产提供了有力的司法支撑，构筑了安全稳定的发展环境。

全省法院推行"非接触式"诉讼服务，无接触发放执行案款；检察机关出台"川检10条"，严厉打击涉企涉疫违法犯罪；公安机关用"互联网＋公安政务服务"开辟复工复产绿色通道；司法行政部门的法律服务"不打折"，228个企业法律服务团为6万余户企业提供法律咨询服务……

心怀人民，让群众安心、暖心、放心。我省法院妥善审理涉疫情融资借贷纠纷，强化涉疫情合同纠纷的双向保护，减轻中小微企业融资负担；在破产案件审理中，积极挽救停产的防疫物资生产企业，有效激活企业产能，服务疫情防控。"疫情来袭，一罩难求。"成都高新区法院精准施策，"复活"了一家破产企业，该企业复产后日产口罩最高达50万只！

当前，疫情防控战线到了决战时刻，脱贫攻坚战线也到了决胜之际，两场决战几乎同步展开。

入院户，跑田坎，爬山梁，下沟壑……政法干警中的驻村"第一书记"们，一手抓疫情防控，一手抓脱贫攻坚，带领群众抗击疫情、共克时艰、共奔小康。省公安厅驻越西县河坎村"第一书记"李贺和驻村帮扶工作队一边开展疫情防控宣传，一边开展精准扶贫工作。

疫情防控是特殊考验，脱贫攻坚是时代使命。无愧于人民，无悔于自己，全川政法干警勇于担当负责，积极主动作为，为我省奋力夺取疫情防控和实现经济社会发展目标任务的"双胜利"提供坚强法治保障！

（六）

"没有哪一次巨大的历史灾难不是以历史的进步为补偿的。"

抗击疫情，有效治理突发公共危机，不仅是对国家治理体系和治理能力的大考，也是对基层社会治理体系的考验。

——经此一疫，我们欣然看到，一场成长蜕变正在发生：

将力量向社区下沉，充分发挥基层党组织战斗堡垒作用和共产党员先锋模范作用，让网格化管理充分释放最大效能，是社区防控取得胜利的关键。

始终践行"以人民为中心"，把维护群众根本利益放在首位，创新法律服务，推出系列便民利民举措，积极满足群众需求，以实际行动展现四川政法新气象、新作为、新变化。

非常之时，有非常之策。智慧法院、智慧检察、智慧公安、智慧司法行政……因地制宜、因时制宜、因人制宜，促进政法工作与现代科技深度融合，四川"智慧政法"完成了从形式到内容、从量变到质变的深度蝶变。

为了群众、依靠群众、发动群众是"枫桥经验"的精髓，打好群防群控的人民战争，践行和发展新时代"枫桥经验"，在战疫大考中被赋予全新的意义和更厚重的分量。

——经此一疫，我们深刻体会到，一条革新之路已在脚下：

处置机制科学完备，预案体系、实战能力、物资准备充分，至关重要；上下步调一致，各界同心协力，强大高效的组织和动员能力，至关重要；构建系统完备、科学规范、运行有效的疫情防控法律体系，至关重要；推动现代科技与政法工作深度融合，提升政法领域信息化、智能化建设应用水平，至关重要；提升参与社会治理水平，夯实政法基层基础，至关重要；提高政法干警及基层工作力量的社会沟通和群众工作能力，至关重要；持续锻造一支理想信念坚定、业务本领过硬、作风优良的政法队伍，至关重要。

——经此一疫，我们切实感悟到，一场治理之战迫在眉睫：

打好市域维护政治安全主动战，确保我省政治社会大局持续稳定；打好市域矛盾风险化解攻坚战，强化源头防范、多元化解，持续攻坚克难，进一步提升维护社会稳定的能力；打好市域社会治安防控体系建设阵地战，加强综治中心规范化建设，进一步提升维护公共安全的能力；打好市域公共服务水平提升持久战，积极推动公共服务从"供给导向"向"需求导向"转变，不断提升人民群众的获得感、幸福感和安全感。

经此一疫，四川政法势必加快步伐，朝着共建共治共享方向，不断提高市域社会治理系统化、社会化、精细化、法治化、智能化水平，努力建设更高水平的平安四川，为推进国家治理体系和治理能力现代化贡献四川政法力量！

（七）

"超越自然的奇迹，总是在对厄运的征服中出现。"

从1978年唐山大地震，到1998年抗洪抢险；从2003年抗击非典，到2008年汶川特大地震……历经磨难的中国人民一次次万众一心、众志成城、共克时艰。

过去数十年间，全球化的不断提速戏剧性地改变了全球的疾病谱，迎战重大公共卫生危机将是我们长期的挑战。病毒带来的伤痛不止一次提醒人类，自然灾害面前，生命脆弱不堪，没有人能偏安一隅、独善其身。

疫情来势汹汹，四川何以能战？中国何以能胜？磨砺勇于担当之勇，科学防控之智，统筹担当之谋，组织实施之能……关注每一个鲜活的个体，着眼每一次微小的努力，见证每个人所身处和所书写的时代，答案早

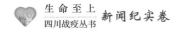

已跃然纸上。

沧海横流，方显英雄本色。千百年来，四川人民的血性与坚韧，早已深深融入血液。从战火纷飞中的抗争，到国泰民安中的坚守，个人、社会和国家的命运，始终紧密相连。

在这场举国抗疫的人民战争和宏大叙事中，治蜀兴川时代答卷中的法治力量和政法作为，更彰显出新的时代价值！

人类终将战胜疫情。如何将疫情挑战转变为建设更高水平平安中国的机遇，转化为推动经济发展和决胜脱贫攻坚、全面建成小康社会的强大推力，是当前乃至今后一段时间都面临的更为迫切且更为深远的课题。

（载于 2020 年 4 月 8 日《四川法治报》，作者：川法平）

我省文化艺术界展开多种形式的文化战疫——

记录时代脉动　贴心服务群众

3 月 8 日，成都金沙遗址博物馆推出云直播，众多网友通过网络云游博物馆，和太阳神鸟金箔等国宝来了一次别样的"面对面"。

就在两天前，攀枝花苴却砚雕刻大师罗春明也亮相线上非遗公开课，为全国网友献上这门四川非遗的详尽教程。

在四川，打开博物馆、图书馆等文化场馆的官网，各种"云游""云阅读"等服务丰富多样；各级书画家协会、音协等网站，各种讴歌医务人员、鼓舞士气的抗疫作品不断涌现。在阻击新冠肺炎疫情这场特殊的战疫中，我省文化艺术界勇担社会责任，为民众抗击疫情提供丰富的精神食粮，也充分发挥了文艺书写时代的重要作用，凝聚勠力同心、众志成城的精神力量，传递积极乐观、向上向善的四川温度。

助力抗疫
花样宣传接地气

正月初三，不少网友发现，绵竹年画中秦琼、尉迟恭两位门神戴上了口罩。这个创意来自绵竹年画博物馆馆长胡光葵。疫情发生后，胡光葵和团队成员连续创作了几十组宣传防疫的年画作品和动图表情包，以生动有趣的形式宣传防控知识。

"抗击疫情不只是医务人员的事，文化界同样可以出一份力。"这是众多文化界人士的心声。

几乎在医务人员向武汉"逆行"的同时，四川文化界也已积极投入到防疫抗疫宣传中，提醒人们少外出、不集聚。著名巴蜀笑星叮当推出曲艺作品《劝告》，诙谐亲和；廖健、媛凤、胖姐等曲艺界人士，也自创了相声、方言诗等音视频，用幽默方言向网友尤其是长辈科普防疫知识，以及宅家攻略。

四川非遗人也纷纷加入宣传疫情防控的阵容中。川剧、跳花灯、金钱板、竹琴等多种非遗传承人，均推出相应的防疫作品。这些防疫作品好听好看、风格质朴、通俗易懂又充满艺术生机。广元、绵阳、成都、自贡等地的剪纸艺人，剪出众多宣传戴口罩、勤洗手等通俗易懂的剪纸作品。

贴心服务
文化供给丰富多彩

"感谢博物馆的'云服务'，让我宅家期间也能看新展。"2月14日，网友"天高云淡"在成都博物馆官微上留言。疫情来袭，四川公共文化场馆关闭，成都博物馆把专为春节推出的"映世菩提"特展搬到网上。网友足不出户，可以 VR 看展感受身临其境的效果。

这样的贴心服务，各大文化场馆均主动提供。这些种类丰富、服务便

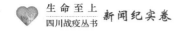
捷、品质优良的文化供给，为广大群众宅家期间提供了丰盛的精神食粮。

新展从线下做到线上。三星堆博物馆的"发现三星堆九十周年"特展、金沙遗址博物馆的"金玉琅琅——清代宫廷仪典与生活"等新展，纷纷推出 VR 版本，为网友献上最新的文博大餐。

更多博物馆推出线上"云游"版。武侯祠博物馆、建川博物馆等打造的 3D 数字博物馆，从重点文物推介到语音导览，细节精益求精。

四川博物院、绵阳博物馆、四川宋瓷博物馆等也纷纷推出图文并茂的"晒宝大会"，给网友普及文物奇珍。

"如果说抗疫中医务人员是冲锋陷阵的前线主角，那文化就应为群众做好后方服务。"省图书馆读者服务部主任牟文兵介绍，省图书馆扩大服务范围，不仅把新开展的"甲骨文记忆"展搬到线上，还推出数字共享阅读服务平台，3000 种电子书、有声书及图片等资源让网友宅家也能享受阅读时光。成都图书馆不仅新增 42 个线上活动，还向读者赠送喜马拉雅听书 APP 会员。从 1 月底开始，包括眉山市图书馆在内的多家图书馆首次推出数字展厅，全省 115 个公共图书馆开展云朗诵、在线阅读等线上文化服务。

2 月中旬开始，"非遗公开课"在网上推出，蜀绣、竹编、青城武术、川菜等非遗传承人纷纷开通直播，催生了一批准"手工艺大师""大厨"。

书写时代
凝聚力量鼓舞斗志

疫情发生后，四川文艺家们把胸中丘壑化为笔底波澜，创作了一大批讴歌医务人员、志愿者等的付出，传递人间大爱、鼓舞士气的作品。文化抗疫，四川文化人有境界、有担当。

省书协开启四川省书法界抗击疫情主题书法创作网络展，鼓励书法家和书法爱好者进行主题创作。全省书法人积极响应，何应辉的《同努力 共克艰》，谢季筠的《庚子抗疫　佑我中华》等作品，既让网友领略到书法大家的笔墨风采，也鼓舞了大家的斗志。

画家们的抗疫题材作品，将笔触对准医务工作者的无私奉献、华夏儿女共克时艰的手足情深和守望相助、面对灾难不屈不挠迎难而上的拼搏精神，《雷神山施工写生》《岁寒相守》等作品均给人留下深刻印象。

川报观察携手咪咕音乐策划了群星公益版《明天会更好》歌曲演唱，吸引数十位艺人为爱而歌。词作人唐跃生说："文艺工作者没法上前线抗疫，但可以用有筋骨、有道德、有温度的文艺作品凝聚力量、鼓舞斗志。"

省文联等多家单位联合主办的"我们在一起 音乐传递爱"公益活动，征集了大量作品，首批 10 首作品已出炉。这是全国首个地方原创歌曲抗疫专辑。此外，四川音乐学院、四川交响乐团等，都创作了一系列众志成城抗疫的作品。

美与力量同在。这些文艺作品，传递出美的同时，也传递出勠力同心打赢疫情防控阻击战的信心和力量。

（载于 2020 年 3 月 14 日《四川日报》，记者：吴晓铃）

四川发指南规范废弃口罩处理

记者从四川省生态环境厅获悉，近日，四川省生态环境厅联合住建厅、卫生等部门编制《新型冠状病毒感染的肺炎疫情医疗废物应急处置污染防治技术指南（试行）》（以下简称《指南》），规范废弃口罩的处置程序，把社会源废弃口罩处置和医疗废物处置放在同等重要位置。

《指南》不仅提出医疗废物处置"六步走"的措施，还特别设置专章规范社会源废弃口罩收集、转运、处置等程序，明确人口密集重点区域产生的废弃口罩，要作为生活垃圾中的"特殊有害垃圾"进行管理，经集中收集、消毒后进行无害化焚烧处理。

"目前全省收集废弃口罩量逐日攀升，1 月 31 日就达 26 万只。"四川

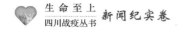
省生态环境厅副厅长李银昌介绍，目前全省每天能集中处置医疗废物258吨，还留有4家危险废物处置企业作为"预备队"。

（载于2020年2月5日《人民日报》，记者：张文）

四川疫情得到总体控制　划分三个风险区

记者28日从四川省卫生健康委员会获悉，目前四川疫情得到总体控制，按照中央要求，四川以县级为单位划分低风险区、中风险区、高风险区，推出100条具体分区防控措施。

四川省卫生健康委员会副主任宋世贵介绍，四川省新冠肺炎疫情自2月5日后呈逐渐下降的趋势，以湖北输入病例为主的第一波流行基本结束。全省一周报告发病率是0.0002‰，15个市（州）一周内无新增确诊病例。目前四川21个市（州）均处于散发病例区这样一个级别，四川疫情总体上得到了有效控制。2月26日起，四川疫情防控应急响应级别由突发公共卫生事件Ⅰ级调整为Ⅱ级。

记者了解到，四川省2月6日率先实施了分类指导分区施策，根据疫情严重程度，将全省所有的市（州）分为四类地区：无现症病例区、散发病例区、社区暴发区和局部流行区。2月13日，按照中央要求，将无现症病例区对应为低风险区，将散发病例区对应为中风险区，将社区暴发区和局部流行区对应为高风险区。

根据要求，低风险区要全面恢复正常生产生活秩序，除了落实相关防控措施外，不得封路、封村、封社区、封市场，尽快推动企业全面复工复产。对来自低风险地区的人员和车辆，其他地区不得限制其出行。

中风险地区将尽快有序恢复正常生产生活秩序，加强密切接触者全面排查和隔离医学观察，对确诊病例实施针对性的防控措施。无确诊病例的乡镇、街道、城乡社区可参照低风险区采取防控措施。

据介绍，高风险地区将根据疫情态势逐步恢复生产生活秩序，禁止群体性聚集活动，依法按程序审批后可实行区域交通管控。对发生社区传播或聚集性疫情的疫点、疫区实施封锁。保障疫情防控、公共事业运行、群众生活必需及其他涉及重要国计民生企业正常运转。

据悉，四川分区类别还将视疫情情况动态调整。

（新华社成都 2020 年 2 月 28 日电，记者：谢佼、董小红，编辑：王晶晶）

四川：分类分区防控疫情　构筑多道防线

四川是人口大省，赴省外农民工 1100 余万人，今年春节返乡 720 余万人。面对复杂的疫情形势，四川采取分类分区办法，构筑多道防线。

四川省卫健委负责人介绍，四川以市（州）为单元，根据疫情情况分为无现症病例区、散发病例区、社区暴发区和局部流行区四类地区。对无现症病例区"严防输入、严阵以待"；对散发病例区"减少输入、阻断传播、精准救治"，控制新增输入病例，落实联防联控、病例救治、密切接触者追踪管理等措施；对社区暴发区"内防扩散、外防输出、加强救治"，强化病例监测报告与传染源管理，暂停人群聚集活动，遏制下代病例剧增，严格落实"四集中"要求，确保重大经济社会活动正常运行；对局部流行区，坚决切断病例输入输出，全面加强公共卫生和医疗救治措施，必要时采取停工、停业、停课措施，防止疫情扩散，确保基本民生和涉及全局的重大经济活动运行。

据介绍，四川省目前多数地区是散发病例区。各地构筑的城市、农村、医护、企业、交通、家庭 6 道防线已发挥作用。

在成都市高新区，桂溪街道特拉克斯商业楼有 600 多人办公，大多数企业安排员工远程上班，目前只有 60 余人留守。桂溪街道永安社区党委书记高琴英说："社区积极协调商铺减轻影响，严格落实小区防控措施。"

德阳市旌阳区负责人介绍，采取"社区分片、片内划格、格里有楼、楼内到户"举措，全区城乡确定了 305 名片区长、2233 名网格员、1650 名楼栋长。一个喇叭、一本登记簿、一支体温计、一桶消毒药水，成了随处常见的"四大件"。

德阳市广汉南丰镇农业人口多，全镇 504 个院落以 20 户为基准划分网格，以家庭为单位推选轮值院落长，所有家庭轮流派员担岗。临时通行"条子"经轮值院落长、村民小组长程序，由村两委盖章生效，一人一票。

记者了解到，四川以村为单位实施地毯式排查，共设置 1873 个流动卫生检疫站，严控人流密集场所，累计走访排查宣传 1041.65 万人次，为 68.61 万名农民工提供免费健康检查。

同时，四川还加强在线服务。省大数据中心和省卫健委推出"四川群防快线"平台，提供个人疫情防控在线申报、举报、核实等服务；中国建设银行四川省分行与成都市住建局在已有"智慧物业"平台上，新增"疫情防控"功能，帮助小区、写字楼、园区申报疫情防控数据。

（新华社成都 2020 年 2 月 14 日电，记者：周相吉、谢佼）

二
群防群控

四川眉山东坡区要求防控一线干部做好休息调整

一份特殊的通知

　　晚 7 时，四川眉山市东坡区大石桥街道办事处，刚刚吃罢工作餐的干部们正忙着分头前往各疫情防控点值守。53 岁的街道干部李超群和 55 岁的肖永光正准备一同出发，却被街道办事处主任周文武叫住："等一下，你们两个有一份通知！"

　　两人纳闷停下，街道党工委书记李福明快步走来，手里拿着两份盖着党工委大红印章的"强制休息通知书"。上面写着：因防控新冠肺炎疫情，你已经在一线岗位连续工作 25 天了。经研究，责令你强制在家休息一天，养好精神，继续投入战斗！

　　两位干部一愣，随后是心头一热……

　　当天，东坡区委面向全区新冠肺炎疫情防控一线发布了"关于对防控一线干部实行强制休息的通知"。

　　通知要求，对全区奋战在疫情防控一线的镇（街道）、村（社区）、村（居）民小组干部和网格员，一线医护人员，各区级部门（单位）工作人员，只要符合连续工作时间较长或通宵工作的；患有疾病或正处于康复

131

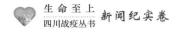

期，不适宜长时间工作的；在工作中临时出现身体不适等情况的，或者其他特殊情况需要强制休息的，都要以书面通知的形式，强制休息后再予以返岗。休息安排原则上是一天，要确保休息质量。

东坡区委还要求，在今后的防控工作中，各单位应尽量采取轮班制方式，合理安排工作时长，保障干部休息时间。

被强制休息的李超群说，其实街道连续工作超过 25 天的干部还不少，可能因为他们两个年龄稍长，被照顾了。自 1 月 23 日以来，大石桥街道干部们的春节假期未开始就已经结束，全体街道干部职工 66 人、社区干部 75 人和网格员 310 人，不分白天黑夜奋战一线，所有干部自疫情发生以来，没有休息过一天，每天处于满负荷战斗状态，有力有序地做好了宣传发动、人员排查、居家隔离、小区管理等工作。

东坡区委组织部门有关同志说："广大防控一线的干部们顾全大局讲担当，区委更要为担当者担当，为打赢新冠肺炎疫情防控阻击战提供更强劲持续的战斗力。"

（载于 2020 年 2 月 21 日《人民日报》，记者：王明峰）

岂曰无衣　与子同袍
——四川各界群众守望相助共战疫情

连日来，面对新型冠状病毒肺炎疫情，四川各地许多群众守望相助，纷纷义无反顾地加入抗击疫情的行列。

"我捐 10 万元钱，用于防控这个病毒。"1 月 30 日下午，四川眉山市东坡区 80 岁的左性智老人来到当地农业银行，希望捐款用于疫情防控。10 万元对于一般老人来说不是个小数目，银行工作人员经过再三确认，并联系东坡区红十字会后，帮助老人完成了将钱转入红十字会账户的操作。

随后，东坡区红十字会工作人员主动来到银行，为老人开了收据。

左性智是东坡区通惠街道城南社区居民，他说："我们这代人，是和共和国一起成长的，国家对我有太大的恩惠。现在国家遇到困难，我应当尽自己的力量，帮助大家一起抗击疫情。"

岂曰无衣？与子同袍。像这样的故事还有很多。这些天，人们有的捐出养老钱，有的拿出自家积攒的口罩，还有的为"前线"输送热饭热菜……

1月26日，市面上的口罩正是抢手的时候，38岁的眉山市小海大药房经营者田小海却在这个时候捐赠出1万个医用口罩。她通过当地政府有关部门，将口罩提供给战疫一线的人员。

"本来这些口罩是药房进货以后准备卖的，但是现在基层一线口罩特别紧缺，所以我就决定全部捐了，为抗击疫情尽一份力。"田小海说。

1万个口罩能解决不少困难，50个口罩也同样能发挥作用。1月30日早上，一对夫妻来到眉山市疾控中心，把自家的50个N95口罩捐了。当工作人员询问他们姓名时，丈夫只说自己姓程，在一家具厂上班，这些口罩是平时厂里发的，用来在工作时防护。

"虽然只有50个口罩，却是很长时间积攒下来的，一直没舍得用。一线医务人员比我们更需要。"程先生说。

疫情无情，人间有爱。1月30日，在四川仁寿县大化镇，种了30亩蔬菜的群众汤文才将1万斤蔬菜捐赠给仁寿县人民医院。当地几十个村民得知他的想法后，纷纷戴上口罩，下到地里，帮他择菜、打包、装车。当天，这些蔬菜就被运到了医院。

在四川丹棱县仕清园饭店，这几天厨房里忙个不停。青椒肉丝、番茄炒蛋……一个个刚刚出锅的家常菜，不断打包起来，免费送到附近高速公路和国道出入口的执勤卡点。

饭店老板王燕群说，大厨、服务员都放弃了休假，他们还有一些家人也参加进来，自发为抗击疫情一线人员做饭、送饭。现在天气很冷，一定要让一线"战士"吃上一口热饭。"在正月十五之前，我们会一直免费送。"

守望相助，一个个困难正在被克服。针对口罩等后勤保障物资短缺的情况，记者从四川省疫情应急指挥部了解到，四川省财政拨付了 4000 万元的紧急采购资金，强化国际采购，同时打通了社会捐赠的渠道，现在已经取得了初步成效。预计今明两天将有 4 万多个医用口罩、60 多万个日常口罩运达成都。四川统一管理、统一调拨，优先保障医疗和防疫一线需求。

"要特别感谢全川各行各业给予我们医疗卫生救治和防疫工作的鼎力相助。"四川省疫情应急指挥部副指挥长沈骥说。

（新华社成都 2020 年 2 月 1 日电，记者：陈健）

打好社区"巷战"

——四川筑牢社区疫情防线见闻

连日来，面对新型冠状病毒肺炎疫情，四川各地针对社区这一"神经末梢"和防控重点区域，群防群控筑牢防线。

"我们这个小区是开放式小区，流动人口比较多，党员们挨家挨户敲门摸底排查。"四川省洪雅县广场社区党员王绍军说。

疫情发生后，广场社区成立了"疫情防控临时党支部"，党员在信息登记册上登记个人信息，主动加入临时党支部。记者从洪雅县委组织部了解到，洪雅县在各社区全覆盖成立"疫情防控临时党支部"148 个，临时党支部的第一项任务，就是全覆盖开展入户摸底排查。

这是四川各地开展社区疫情防控的一个缩影。民政部、国家卫健委日前印发紧急通知，要求各地及时抓住春节"大隔离、大消毒"最佳窗口期，抓紧抓好社区防控工作这一基础环节，进一步发挥城乡社区组织在疫情防控中的积极作用。

在丹棱县大雅社区，负责疫情排查的社区干部郭群芳和其他两名同事，从大年三十开始就没休息过。大雅社区有近 6000 名居民，全靠他们开展排查。

"现在第一轮排查已经完成，马上开始第二轮排查。"郭群芳一边说，一边快速走向下一栋楼。经过第一轮排查，大雅社区已有 7 人被要求居家隔离。

詹建是丹棱县一名负责隔离工作的党员，自疫情发生以来，他每天要连续工作十几个小时。"这不算什么，我是一名医务工作者，更是一名党员，这是我的职责。"詹建说。

记者了解到，人手短缺、人员疲惫是基层很多地方面临的现实困难。对此，各地正在召集更多志愿者加入防控队伍，开展新一轮排查，确保疫情防控无盲区、无死角。在党员干部带领下，越来越多的群众志愿者汇聚成了战疫的洪流。

在四川青神县，陈柯宇是志愿者队伍中年龄最小的一个。今年还未满18 岁的他原本因为年龄小而被拒绝，但他意愿强烈，向工作人员发去短信表达自己真心想帮助别人的想法："我认为 17 岁和 18 岁没有差别，我希望有需要人手的时候能通知我。"

他的执着感动了召集志愿者的负责人，同意他在做好个人防护的情况下参与志愿者工作。经过紧张培训，陈柯宇来到青神县城东社区，参与疫情防控大排查工作。在四川各地，像这样的志愿者还有很多，他们之中有医学院在校生，有汶川特大地震的受灾群众，还有非典期间参与过防控的人员。

这样的防控措施显出成效。在丹棱县顺龙乡青云村，有不少留守老人此前对疫情知之甚少。很多老人出门不戴口罩，还经常扎堆聊天。这几天，青云村村民、防控志愿者郑显发每天都要走村入户进行知识宣传，他一边播放手机视频，一边耐心向村民解释官方信息。在他的影响下，现在青云村大部分村民出门戴上了口罩，扎堆聊天的现象也没有了。

四川是农民工大省，合理引导节后务工人员返岗是社区防控的一项重点。四川省就业局局长黄晓东说："我们对在湖北务工返乡的川籍农民工，劝导其暂不返岗；对计划返回其他地区务工的农民工，引导其合理安排节后出行，做好自身防护工作。"

四川省疫情应急指挥部疾病防控专家组组长祝小平说，四川采取严格的措施，最大限度阻止疫情的扩散和蔓延；从疫情形势来看，四川现在仍然处于武汉输入为主的阶段，目前还没有明显的社区传播。

（新华社成都 2020 年 1 月 31 日电，记者：陈健）

买不到口罩怎么办？

暖心！钟楼村村民自制口罩抗疫

一部分村民忙着裁剪布料，一部分村民忙着操作缝纫机，一部分村民忙着给口罩消毒……这是记者今日在西昌市海南办事处钟楼村村民家中见到的场景，当地群众正忙碌着自己制作口罩。在当前口罩供应较为紧张的情况下，钟楼村的群众自力更生，自制口罩，并免费提供给村民使用，保障村民生产生活的日常防控。

"现在药店、市场都买不到口罩，我们就想着自己学着做，这样能解决全村防疫工作的燃眉之急。"钟楼村二组村民周英家中支起了 4 台缝纫机，几名巾帼志愿者在这里分工合作，大家两人一组，剪裁布料、缝制样式、压边缝边，每一针每一线都展现出抗击疫情的决心。

"我们现在手脚麻利的一天可以做七十多个，不太熟练的也能做二三十个。"周英大姐一边忙着裁剪布料，一边为我讲解起口罩的制作流程。她们经过反复试验，决定采用四层纱布、一层白布的加护方式进行制作，打好的口罩还需放在高压锅中蒸煮 20 分钟进行消毒，再进行晾晒脱水，最后统一交到海南街道办事处，由办事处工作人员挨家挨户发放给村民。

海南街道办党委副书记陈涣英告诉记者，2 月 3 日上午，海南街道就组织了 5 名群众到市妇联参观了自制口罩制作流程。参观完后,工作人员马不停蹄到市场采购了制作口罩的相关原材料,当天下午在钟楼村、白庙村分设 2 个点,开始组织大家制作口罩,村民们的积极性都很高,有的主动提供制作场地,有的捐款捐物,会缝纫的妇女全部愿意投劳参与,周英大姐一家不仅提供了场地,还捐了 2000 元钱给大家买布料。

在口罩制作过程中,海南街道办还充分研判疫情,为了减少人员聚集,采取村民居家分散制作方式设点开展生产,人员之间保持安全距离,既保证生产,也严防风险。现在,钟楼村每天能生产口罩近 400 只,截至6 日,海南街道办制作的 1000 余只口罩已全部分发到各村组和农户手中。

钟楼村毗邻邛海湿地景区,近年来当地大力发展旅游产业,全村仅开设民宿的就有 40 余户。由于疫情防控的严峻形势,今年春节假期,全村民宿都没营业,给当地群众旅游收入造成不小影响,但大家都很乐观,也表示理解。"只有国家好了,我们的日子才能越来越好。现在全国上下都在抗击疫情,我们也要力所能及做点事情。"周英大姐对仍在忙碌的大家伙儿说道。

记者手记:采访结束离开时,当地群众送了一个他们自制的口罩给我,我戴上后感觉既舒适又美观,更多了一分温暖。农村地区医疗卫生条件不足,是疫情防控的薄弱环节,钟楼村村民的举动让人感受到我州农村防疫工作的力度和温度。当每个平凡的人都发出一点光,即使在最漆黑的夜也能看见漫天星光。

(发布于 2020 年 2 月 7 日西昌市广播电视台、凉山日报全媒体,记者:王旭阳)

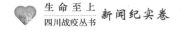
"快准稳" 四川国企这样战疫

3月9日下午，长虹集团第八批捐赠湖北物资从四川绵阳运抵湖北武汉。50吨爱心水果、蔬菜和肉被提前细心分户包装好，运达后直接分发给百步亭社区万户家庭。看到这一幕，当地工作人员点赞，"这样的细节，可见用心用情。"

同一天，四川商投集团宣布：紧急抢建的口罩生产线可日产口罩12万只至15万只，在满足政府调拨需求的基础上，将逐步投放市场，保障复工复产相关需求。首批10万只口罩，近日正陆续以2元/只的平价投向成都多家连锁药房。

这是四川国企战疫中的两个片段。快、准、稳——当新冠肺炎疫情给全省经济社会运转带来巨大冲击时，全省国有企业快速响应，凝聚起战疫的强大合力，以实际行动彰显国企担当。

快：雷厉风行解燃眉之急

突如其来的疫情，让口罩、防护服一度紧缺。近日，四川多地居民惊喜地发现，在不少药店可以即时买到口罩了。

这是全省上下1个多月来共同努力的结果。其中，国企力量引人注目。

第一时间大采购——1月底，四川大学华西医院等发出"N95口罩、防护服告急"的公开求援信息。很快，四川国企多方采购的大量物资如及时雨般到来。

1月30日，四川铁投集团采购的一批防护物资刚运抵机场，立即被送往华西医院、省人民医院等医疗机构。"这批物资太及时了。"四川大学华西医院设备物资部副部长黄文霞说。

紧接着，长虹集团、四川商投集团、四川能投集团等纷纷开启捐赠模式。省国资委统计数据显示，截至 2 月 28 日，全省国企已累计多渠道采购口罩超 540 万只、防护服 3.5 万套、护目镜 2330 套，并全部捐赠给医院、重点地区等抗击疫情一线。

了解到省人民医院建设应急隔离区、重症和危重症患者专用院区等需求，省国资委第一时间组织动员 19 户国企通过川发展慈善基金会捐赠资金 4376 万元，一次性捐赠给省人民医院。

千方百计保生产——"长效供给，要买更要产。"省国资委主任徐进说，按照省委、省政府加大口罩生产的要求，全省一大批国企立足现有技术、原料和厂房等优势，第一时间迅速转产扩能，开足马力生产防护物资。

在绵阳，际华三五三六实业有限公司及时调整生产计划，转产成全省规模最大的防护服生产企业，日生产医用防护服近千件，非医用防护服近 2000 件。长虹集团生产红外线体温计近 3000 支，预计 3 月底可日产近万支。

在宜宾，丝丽雅集团争分夺秒，加紧启动熔喷无纺布和口罩生产线项目，项目先期建成可实现日产 30 万只口罩和年产 630 吨熔喷无纺布生产能力。五粮液圣山公司想方设法转产医用防护服。宜宾市还组织长宁县宜宾国美酒业股份有限公司增设 75％医用消毒酒精分装生产线，为全市每户家庭免费发放。

在资阳，川投集团华西牙科依托中国牙谷内现有十万级洁净车间，和当地企业携手新建 6 条口罩生产线，其中包括一条全自动医用 N95 口罩生产线。川投集团负责该口罩项目的负责人李韦说："每天协调安排守设备、抢原料、赶进度，大半个月没有睡过一个安稳觉。"

为保障生产熔喷布所需的聚丙烯等原料，中石化四川石油分公司也改变排产计划，积极保障相关医用物资生产原料供应。

分秒必争助战疫——春节期间，天津某医疗公司向工业和信息化部紧急求援急需 10 万只测温热敏电阻。得知这一消息后，川投信产集团下属宏明电子迅速组织技术团队，仅用 1 天时间就克服多重困难，按厂商要求提前完成试用样品交付，并加速生产供应。

为支援武汉雷神山医院、火神山医院建设，四川发展旗下硅宝科技无偿捐赠 1.5 吨密封胶，连夜送达建设工地，有效保障建设进度。

准：主动作为全力保供保畅

定位准，举措实，行动快。四川国企瞄准战疫必需，保质保量、保供保畅，不打任何折扣。徐进介绍，"疫情发生后，我们组织国企各级党组织和党员干部紧急行动起来，加班加点保障物资供应。"全省生产、生活必需的水电气粮油等保障供应充足，为全面抗击疫情提供了坚实支撑。

水电气粮油保质保量供应——疫情防控期间，油气水电等要素生产保障部门的工作人员不曾停歇，反而因疫情更加紧张忙碌。中石油西南油气田分公司、中石化西南石油局等开足马力加大天然气生产，全力保障医药、化工等重要物资生产用气。水电七局、紫坪铺水库、成都自来水公司等企业科学调度，全省企业、居民用水安全无忧。确保生产企业 24 小时不断电，应急运输和社会车辆成品油供应充足，相关企业也在积极行动。

粮油、蔬菜等民生保障有力。截至 2 月中旬，中储粮成都分公司、四川商投集团等向市场投放粮油 53 万余吨、水果蔬菜 45.3 万吨、肉类 1.4 万吨。

交通运输通信保供保畅——疫情防控期间，空铁公水领域的四川国企和各部门密切协作，加强联防联控，全力保障交通畅通。四川航空、成都航空、国航、中铁成都局、机场集团等企业积极行动，圆满完成我省十批援鄂医疗队 1436 名医护人员的运送任务。其中，川航先后安排 8 架专机，承运 6 批次 994 人，川航"英雄机长"刘传健主动请缨两次执飞。

科技战疫在行动。四川发展、九洲电器、川投集团等第一时间完成省政府应急指挥系统、全省疫情防控指挥平台建设。5G 远程会诊、外出务工人员健康申报和查询、5G＋热成像人体测温、停课不停学线上学习……

四川电信、移动、联通、广电等公司在保障通信畅通的同时，运用技术手段助力抗疫。

政策措施激励战疫合力——"众志成城，就没有翻越不了的山；同心同向，就没有跨不过去的坎。"在四川商投集团董事长代平看来，我省出台"支持引导国企投入疫情防控10条政策措施""落实优先原则激励担当作为6条措施"等，特别是在党建考核、干部综合评价、经营业绩考核、融资支持等方面的一系列激励举措，想企业之所想，急企业之所急，凝聚起四川国企强大战疫合力。

稳：迎难而上当好稳增长主力军

四川国企一边全力以赴保供保畅，一边着力解决疫情突袭带给自身的难题，当好全省经济稳增长的主力军和排头兵。

"川航已接受旅客退票和行程取消80.67万人次，退款金额8.38亿元""春节期间航班客座率不到六成，日均损失超7000万元"……春节期间，航空运输业的传统"旺季"因疫情突袭面临严峻挑战，一条条信息不断从生产运营一线汇集到川航集团董事长李海鹰面前。

"收入效益大幅下滑，带来流动性资金紧张，影响远不止眼前。"面对现状，川航集团积极寻求出路。2月18日，川航股份成功发行2020年度第二期7.1亿元超短期融资券（疫情防控债），用于补充抗击新冠肺炎疫情的相关流动资金。川航集团还积极协调相关银行，对到期贷款给予续贷，并获得适当降低利率的政策支持。

四川国企抢抓政策窗口期，借力金融资本市场，提升战疫战斗力。截至目前，全省已有四川商投集团、川投集团、川航集团、成都轨道集团等多家国企陆续发行疫情防控中期票据、债券等金融产品，总金额近50亿元。

率先复工复产，示范带动。截至2月底，全省22户省属企业及下属企业复工率已超97%，重要必需领域企业几乎全部复工。"复工率上去了，但如何尽快实现满产达产，是近期努力的目标。"徐进说，近期省国资委

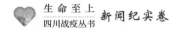
组织了系列调研。大部分企业表示,随着各项复工复产政策的落地落实,满产达产目标有望在本月底取得较大突破。

重大项目是经济的"稳定器",更是坚定信心、稳定经济、增强后劲的重要抓手。成都天府国际机场等一大批重大基础设施建设项目稳步推进。中国牙谷科创园区多功能中心和产业园一期等多个项目正积极追赶进度。中国牙谷建设现场一项目负责人说,受疫情影响,工期比预计的晚了20天左右,"随着员工返岗,我们有信心后期加班加点把耽误的进度追回来。"

为减少疫情对中小企业的影响,机场集团等省属国企主动作为,免收承租其经营用房的中小企业3个月租金,预计将为中小企业减负3亿多元。

坚定信心迎难而上,共克时艰拥抱春天,四川国企在行动。

(载于2020年3月16日《四川日报》,记者:朱雪黎)

四川:防疫优先 不误农时

春回大地,正是耕作好时节。在四川眉山市好味稻水稻专业合作社蔬菜基地,每天数十名村民通过半机械化操作,快速将青菜采摘并装车,运往城区的泡菜生产企业。青菜收割完毕后,马上就要开始春耕。"合作社共有4万余亩水稻种植基地,涉及农户1.2万户,我们既要做好防疫,又要确保合作社农民增收。"好味稻水稻专业合作社负责人李相德说。

作为农业大省,四川坚持防疫春耕"两手抓、两手硬",防疫优先,不误农时。四川要求在严格落实防控措施的同时,及时推进春季农业生产,因地制宜调整种养业结构,确保稳产保供和农民持续增收。当地有关部门全力做好服务保障,加强技术指导,强化农资储备、调剂和配送,搞好产销衔接,让生产资料进得来、农产品卖得出。

针对当前疫情期间农业生产"用工难"问题,眉山市等各市通过组建督导组、农业技术服务队、采蔬队、采果队、修剪队、运输队等形式,想方设法调配资源,协助农业龙头企业、农户开展人员调配,建立用工台账,进行健康监测,及时采收备耕等,以解企业和农户的燃眉之急。

四川省农业厅相关负责人介绍,目前,全省春管春耕工作正扎实推进。

今年,四川省小春粮食种植面积达 1661.5 万亩,同比增加 6.4 万亩。从去年 12 月以来,各地重点加强小春作物肥水管理和病虫害防治,有利于小春作物正常生长发育。截至目前,全省过三成的小麦和过半的油菜已追施二次肥;冬马铃薯已收获 144.2 万亩,同比持平。

备耕工作有序开展。四川省农业厅粮油处相关负责人介绍,今年全省大春粮食播栽面积预计可达 7791.3 万亩,同比增加 27.4 万亩。全省已备杂交水稻种、杂交玉米种超过九成。针对受疫情影响农机作业进度偏慢、部分农资货源在经销商处滞留的不利情况,相关部门正针对各地疫情轻重不同情况区别处理,通过电话预订、电商送达等减少人与人接触的方式,尽快送达农户手中。

四川省相关部门还充分利用"宅在家里"的时机及时开展技术培训,采取广播、网络、短信、微信、发放技术资料等方式提供培训和指导服务。据统计,全省累计开展技术培训 9739 期次,培训农民 493.7 万人,印发技术资料 808.7 万份。其中线上培训 145.4 万人次,同比大增 87.4%。

在四川,大春育播序幕已次第拉开,川南地区已开始育播高粱,成都平原、川中丘陵、川东北等地区已开始育播鲜食玉米,凉山州及四川盆地周边山区已进入春马铃薯播种高峰期,全省水稻生产也将于 2 月下旬从南到北全面展开。

(载于 2020 年 2 月 20 日《经济日报》,记者:钟华林,通讯员:何艳)

四川织密疫情防控网

"请扫码!"在四川成都市锦江区春熙路附近,随处可见这样的提示。为了做好疫情拉网式排查防控,减少人员接触、安全高效开展疫情宣传和排查工作,春熙路街道借助移动互联网,制作了"问卷星"二维码,涵盖了姓名、家庭地址、常住人数、接触人员情况、自身有无异常、外地来蓉人员情况等 12 项内容,社区居民、物业等通过扫描贴在小区醒目位置的二维码,就可实现居民与物业、物业与社区、居民与社区的及时信息互通。这也是四川织密疫情防控网的措施之一。

日前,四川省针对个别输入病例,省委、省政府研究了防控工作,随后成立了全省应对新型冠状病毒肺炎疫情联防联控机制领导小组。随着疫情的变化,四川迅速成立省应对疫情应急指挥部,并派出督导组,对各地开展应对疫情联防联控工作进行检查督导。

目前,四川已经形成了依法防治、联防联控、群防群控、科学防治的良好防控格局,通过早发现、早报告、早隔离、早治疗,坚决防输入、防扩散、防输出,确保打赢疫情防控阻击战。

在联防联控方面,四川对重点人群、重点区域进行了全面严密的监测,取消或推迟了人员聚集的公共活动,暂时关闭了部分公共场所,避免人群在短时间内大量聚集。

在群防群控方面,四川大力发动基层的组织、团体和志愿队伍,把基层的防控工作在家家户户中都得到落实。都江堰市银杏街道建立完善"街道＋社区＋小组＋院落＋楼栋"五级联动防控体系,充分发挥辖区卫生院、派出所、院落党支部、社区志愿者作用,以"实""全""快"为标准高效开展疫情防控工作;摒弃了"眉毛胡子一把抓"的工作方式,形成了上下联动、责任到人、层层落实的闭合链条。仁寿县 3200 多名各条战线的志愿者坚守在一线，共同抵抗新型冠状病毒肺炎疫情。

在治疗策略方面，四川通过"四集中、一远程"，即好的医生、好的设施、好的设备都集中在病人就近的定点医院，保证病患就近得到集中治疗；同时，启动远程会诊系统，确保在每个定点医院救治的患者都得到高水平救治。

"四川省共设置了 27 家省市级和 187 家县级新型冠状病毒肺炎定点收治医院，紧急开放床位 2273 张，负责集中收治确诊患者。"四川省卫健委党组书记、省应对新型冠状病毒感染肺炎疫情应急指挥部副指挥长沈骥说，四川还准备了 30 家后备定点医院。如确诊患者持续增加，将及时启动后备定点医院集中收治确诊患者，全力保障全省医疗救治有序进行。

1 月 28 日，四川率先印发省级《新型冠状病毒感染的肺炎疫情医疗废物应急处置污染防治技术指南（试行）》，对医疗废物从预处理与分类包装、收集与运输、暂时贮存、集中处置、卫生防护、应急处置的环境监测以及废弃口罩等方面进行了专门要求，以严格的措施避免二次污染。

（载于 2020 年 2 月 2 日《光明日报》，记者：李晓东、周洪双）

抗击疫情·四川时刻：打赢疫情阻击战　四川在行动

2020 年春节，一场突如其来的新型冠状病毒肺炎疫情打乱了所有人的生活节奏，也让公众健康直面挑战。

和时间赛跑，和病毒抗争。既要迅速控制疫情的输入、传播和蔓延，又要有力有序推进全省整体防控工作，四川上下万众一心，愈战愈勇。

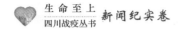
"要尽最大努力遏制疫情扩散蔓延"

仔细梳理四川抗击新型冠状病毒肺炎的战略部署，会发现一条清晰的逻辑线。

1月22日，应对新型冠状病毒肺炎疫情联防联控机制领导小组成立，明确推进六项重点工作，要求"要尽最大努力遏制疫情扩散蔓延"。当天，全川29家省市级医院被确立为医疗救治定点医院；各大交通运输站点开始对从武汉等疫情高发地区来的航班、汽车、火车、船舶等交通工具及人员加强监测；全省教育系统启动公共卫生突发事件应急预案，实行零报告制度。

实际上，自1月16日四川发现首例输入性新型冠状病毒肺炎病例以来，四川疫情防控工作就紧锣密鼓地展开了。1月23日，四川省开始对武汉来川人员进行严密排查，利用大数据和网格化管理手段，动态掌握入川人员的数量和流向。同时，政府要求相关单位物资储备至少满足备战到5月。

1月24日，四川所有大型活动停办，博物馆、景区包括寺庙等公共场所全部关闭。当晚，四川省启动突发公共卫生事件Ⅰ级应急响应。

早发现、早报告、早隔离、早治疗，坚决防输入、防扩散、防输出，全省各级部门确保联防联控、群防群控各项措施落到实处。

"我和其他护士不一样，我是汶川的呀！"

众志成城，共克时艰。

"大年初一，我穿上本命年的第一件红战衣。"四川省人民医院SICU的护士长杨琴没有想过，自己的本命年会以这样的医疗任务开始。

1月25日，四川第一批援助湖北医疗队135人启程，向武汉进发。医疗队队员全部来自四川各大三甲医院，集结了包括国内呼吸病学知名专家罗凤鸣在内的来自呼吸科、重症医学科、感染科的精兵强将。救援队抵达武汉后，入驻武汉市红十字会医院，分组协助当地医护人员抗击疫情。

当地的严峻形势超出很多医疗队员的预想。武汉市红十字会医院和此次新型冠状病毒肺炎的"疫情原点"华南海鲜市场，相距只有 1.5 公里。截至 1 月 31 日，医院接纳了 300 多名确诊病人，在医疗队抵达前，医院已因病患量大、床位紧缺、医务人员体力透支而陷入"半瘫痪"状态。四川"援军"的到来，让很多当地医务人员"有了支持和力量"。

和死神赛跑，这注定是一场抢夺生命的"硬仗"。在医院，医疗队员从头到脚把自己包裹成"粽子"，在病房一待就是 8 个小时。为了减少防护服等物资损耗，很多医护人员减少饮水量，申请吃压缩饼干，甚至穿上了尿不湿，以延长在病房工作的时间。

前方的艰苦挡不住勇士的脚步。随着疫情的发展，越来越多的四川医务工作者申请投身一线。

1 月 28 日，第二批援助湖北医疗队 150 名队员启程出征。

2 月 2 日，第三批援助湖北医疗队 126 名队员乘坐中国民航"英雄机长"刘传健执飞的航班奔赴武汉。

四川省第四人民医院内科四病区护士佘沙两次申请赴一线救援，"我和其他护士不一样，我是汶川的呀！"

广元市第一人民医院护士赵英明在随四川第二批援鄂医疗队出发的时候，她的丈夫对她深情"喊话"的视频让无数人为之泪目。1 月 30 日下午，进入重症病房前，赵英明说，自己一定会和大家一起打赢这场没有硝烟的战争。

"必须第一时间切断病毒传播途径"

对四川所有的交通运输人来说，这个春节的核心词，是"坚守"。

大年三十晚，泸州市道路运输管理局信息应急指挥科负责人刘中平和同事奋战了一个通宵，收集齐全市 20599 台重点车辆的在位情况。大年初一一大早，他又出现在泸州市客运中心站，为发班车辆驾驶员分发口罩等防护用品。春节期间，刘中平没有回过一次家，"要防止疫情蔓延，必须第一时间切断病毒传播途径，才能保障人民群众的生命安全。"刘中平说。

和刘中平一样付出的，还有四川近万名交通运输人。

1月21日，四川落实交通运输领域应对疫情的"八项举措"，构建起"空、铁、公、水"立体交通防控网络。火车站、机场、口岸、汽车客运站、高速公路、港口码头、地铁站等全部开展了测温防控，对来往旅客绝不漏掉一人，100%防控，同时建立了疑似感染人员隔离和转诊制度。

截至1月30日，全省交通运输行业共设置卫生检疫查验点1679个，共投入一线干部职工达到8.7万人次，共检查旅客152.1万人次，共检查车辆39万台次，移送就医137人。

"24小时不停工，亏钱也做"

加班加点，昼夜不休。

为支援武汉抗疫，四川多家企业调整计划，开足马力生产防疫物资。

1月25日，大年初一，位于成都彭州天府中药城的一家医疗器械有限公司医用口罩生产线的18位员工全部就位，全力进行生产。三天前已经回到江西老家的公司总经理廖佳明连夜飞回成都，在路上就马不停蹄召集口罩生产线工人回厂复工。

对大部分医疗器械生产销售企业而言，口罩利润并不大，但很多口罩商选择"亏钱也做"。大年初二，四川所有口罩生产企业全部复工复产，工厂工人三班倒，24小时不间断生产，持续保障一线医疗卫生单位口罩供应。

不仅是口罩，还有病毒检测试剂盒。1月29日，经过连续数日通宵攻坚，成都高新区企业迈克生物成功研发西南首个新型冠状病毒检测试剂盒，该试剂盒2小时内可完成近百份样本快速检测。

2月1日，四川又有满载5个型号、总长1.3万米电缆的火车驶向武汉，去支援武汉雷神山医院建设。

"早一天打赢这场战斗，便能早一天接我妈回家！"

精准防控，扎实管理。

春节期间，四川眉山市丹棱县张场镇岐山村网格员王超每天天不亮就起床开始走访，挨家挨户给村民量体温、做宣传、问情况。全村 265 户村民，每户有多少人，回村前到过哪些地方，乘坐过什么交通工具，王超都了解得清清楚楚。

岐山村属于山区，有时候农户与农户之间隔得很远，每天来回走一趟需要两个多小时，而这样的路，王超每天要走四五趟。"我主要看有没有村民出来聚会、走动，看到了就要让他们回去。"一瓶水、一个口罩、一个体温计，就是王超一天的装备。就这样，他用自己的脚步，在村里织出了一张防控疫情的网。

原本，这个春节，王超计划和母亲、妹妹团聚，但现在，他只能通过视频和家人说上几句话，"早一天打赢这场战斗，我便能早一天接我妈回家！"

自新型冠状病毒肺炎疫情发生以来，四川省各市（州）社区基层干部主动放弃春节假期，投入防疫斗争第一线，广泛组织动员基层力量开展入户走访排查。

以成都为例，全市 4357 个社区（村）坚持入户走访排查和重点人员深入排查相结合，以城市住宅小区、老旧院落和农村集中居住区、村民小组为基本单元，11.1 万余人参与入户走访排查。截至 1 月 25 日，共走访覆盖小区（院落）2.7 万个，走访居民 271.8 万户、707.6 万人，为有效防止疫情扩散打下了基础。

万众一心，点点希望汇聚人间大爱

一方有难，八方支援。

成都双流区彭镇政府值班大厅，年逾七十的李学明大爷捐出 5 年来当环卫工、捡垃圾攒下来的所有积蓄——10071元，只留下一句"请帮我带到武汉去"，随后转身离开。

成都市大邑县悦来镇红岩村，84岁老党员梁子和伸出苍老的手，向组织缴纳了一笔千元的特殊党费，"我现在已经老了，我把钱捐出来，剩下的就靠你们年轻人了。"

蔬菜、鸡蛋、口罩、防护服……越来越多的钱和物资从各个渠道汇集，源源不断送至武汉。

1月24日，138吨大白菜通过成都铁路局专列运往湖北武汉。同一天，四川科伦药业6000件防护服送至武汉，成为第一批抵达武汉的医疗援助物资。

1月26日，四川新绿色药业调派新绿色流动应急中药房，从彭州前往武汉重灾区，开展当地社区防疫治病工作。

1月28日，满载着15万袋血液滤过置换基础液的货车驶离双流西航港开发区，向武汉方向进发。

2月2日，凉山州昭觉县一家农业科技公司向武汉捐赠30吨刚从地里采摘的小白菜、萝卜等新鲜蔬菜……

12年前，四川汶川惨遭重创，废墟之上，全国人民向四川伸出援手，帮助四川人民重建新家园。12年后，兄弟城市武汉面临困境，勤劳善良的四川人，正用自己的实际行动，支援武汉人民打赢这场对抗新型冠状病毒肺炎的阻击战。

（载于2020年2月6日人民网四川频道，作者：郭莹）

从落地到集中观察　入境旅客要过几道关？

——成都"防输入"一线见闻

　　随着境外疫情不断蔓延，防输入成为战疫关键，也是国内复工复产稳增长的重要保障。入境一线的防控情况如何？旅客入境要过几道关？28日，记者在成都双流国际机场和隔离点位，实地了解海关、边检以及隔离点的防控流程。

一对一流调＋100%核酸检测　排查高风险人员

　　3月28日15时30分许，一架从泰国曼谷飞抵成都的国际航班缓缓落地，并停靠在海关指定检疫机位。舱门开启后，成都海关关员身着防护服，逐一核对旅客信息，对旅客进行体温筛查，之后按"低风险旅客先行、高风险旅客后行、最后转运有症状旅客"的原则安排旅客下机。

　　记者在入境大厅看到，下机后，入境通关前，所有旅客将经过红外线体温检测仪再次测温，并将填写的《健康申明卡》交给海关关员一一审核。在卡上，旅客要填上过去14日内旅行或居住过的国家和地区，密切接触史以及是否有发热、干咳等症状。"海关关员将通过核验《健康申明卡》来评估旅客的风险暴露情况。"成都双流机场海关旅检四科二级主办张笠告诉记者。

　　在之后的流行病学调查环节，记者看到，10多名海关人员坐在入境大厅一侧，一对一地询问入境旅客，全面掌握其旅行史、接触史、治疗史等信息。

　　按照国务院联防联控机制和四川省应对新冠肺炎疫情应急指挥部的部

署，3月18日起，成都口岸入境人员全部接受核酸检测。"为了确保整个样本采集工作达到检测要求，我们反复培训，比如采集鼻咽拭子我们就相互拿同事'练手'。"成都双流机场海关疫情防控技术组骨干曾璨说。

通过体温检测、流行病学调查、医学巡查发现的确诊病例、疑似病例、有症状人员和密切接触者"四类人员"，将被引导至海关负压隔离区进行隔离，并通过专用通道交接给成都市卫健部门。

"指挥大脑"驻扎机场　分类安排不同旅客

通过海关入境后，旅客下一步来到边检口。"我们主要是对旅客的身份和此前活动轨迹做一个排查。"四川边检总站边检处处长徐涛说。

3月27日起，所有从成都口岸直接入境或经其他口岸入境中转抵蓉人员均实施为期14天的集中隔离医学观察。目的地为四川省内其他市（州）的人员，由相关市封闭式转运接回实施集中隔离观察；目的地为省外的人员，在成都接受集中隔离观察14天。

从边检出来后，所有入境旅客将走专门通道上指定巴士，前往成都市的集中观察点。在大巴停靠点不远处，就是成都市入境防控的"指挥大脑"——境外疫情输入防控机场现场工作组。2月28日，成都成立由市卫健委、市口岸物流办、成都海关、四川机场集团等12个部门组成的工作组入驻机场办公，24小时值班。

记者在这个由机场餐厅临时改成的指挥部办公室看到，电子显示屏上显示着入港航班信息，黑板上张贴着各部门责任人和联系方式，值班人员正根据情况安排人员和车辆将当日入境旅客送至不同的隔离点。

100个集中隔离点　24小时轮班驻守

作为全国航空"第四城"，成都双流机场年出入境旅客超过700万人次。近期航班锐减，但仍面临较大的防输入压力。此前，由于隔离人数每日增长较快，成都设立了100个集中隔离点、10000余间房间，出动了

2500余名工作人员进行24小时轮班驻守。

双流区干部肖道松自1月28日以来，已经连轴工作50多天。"其中最忙的时候，17个工作人员要管理和服务464个人，其中还有不少外籍旅客。"肖道松说，那几天他和同事每天只休息两三个小时。

"入境是一道槛，如何让旅客安心隔离观察14天也是一道槛。"肖道松说，比如，对于糖尿病旅客要安排厨房准备不同餐食，对有疑问的旅客要做好政策宣讲和服务，对外籍旅客要配备翻译……14天隔离结束后，不少中外旅客为工作人员送来手写的感谢信，也有一些人和工作人员成为朋友。

3月26日上午，从伊朗回成都的旅客肖女士在结束14天集中隔离观察后，和双流区第二人民医院中医科主任彭剑英互相合影留念。"过去14天，彭医生一直帮我照顾患有鼻炎的孩子，并帮助孩子消除心理障碍。"肖女士说。面对严格的防控措施，肖女士表示理解："这是对自己好，也是对他人负责。"

（新华社成都2020年3月31日电，记者：李倩薇、杨迪）

真重视快行动　打好阻击战

新型冠状病毒肺炎疫情发生以来，全省上下高度重视，积极应对，各项防控工作有力有序开展。

传染病是人传人的疾病，只有人真正重视和行动起来，才能阻止传播。但不排除至今，仍有人对疫情防控存在麻痹大意思想和侥幸心理，对形势的严峻性估计不充分，认识不清醒，行动不到位。打赢这场没有硝烟的疫情战争，不仅需要各级领导层面重视，更需要基层操作层面重视和贯彻执行；不仅需要相关领域专业人员重视，更需要社会民众重视和理解参与；更重要的是，各方面不能只是口头重视，而是要把重视落实到防控物

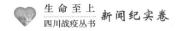
资和力量准备等具体行动上。

冠状病毒虽小，但危害很大。对此次疫情，各地各部门加强了组织领导，研究部署了防控对策，所有防控措施必须落地落实到操作层面才能发挥作用。比如，加强公共场所的防疫管控，必须落实到对每一个进出人员的体温检测上；比如，全面排查高危险地区来川人员，必须落实到对每一个航班每一个酒店每一个村社的筛查上；再比如，加大病例诊治力度，必须落实到对每一个患者不同诊疗方案的制订上。只有将各级指挥中枢的决策部署，精准及时地传递到基层操作层面进而加以坚决地贯彻执行，才能让早报告、早隔离、早诊断、早治疗等防控措施的效果不打折扣。

病毒传播无影无踪，不分人员和地区，唯有全民动员和行动才能够阻止它、战胜它。对此次疫情，疾控专家和医务工作者都已严阵以待，但个别患者掉以轻心甚至心存侥幸不及时就医，这不仅可能酿成个人及家庭悲剧，而且会带来社会危害。作为公民，有义务提高自我保护意识，养成良好健康卫生习惯，有疫情时少外出不聚集、出门戴口罩、回家即洗手。只有每个人都高度重视，从自己做起，从小事做起，既是对自己负责，也是对家庭和社会负责，才能将防控疫情的网织密织牢。

更应该引起警惕的是，口头上重视，行动上不重视，这不是真重视。豪言壮语解决不了问题，上战场必须做好枪支弹药和后勤补给的充分准备，而口罩、防护服、治疗药物、治疗器械等物资和各种医疗救治力量，就是此次疫情防控必需的枪支弹药和后勤补给。紧急情况下需求猛增，可能出现相关物资暂时短缺，办法总比困难多，绝不能以条件不具备推卸责任，必须想尽一切办法，拓展一切渠道，千方百计保障群众和医疗机构的需要，积极创造条件打赢这场疫情防控阻击战。

我省已启动突发公共卫生事件Ⅰ级应急响应，每个人都不能置身事外，要在思想上真正重视起来、积极快速行动起来，确保我们的防控体系横向到边、纵向到底、不留死角，共同打好疫情防控阻击战，切实维护大家的生命安全和身体健康。

（载于 2020 年 1 月 25 日《四川日报》，作者：一荞）

织密织牢群防群治网

新型冠状病毒肺炎疫情大敌当前，每个人都是防控主体，各环节都是防控一线。只要任何一点出现马虎，任何一个环节"掉链子"，都可能让病毒乘虚而入，威胁人民群众生命安全和身体健康。

生命重于泰山，疫情就是命令，防控就是责任。眼下，全省各地各部门正积极行动，防控工作正有力有序推进。我省是人口大省，外出务工人员多，春节期间人员流动量大、聚集性强，加之广大农村卫生医疗条件较差，群众防范意识相对薄弱，进一步加大了防控工作的难度。要打赢疫情防控阻击战，必须充分认识防控工作的复杂性艰巨性，坚持以大概率思维应对小概率事件，动员广大人民群众，织密织牢群防群治网，严防死守，坚决防止疫情扩散蔓延。

织密织牢群防群治网，不能落下任何一个环节和地区。农村、社区和家庭是当前疫情防控的重点，要实施网格化、地毯式管理，采用信息化手段，开展全覆盖排查，建立并实行外出务工人员疫情管理机制，做好对返乡务工人员的登记和随访工作，切实打通防控的最后一公里。

织密织牢群防群治网，不能落下任何人。这是一场没有人能置身事外的战斗。当前全省疫情防控处于关键时期，决不能有丝毫麻痹，决不能有丝毫侥幸。对于基层乡镇，要严格管控坝坝宴、庙会等群众活动，并善用"村村通"、大喇叭等多种形式引导群众正确认识疫情，形成好习惯。每个公民也都守土有责，积极配合社区摸排，留在家里不凑热闹，不信谣不传谣，不做病毒传播链上的助推者。这是对自己负责，也是对社会负责。

（载于 2020 年 1 月 28 日《四川日报》，作者：刘志杰）

记者一线探访机场、高速公路、火车站，了解严防控、保畅通新手段

红外线测体温　大数据排查"重点对象"

当前，我省进入返程高峰期，同时又处在疫情防控关键期。"两期"叠加，如何兼顾"严防控"和"保畅通"？机场、高速公路、火车站是否做好了相应的应对措施？2月5日，记者进行了实地探访。

【机场】
乘客只要经过　体温就自动显示在电脑上

下午1时，成都双流国际机场T2航站楼，乘客张宋瑞（化名）刚走到进港大厅10号行李提取处，就被工作人员拦下来，"对不起，您的体温有些高，我们要再测一下。"

没见着检测，怎么就知道体温有些高？"秘密"就在安在出口处一个类似摄像头的仪器——红外线体温检测仪上。"乘客只要经过，体温就自动显示在电脑上。"工作人员介绍。记者看到，屏幕上显示张宋瑞体温为37.5℃。

机场医疗救护中心护士刘华对张宋瑞进行了再次检测，这次体温正常，36.6℃。询问中得知，张宋瑞刚喝了热水，"这很正常，刚从开空调的车里出来、刚喝热水，都可能这样，我们都会再次检测。"刘华说。

机场医疗救护中心主任朱祥胜介绍，目前在客流量相对较大的8个进出口安装了10台红外线体温检测仪，确保安全的同时尽可能提高通过效率。而在其他客流量相对较小的进出口，也都有工作人员对每一位进入的旅客进行体温检测。

除了"查体温"，还有"勤消毒"。在 T2 航站楼大厅待了半小时，记者看到 3 位身背喷雾器的工作人员在喷洒消毒液。成都空港建设公司保洁养护事业部经理郑忠清说，以前一天消毒 3 次，现在增加到了 5 次。

防疫物资运输，又是如何保障的？下午 4 点，记者来到机场地服货站营业大厅。在疫情防控物资专用窗口，四川省红十字会工作人员张勇和同事正在办理接收来自吉隆坡的 100 件手套，"非常方便，现在防疫物资有绿色通道，只要拿齐材料，就有人全程帮着我们走流程。"

机场地服货运部负责人李刚介绍，按传统标准，普通货物应在飞机到达后 3.5 小时内交付货主，而目前防疫物资的交付时间则缩短到了约 2 小时。

【高速公路】
车主扫二维码　自助登记疫情防控车辆信息

"到这边来！"下午 2 时，成都绕城高速成金站，一辆川 Y 牌照的小车刚驶出收费口，就被引导到路边。待司乘人员下车后，两名防疫检测工作人员随即上前，一人检测体温，另一人则喷洒消毒水对车体进行全面消毒。

成金收费站出口处设置的检疫检测点，是经该收费站进出新都区的第一道卡口。在这个检测点上，有 40 多人同时值守，包括 16 名高速公路人员及当地政府、交警、交通运输局、卫健等系统工作人员。

记者看到，出口处 7 个车道被锥形桶拦成了 2 个车道，凡出站车辆和司乘人员都要接受体温检测。"这段时间成金站进出口车流量在 8000 辆次左右，逢车必检。"川西高速公路公司绕城高速成金站站长李光凤介绍，不仅仅是对过往车辆严格检疫，对收费场站及工作人员也要每日消毒、检测体温。

川 Y 牌照的车辆还没登记完，又有三四辆外地车到来，在出口旁停成一排。"大家可以扫码登记。"检测点工作人员李家富指着立在旁边一人高的二维码牌子说，牌子上有"疫情防控车辆信息登记系统"字样。

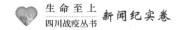
"我们每天要登记 500 多辆外来车辆信息,有时车一多,停在一起,难免拥挤。"李家富告诉记者,车主自助扫码登记,可减少排队等候时间。

【火车站】
车站商铺基本都开着 以保障乘客正常出行需要

下午 5 时,记者来到成都东站,从南进站口进入,隔着一段距离就听到广播正在循环播送:"您已进入红外线自动测温区,请摘掉帽子慢行通过。"这儿也有和机场类似的红外线体温检测仪。

成都东站客运值班主任周艳介绍,成都东站所有 4 个进口、4 个出口都配备了红外线体温检测仪。

对体温异常的旅客,成都东站东广场、西广场各设置一个发热检查室。在西广场,记者看到了这个临时搭建的蓝色帐篷。成华区六医院的医生张艺当天在这里值班。被白色防护服、防护面罩裹得严严实实的她告诉记者,对疑似患者会详细检查具体症状和询问经历,如存疑则会送往指定医院,如普通发热也会劝返,不会允许进站。

走进候车大厅,记者注意到一个细节:能看到的快餐店、牛肉面店、便利店等都亮着灯,在正常营业。"车站商铺基本都开着,以保障乘客正常出行需要。"周艳介绍,车站明确要求商家增加消毒次数,每天会对店铺消毒情况进行逐店检查。

在北进站口旁,记者看到由 4 个双开门组成的通道留了出来。"这是绿色通道,专供防疫物资和人员进出,南进站口旁也有一个。"周艳介绍道,"同时有关单位还结合相关数据,通过大数据分析旅客此前行踪来排查'重点对象',旅客在身份证实名验证的时候,机器会有提示,让工作人员进行重点排查。"

(载于 2020 年 2 月 6 日《四川日报》,记者:熊筱伟、王眉灵)

全域阻击　全民参战

在全省人民共同努力下，我省新型冠状病毒肺炎疫情防控网络基本形成并有效运转，但疫情总体仍处于发展阶段，形势依然十分严峻复杂，疫情防控仍然是当前最重要的工作、最紧迫的政治任务。疫情防控不但是一场遭遇战，还是一场攻坚战、持久战，现在正是与时间赛跑、与疫情抗争的紧要关头，必须严防死守、全域阻击、全民参战。

全域阻击就是各个地方、各个领域、各个环节共同战斗，我们站立的地方都是战场。尽管前期防控取得阶段性成果，我省新增确诊病例人数在减少，但随着节后返程、复工、开学的临近，战线有了新变化，疫情防控工作也应随之从主要阻断由一个疫区病例输入向阻断全国多地输入病例和阻断省内不同区域之间传播转变，从主要以阻断外省输入为重点向阻输入与防传播并重转变，从全省实施统一防控策略到分区域分轻重防控策略分类实施转变。

全域阻击，就是既加强成都这样的特大城市疫情防控，也加强市（州）防控，不能因为目前一些市（州）只有少数几个确诊病例而掉以轻心；既不放松城市社区、家庭防控，也不疏漏农村薄弱环节，对城乡接合部、流动人口聚集的地方更应高度重视，做到排查、防控不漏一户、不漏一人。随着春运返程高峰来临，加强交通运输环节防控也是切断疫情传播的关键。

全民参战，就是无论医护人员还是确诊病人、疑似病人，无论城镇居民还是农村群众，人人都是战斗员，都要和病毒做斗争。传染病是人传人的疾病，打赢疫情防控阻击战，重在控制传染源、切断传播途径、保护易感人群，每个环节都与人密切相关，任何一个人的侥幸和疏忽都有可能导致疫情蔓延，给更多群众的生命安全和身体健康造成更大危险。全民参战不仅需要医务工作者迎难而上、逆行勇进，更需要所有人守望相助、携手同行。只有人人都把自己和他人的生命安全与身体健康放在第一位，才能汇聚起全民战疫的强大力量。

病毒威胁着每个人的健康，疫情面前没有绝对的安全区。在这场没有硝烟的战争里，疫情是魔鬼，狡猾地藏匿在各种各样容易被疏忽的细节里。要揪出藏匿的"魔鬼"，只有全域阻击，全民参战，布下天罗地网，全面落实联防联控措施，全面构筑群防群控严密防线，不放过任何一个细节，才能彻底阻断疫情传播，打赢疫情防控阻击战！

（载于 2020 年 2 月 4 日《四川日报》，作者：《四川日报》评论员）

武汉加油！中国加油！

战疫一线　他们这样过元宵

2 月 8 日，是中国传统的元宵佳节。"今年元夜时，月与灯依旧"，但 2020 年的元宵节，正处于举国上下抗击疫情的关键时刻，注定与往年不一样。

虽然街巷冷清，但我们不孤单。在战疫一线，无数"逆行者"守护着大家的平安和健康。在此，我们用文字记录下这个特殊佳节的人与事。

【探访地点：四川援助湖北医疗队驻地】
请放心　我们在武汉挺好的

一碗热气腾腾的汤圆，一通与家人的视频电话，2 月 8 日，在抗击新冠肺炎疫情的最前线，我省援助湖北医疗队 600 余名队员度过了一个简单但温暖的元宵佳节。

2月8日中午，四川国家紧急医学救援队队员陆续从工作岗位回到驻地。"今天中午给大家准备了汤圆。"后勤保障组潘仲伦大声地招呼着，将一碗碗热气腾腾的汤圆分发到了队员的手中。

吃着汤圆，省医院急诊科内科医生陈锋打开了手机与家人视频通话："老爸，元宵节快乐！"电话的那一头，是孩子的关心和祝福。"家里今天吃汤圆不？"吃着汤圆，与妻子和孩子聊着家常，陈锋始终面带笑容。

透过采访镜头，队员们向时刻牵挂着自己安危的家人说出了最朴实的话："我在武汉挺好的！请家人放心！"

在我省第一、第二批援助湖北医疗队驻地酒店，汤圆在元宵节的三餐都有供应。"前方是全天 24 小时车轮战，队员轮着回来总能碰上一顿。"说起这个特别的元宵节，我省第一批援助湖北医疗队领队刘成略有遗憾，"没有聚餐、没有佳节的氛围布置，今年的元宵节只是队员们在武汉的平常一天。"

这个平淡的元宵节，也藏着温暖和惊喜。一份来自家乡四川的香肠，是四川大学华西医院呼吸与危重症医学科护士谢莉元宵节晚餐的特别加餐。"这是华西战友刚从成都背过来的，你说令人感动不？"

2月7日，四川大学华西医院第三批援助湖北医疗队抵达武汉增援，还为先期到达的科室战友带来了令人嘴馋的"家乡味"。

战斗在武汉疫情阻击战的第一线，还有太多的四川人同可爱的白衣天使并肩而战。

"希望川军都平安凯旋，一定要保护好自己，你们是最棒的！我爱你们！"2月8日中午，5箱牛奶由快递员送到了四川第一、第二批援助湖北医疗队的驻地，牛奶的便条上有一段激励的文字，署名是"四川的一名学生"。

"武汉加油！中国加油！"在四川医疗队值守的武汉市红十字会医院病房里，绵阳援助湖北医疗队队长许治华送出了团队的元宵礼物。礼物是两张写满祝福的卡片，收到礼物的是当天走出病房的两位治愈患者，"能看着病人出院，这就是给我们四川队最好的元宵礼物。"

（载于 2020 年 2 月 9 日《四川日报》，彭宇，记者：袁敏、李寰）

疫情防控关键时刻，

红旗连锁 3100 余家门店的 1.7 万名员工始终坚守岗位——

"看到'红旗'开着门，心里就踏实"

"疫情防控的非常时期，看到红旗超市依然开着门亮着灯，我们大家这心里踏实。"家住成都红牌楼的范女士说。

"在消费者最需要我们的时候，我们就该义无反顾，为社会保供出力。"成都红旗连锁股份有限公司党委书记、董事长、总经理曹世如说。

"为了采购货物我们天天焦心，就是害怕市民不能安心。"红旗连锁负责口罩采购的李晓燕说。

在新冠肺炎疫情防控关键时刻，红旗连锁 3100 多家门店不关门、不断货、不涨价；1.7 万多名红旗连锁员工坚守岗位，成为城市保供的"护航者"；三大配送中心近 200 台配货车的数百名司机，每天夜以继日将近 4000 吨货物发往各门店……非常时期的非常之举，让红旗连锁虽然新增成本 3000 多万元，却为保障城市生活物资供给提供了有力支撑，公司 40 多天零事故零感染。

"关键时刻，就应该勇挑重担"

春节前夕，红旗连锁已根据往年的销售情况备好货，对春节期间值班、轮休、销售等工作进行了全面部署。然而，随着疫情发展，包括四川在内的多个省市相继启动重大突发公共卫生事件 I 级应急响应，红旗连锁立即启动应急预案。曹世如介绍，"大年三十晚上，红旗连锁召集公司高层紧急开会，研究春节期间如何为城市保供。"

疫情就是命令。大年三十晚上，红旗连锁成立应急领导小组，并进行细致分工。到正月初一凌晨，大家依然在紧张忙碌。从片区主任到行政主管，从采购主管到门店店长，有的连夜直奔公司挑灯夜战，有的通过微信或电话联系货源，有的连夜赶赴配送中心为抗疫一线部门紧急配送物资。保障疫情期间供给的运营方案、安全预案、采购方案等，都在一夜之间制订并下达到各部门，传达到每一位员工。从正月初一开始，1.7万多名红旗连锁员工，便一直坚守在工作岗位上。

红旗连锁有1000多名共产党员，在以企业党建引领企业文化发展中，红旗连锁把"以人为本"的管理理念同"构建和谐社会"的行动结合起来，重视发挥党委领导、党员先锋模范作用，坚持为党和政府分忧，为群众解难。同时，将"坚守服务大众、勇于担当社会责任"的企业文化根植于每一位党员心中。红旗连锁配送中心总监张松介绍，公司三大配送中心的员工中党员占比20%以上。在疫情防控期间，无论是送货突击队，还是货物分拣保障组，党员都冲锋在前。今年56岁的驾驶员左蓉海是一名老党员，从正月初一开始，他每天出车三四次，经常是早上5时起床，深夜才回家。左蓉海说："关键时刻，作为一名共产党员，就应该勇挑重担，干在最前头。"

"只要还有一位客人，我们都会一直延时"

正月初一凌晨2时，一辆红旗配送货车缓缓驶出位于龙泉驿区的第二配送中心，负责库区管理的谭小芬随车将100件方便面、牛奶、饼干等物资送往抗疫一线。

整个春节期间，谭小芬都在仓库连轴转，接收源源不断运来的货物，带领分拣人员对物资信息进行统计、分拣和分发。谭小芬本来计划大年三十回彭山老家过年，但突然接到公司通知随时待命。除夕晚上，她没来得及吃年夜饭，就接到通知，立即赶回配送中心加班，一直忙到正月初一凌晨3时多。"春节期间配送的货物比平时多3倍，一个分拣员平均每天要分拣货物近2000件，每天工作时间13小时以上。"谭小芬说，"医护人员

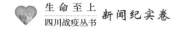
舍生忘死在前线拼搏,我们负责后勤保障,更应该为抗疫尽一份力。"

与谭小芬一样,为城市保供护航的还有许多"红旗人"。李成琼专门负责米面油的采购,春节前她带着家人去云南旅行。"正月初一接到通知后,我立即往回赶。"李成琼说,在返程的路上,收到一些门店反馈信息说大米和面粉快断货了,她立即联系供货商。由于春节期间厂家都放假了,红旗连锁又马上派车派人到厂家提货。"整个春节,我们负责采购的人每天一早醒来,要么就是要货,要么就是催货。手机被打爆,经常深更半夜还要处理业务。"

"只要还有一位客人,我们都会一直延时。"2月2日晚10时30分,红旗连锁锦蓉佳苑便利店的店长林丽萍仍坚守在岗位,因为店里还有一位顾客在挑选商品,"以往春节期间,一般18时左右关门。今年,我们天天延时营业。"

疫情发生后,为更好为居家市民提供优质服务,红旗连锁坚持商品不涨价。红旗连锁美林湾便利店店长说,"我们不仅不涨价,还推出了许多特价商品,包括奶制品等群众日常需求量很大的商品。"

"我们会保障充足供给,会满足大家的生活需求",当市民走进红旗超市时,总能听到这样让人安心、温暖的话语。据介绍,春节至今,红旗连锁销售大米5000吨、面粉1200吨、食用油超2000吨。针对疫情期间市场上紧缺的口罩、洗手液、消毒液等防疫物资,红旗连锁也与多方协调,组织货源。

截至目前,红旗连锁已组织并销售口罩300万只,消毒液近40万瓶,洗手液20多万瓶。300多家生鲜门店,全力保障蔬菜水果、肉类、禽类水产等食品供应,春节期间销售超过1500吨。

"我得确保员工们都平平安安"

1月24日,红旗连锁决定,春节期间上班的员工,除每天3倍工资外,每人每天增发100元。"虽然公司成本新增3000多万元,但我们不心疼更不后悔,我们认为这是值得的。"曹世如说,"他们都是战士,都很勇敢，所以我得确保员工们每个人都平平安安。"

除确保在岗员工每天的口罩、消毒液等防护物资外，各办公场所、门店等都严格进行消毒处理，并通过各种方式传达、普及防疫知识。公司从外省空运回口罩给员工们佩戴，投入上百万元购置红外线测温仪 3000 多台，用于为门店一线员工及顾客测量体温。截至目前，公司员工没有一人感染新冠病毒。

"对人好"，是红旗连锁员工对曹世如的评价，这也一直是红旗连锁秉持的重要企业理念。"我情愿自己吃亏，也不能让员工吃亏。"在曹世如看来，疫情发生后自己与所有员工的行动，都是自然而然的，因为许多人都在与他们同行，甚至比他们做得更多。

在疫情防控期间，红旗连锁用一个个生动的故事彰显企业的善举。2月 10 日，成都红旗连锁股份有限公司向成都市红十字会捐赠 300 万元，专项用于成都市新冠肺炎疫情防控工作。2 月 14 日，曹世如以个人名义向四川省妇女儿童基金会捐赠 50 万元，定向用于四川省新冠肺炎防疫。2 月 25 日，红旗连锁加入成都助农战疫联盟，启动抱团助农战疫活动，积极帮助大邑、简阳、成都高新区等地因受疫情影响而滞销的蔬菜水果种植户。2 月 28 日，第一批抱团助农战疫农产品——来自新津的爱心小白菜，在红旗连锁部分生鲜超市上架，以 0.99 元/斤的价格进行销售。截至当日下午5 时，1500 公斤小白菜销售已近九成。

"国家和政府需要你的时候，就应该第一时间站出来，'红旗'的善举和义举不是一次两次，而是将随着红旗永远飘扬下去。"曹世如讲。

（载于 2020 年 3 月 1 日《四川日报》，张艳，记者：庞山岚、范瑞鸣）

你们，是这个春天最美的"战疫玫瑰"

编者按：疫情让我们再次认识女性的力量。在战疫一线，挺身而出的人群中，常有女性的身影。尽管术业不同，分工各异，但相同的是，疫情当前，她们舍小家顾大家，把女性的温婉和坚毅，都奉献给了抗疫一线。她们用生命筑起的防线是这个春天最美的风景。今天是三八国际妇女节，让我们向这个春天里最美的"战疫玫瑰"，致敬！

【心声】
"既然来了，就要多救几条命回来"

刘丹，四川省第三批援助湖北医疗队队员、四川大学华西医院呼吸与危重症科副主任

"既然来了，就要多救几条命回来。"3月7日，四川省第三批援助湖北医疗队队员、四川大学华西医院呼吸与危重症科副主任刘丹语气平静地向记者说。作为呼吸与危重症科的医生，她也是刚刚颁发的"全国卫生健康系统新冠肺炎疫情防控工作先进个人"殊荣获得者。

武汉大学人民医院东院，专门收治新冠肺炎危重症患者。刘丹所在的团队接管了东院两个重症病房，从2月2日至今已接收了119名患者，30名患者治愈出院。这一个多月，刘丹一天都没有好好休息过。对她而言，每一次救治，都是一场惊心动魄的战斗。

"如果说记忆犹新，还是那名39岁的患者。"刘丹说，这名患者是从其他定点医院转入的，也是她所在团队接收的第一批患者中的一位。"我很难受，救救我。"入院时，患者在手机上敲出这几个字递给刘丹。"虽然

他呼吸窘迫，但意识很清楚。"刘丹说。其团队迅速为该患者上无创呼吸机，通过高流量给氧的方式缓解其呼吸困难。但经过一天的观察，治疗效果并不理想。"我们决定放手一搏，给他上有创呼吸机。"给新冠肺炎患者做有创操作意味着要面临很高的感染风险，但为了救治患者，刘丹和她的同事们义无反顾，最终把患者从死亡线上抢了回来。

刘丹负责的病区还收治了一位85岁高龄患者。她和同事们专门成立了治疗小组，针对老人的病情多次召开多学科讨论。经过20多天治疗，老人治愈出院，临走前，他一直拉着刘丹的手表示感谢。

"只要看到你来，我们就安心了。"对病房的患者来说，刘丹如同"定海神针"。每次到病房查房，她也会尽可能多花点时间跟患者聊聊天，纾解他们的情绪。

谈起刚刚获得的"先进个人"殊荣，刘丹说，这个荣誉是给所有奋战在一线的医护人员的，她只是做了自己该做的。

（载于2020年3月8日《四川日报》，记者：李寰）

【心声】
"只要国家需要，我一定尽我所能"

陈萍，支援湖北的院感专家，成都市公共卫生临床医疗中心院长助理

3月7日，武汉市精神卫生中心，又一个新建的隔离病区正进行着院感防控流程设计。作为支援湖北的院感专家，成都市公共卫生临床医疗中心院长助理陈萍把控着现场每一个细节。

这已是陈萍在武汉工作的第24天。2月12日，作为国家卫健委院感支援专家组成员之一，陈萍一人成队，拖着拉杆箱独自从成都前往武汉。

备受各界关注的武汉市金银潭医院，是陈萍值守的主阵地。带着本院院感团队对3栋住院楼共计21个病区进行详细摸底，陈萍发现不少在院感防控上需要补齐的短板。她告诉记者，作为传染病专科医院，金银潭医院的院感防控已有坚实基础，但面对短时间内激增的新冠肺炎病人，新扩

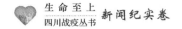
展病区的院感防控仍倍感吃力。

　　一场重塑流程的改造紧急启动。在陈萍的指导下，金银潭医院各栋住院楼制订出符合运转需求的院感防控流程，划出了界限清晰的污染区、半污染区、清洁区隔离通道。经过近半个月时间的系统梳理，从整个医院的大环境到每个病区的小环境，均实现了有序的院感管控。每天，陈萍总会挤出时间到各病区看看，现场查找医护人员在临床诊疗过程中个人防护漏洞，并予以现场纠正和指导，"零感染是我们始终咬定的目标"。

　　20分钟车程外的武汉市精神卫生中心，是陈萍在武汉兼顾的另一块阵地。"这里的医护人员很少接触传染病的救治，还得多帮帮忙才行。"防护服穿脱流程、手消毒流程、通道分区管理……陈萍为医务人员带去了多场现场教学。在她的指导下，武汉市精神卫生中心在极短时间内便完成了对两个隔离病区的改造。

　　参加过抗击非典、抗击甲型H1N1流感，远赴非洲应对埃博拉病毒……陈萍说，手中技能需要用一次次的实战来检验，"只要国家需要，我一定尽我所能"。

【心声】
"身为汶川人，我要去前线出力"

　　佘沙，四川省第三批援助湖北医疗队队员、省第四人民医院护士

　　"因为我和其他护士不一样，我是汶川人！"多次请缨出征武汉战疫一线，我省第三批援助湖北医疗队队员、24岁的省第四人民医院护士佘沙给出了自己的理由。

　　来自阿坝州汶川县漩口镇的佘沙，亲历了"5·12"汶川特大地震。佘沙说，身为汶川人，自己和家乡人民得到了太多的帮助，"能去前线出一点力，我一定义无反顾"。

　　来到武汉后的一个多月时间里，佘沙的工作主要在两个战场。"前10天在相对靠后的驻地宾馆，后20多天则进入了病房一线。"

　　在四川医疗队驻地宾馆，感染控制的重担落在了佘沙肩头。她早上7

点半起床，工作到深夜才能休息。酒店的每一个易感区域，佘沙每天都要做多次清洁消毒。

走出位于"后方"的驻地宾馆，将战场"前移"，也是佘沙向医疗队多次主动申请的结果。

为医疗队准备工作所需的各类物资，是佘沙在病房工作的一部分。这在日常看似简单的工作，在此时的战疫一线，难度系数直线上升。消毒器械、防护设备、消毒耗材……这些病房里每天必备的物资，都需要佘沙到分散在医院的多个窗口领取。

进入病房值班，病区重症及危重症患者的医疗护理是佘沙病房工作的重点。在防护服下连续4小时奔走，佘沙总被一身汗水包裹，但面对病人时却又总是言语轻柔。她说："进入一线病房，直接为病人服务，这是我到武汉的初衷。"

3月7日，中宣部、全国妇联、国家卫健委、中央军委政治工作部联合发布"一线医务人员抗疫巾帼英雄谱"，佘沙名列其中。但较之荣誉，她更细数着许多小感动——大雨中递过雨伞的陌生人、专门开着通勤车带自己取包裹的公交司机……佘沙说："他们和我一样。正经历苦难的武汉人怀着一颗感恩的心，都在默默地做着力所能及的事，我也理应做得更多。"

（载于2020年3月8日《四川日报》，记者：袁敏）

"临时卡""五色卡""七色台账"各显神通防疫情

从老家过完年回来，郫都区犀浦街道金粮社区居民刘先生回到小区的第一件事，就是办理临时出入卡，因为疫情防控需要，小区之前使用的业主卡、停车卡都暂停使用了。办卡的同时，小区物业也对刘先生前段时间的行程进行了了解和登记。"这样也好，相当于大家到家的第一件事情，就是报告行踪。"刘先生对此点赞。

与此同时，在成华区，对小区居民进行分类管理的"五色卡"正在发放中，绿卡、黄卡、橙卡、红卡、蓝卡，五色定位、分色标识、严格管控；在温江区万春镇和林村，以七种不同颜色作为封面的"七色台账"应运而生，"七色台账"既是账，又是指挥棒。

"临时卡""五色卡""七色台账"……随着返程高峰到来，成都疫情防控进入了第二波防止新输入与第一波存量防扩散相交织的新阶段，形势倒逼我们必须把工作抓深抓实抓细。我市各地探索各种"笨办法"筑牢防疫基础，卡住防疫关口。

小区进出使用"五色卡"分色标识严格管控

小区有 3 道门，已经关闭了其中 2 道门，仅留 1 道门进出，其余两道门的保安充实到这道门来，以把好小区出入关。昨日，记者来到成华区青龙街道致强社区领地海纳小区，只见小区的防控级别已经"升级"：小区门口，门卫和党员志愿者，正在为居民测体温，引导大家扫描"指尖守望"二维码填行程，申领"五色卡"。

什么是"五色卡"？正在帮助居民办卡的致强社区党委书记刘平告诉记者，按照疫情防控要求实施的"证卡合一、颜色标识、分类管理"，是为了居民的健康安全考虑而进行的精细化管理。记者看到，这种专门为疫情防控而制作的小区出入卡，分为绿、黄、橙、红、蓝五种颜色。每张卡片的正面都写有"人人尽责　共克时艰"几个大字；卡片的背面，除了统一编号外，还要填写姓名、性别、身份证末四位、门牌号、办理日期等。

据介绍，成华区试行的"五色卡"，分别以不同的颜色卡对应不同的人群，掌握每栋楼的人员分布情况，做到五色定位、分色标识、严格管控，以便于疫情防控工作的动态化、精细化：绿卡，14 日内未离开成都，无发热呼吸道症状的本社区小区（院落）常住居民。黄卡，近期从省外或省内市外来（返）蓉人员。橙卡，近期与疫情较重地区外来人员有密切接触史人员；近期未离开成都，但出现发热呼吸道症状的人员。红卡，近14日内（自抵蓉之日起算）有过湖北旅居史的人员；与疑似或确诊病人有接触的人员。蓝卡，办理对象为本小区（院落）常住居民的亲属。

线上线下双轨运行

采用"互联网十'五色卡'"防控机制

"五色卡"作为疫情防控期间居民出入本小区院落的凭证，成华区有严格的规定：持绿卡、黄卡或橙卡的，携带居民身份证等有效证件，可出入本小区（院落）；持蓝卡和居民身份证等有效证件，仅用于有效期内临时出入本小区（院落）拜访亲属；持红卡人员，按规定进行居家医学观察，期间不得外出。

与此同时，"五色卡"也将根据实际情况及时更换，比如，持绿卡人员出现发热呼吸道症状，就将更换橙卡，并将相关情况报社区。

"五色卡"的推行在成华区各街道社区赢得了大家的欢迎。龙潭街道临时成立了7个由科室工作人员和社区工作人员组成的"五色卡"发放工作小组，连夜领取卡片深入各小区院落开展卡片盖章、登记、发放工作。听闻即将发放"五色卡"，对小区居民实施分类管理，龙潭街道华泰社区金科天籁城小区邓阿姨对此表示支持，"其他小区的人不能来乱串门，本小区也可以通过颜色标识，互相监督共同防控，这对大家来说，是一种很好的保护。"青龙街道致强社区结合辖区疫情防控的特点，采取"五色卡"线上线下双轨运行的精细化群防群控新机制，仅半天时间致强社区豫府新街坊A座就实现了"五色卡"线上线下宣传动员和基础数据采集等工作全覆盖管理服务，将疫情防控工作向精细精准化方向推进了一步。

"以领地海纳小区为例，我们对人员和车辆进入小区进行严格管控，所有人员凭所办卡和身份证（双证合一）进入小区，同车人员如无卡不得进入小区。"刘平告诉记者，致强社区坚持关口前移，优化设置小区（院落）的出入口，以"五色卡"分类防控为重点，辅以"指尖守望"智慧健

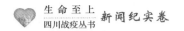
康（疫情监测）系统，变上门排查为入口排查，对所有进出行人和车辆司乘人员进行逐一体温检测、验证身份、在线登记备案。

分类管理"七色台账"既是台账，也是指挥棒

温江区万春镇和林村，毗邻温江城区，村域路网密集，交通便利。村民外出务工、求学者多，外来从事花木种植、经营者多。考虑到道路出口多、人员流动大、设路卡管控困难，和林村采用了七色台账的管理办法，做到了知己知彼。

顾名思义，"七色台账"就是七种不同颜色作为封面的台账。它包括《体温监测登记表》《来（返）温人员居家观察登记表》《武汉来（返）温人员名单》共计七册，既全面翔实，又突出重点；既精确细化，又一目了然。"台账封面搞得'花里胡哨'并非大家的初衷。"党总支副书记、村委会副主任黄秀说，台账分类细、类别多，内容有交叉，如果清一色的白皮黑字，每天登记时难免会搞错弄混。黄秀灵机一动，给不同内容的台账用了不同封面的颜色，直接称呼其为"小黄""小蓝""小绿"……拿起来用也顺手，还为紧张忙碌的疫情防控工作增添了一抹亮色。

"七色台账"既是台账，也是指挥棒。每天，和林村的巾帼志愿者要根据台账各项类目紧锣密鼓地展开疫情防控工作。她们骑着电瓶车宣讲政策，张贴通告，引导村民；领着联防队员检查民宿、农家乐、麻将馆、餐饮店等的关闭情况；挨家逐户采集村民信息，密切关注人员动态。除此之外，村委会广播全天 12 小时循环播放《疫情防控歌曲》、快板《抗击疫情来宣传》；卫生院吴医生随机抽查村民体温，重点检查返乡人员体温；村民王成驾驶"网红一号消洒哥"沿途喷洒消毒剂……全村上下一盘棋、一条心、一股劲，脚踏实地，努力工作。因为大家每天想着的第一件事，就是不让属于自己的"七色台账"内容留白，而要让"七色台账"增色。

专家点评

四川省社科院教授胡光伟：非常时期，要有非常之举。"临时卡""五

色卡""七色台账"，成都各地基层开动民间智慧，推出的这一系列举措，对于防控疫情传播应该是有利的。

这些办法，看起来有些烦琐，使用起来也可能给居民带来一些不便，但是在防控疫情的关键阶段，居民应该给予理解、支持和配合。这些分类管理的办法虽然有些"笨"，但使用起来还管用，因为它卡住了防疫的关口。做基层工作，做直接面对市民的工作，那些最原始、最朴素的方式方法，事实证明，往往也是最有效的。对于颜色卡的推行，胡光伟认为，也不存在歧视的问题，"因为你如果从疫区来，该隔离的就必须隔离，这是没有办法的事情。"同时他也强调各种办法的推行，必须在依法治国的前提下进行，不能违反国家的法律法规。

（载于2020年2月7日《成都日报》，记者：李娟）

我省统筹动员志愿服务力量参与疫情防控

"志"在必胜的战疫

"已购机票、火车票人员请及时和我联系，镇上免费接送。"3月4日，达州市通川区江陵镇江北村里的大喇叭反复播放着一则通知。

通川区是劳务输出大区，为此，江陵镇组织了一支"江陵先锋志愿服务"车队，有需求的外出务工人员提供已购机票、火车票以及健康证明便可免费乘坐"爱心车"前往机场、火车站。为保证外出务工人员安全，7辆"爱心车"在运送外出务工群众前后均会进行车辆消毒。

新冠肺炎疫情发生以来，我省统筹指导全省疫情防控志愿服务工作，联合有关部门积极动员和组织各级各类志愿服务组织（队伍），广泛招募有爱心有专长的志愿者科学有序参与疫情防控。

3月5日是全国雷锋纪念日、中国青年志愿者服务日。在这个特殊的

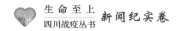
日子里，我省志愿者们依然用贴心的服务、生动的故事，诠释着雷锋精神，展示着战疫的志愿服务力量。

亮出最美"志愿红"
更好围绕中心服务大局

"争当疫情防控的'宣传员''守门员''监督员''预备员'……"1月29日，一则倡议书在四川的志愿者中流传开来。当天，省文明办联合省志愿服务联合会、省志愿服务基金会发出倡议，号召全省各级文明办、志愿服务组织、志愿服务队、志愿者科学有序安全地开展疫情防控志愿服务。

"倡议书为我们做好了工作指引。"来自南充的志愿者林森说，倡议书中提出的"及时宣传党和国家、省委、省政府发布的动态信息、疫情知识、防控措施""对特殊敏感地区返乡人员要及时报告，对亲朋好友组织的各类聚会要及时劝阻""要在各级党委政府的统一安排下，依法有序地协助做一些力所能及的防控工作"等建议，清晰勾勒出广大志愿者的工作范围。

凝聚力量，推动全省疫情防控志愿服务工作效能最大化。2月6日起，我省组织开展卫生防疫专业志愿服务、交通运输行业志愿服务以及关爱基层社会志愿服务。通过省市县文明网、志愿服务网，层层公布各级文明办、民政、卫健委、工会、团委、妇联等部门以及志愿服务组织联系人的手机号码和热线电话，组织动员全省广大党员、青年、职工、巾帼志愿者和平安志愿者积极投身战疫防控第一线，全面参与联防联控。共青团四川省委针对疫情防控，从动员、招募、培训、服务、保障5个方面，对省内疫情防控志愿服务进行安排和规范，并指导区县成立青年应急志愿服务队，在"志愿四川"平台开放线上报名通道，同步规范报名方式、招募条件和专业要求。

危难面前，志愿者从不曾缺席，一个凝聚了省市县三级志愿服务力量的网络就此形成。

不管是在抗疫最前线争分夺秒和死神、病魔斗争的医务工作志愿者，还是战斗在乡村、城市、街巷、企业的志愿者，多种形式的志愿服务，亮出同一种最美"志愿红"。

据不完全统计，目前，全省共有 610 个社会工作服务机构和志愿服务组织、1 万余支志愿服务队伍，发布疫情防控志愿服务项目（活动）2 万余个（场），组织 30 余万志愿者参与入户排查登记、防疫知识宣传、政策解读、生活服务、心理咨询、社区问诊、病毒消杀、物资发送以及关爱一线医务人员和社区困难群众等志愿服务，累计记录服务时长达 246 万小时。

力量集中起来
更好服务社区乡村和防疫一线

"我们这个登记点管理 120 多户住户。"从 2 月中旬开始，在巴中市巴州区东城街道鼓楼社区农机大厦 1 栋 1 单元门口的登记点，志愿者戚浩每天都会对出行人员体温、通行证、佩戴口罩等进行检查。

"请大家戴好口罩，不串门、不赶场……"在中江县玉兴镇金钩村抗疫战线上，有一支由 30 余名返乡大学生组成的"00 后"青年志愿服务队。他们在用方言乡音宣传防疫知识的同时，还为农户讲解平土、除草、育苗技术，不忙的时候，还扛着锄头与村民一起为播种玉米做准备。

社区和乡村，是我省志愿服务力量此次助力疫情防控的服务重点。相关负责人介绍，我省有意识地组织各地志愿者，在做好安全防护的前提下进社区、进农村、进家庭、进车站，协助街道社区、乡村开展入户排查、联系返乡人员、劝阻聚众活动等工作，并在小区、药店、社区公共地段设置服务点，义务为居民熬制、提供预防中药等服务。以共青团四川省委为例，按照"依法有序、本地化、社区化、组织化、安全第一"的基本原则和"培训不合格不上岗，防护不到位不上岗"的基本准则，自 1 月 31 日以来，全省平均每天有超过万名青年志愿者坚守岗位。在成都，该市在社区广泛设置志愿服务岗，发动党员、干部、医生、军人及社区志愿者深入

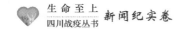
防控一线，22 个区（市、县）参与志愿者均超过 2000 名。

服务防疫一线，是志愿服务力量另一个投入重点。在眉山市仁寿县，近千名党员志愿者先后深入全县 10 个疫情防控卡口，协助检查消毒；绵阳市则招募志愿者共同探索废弃口罩和生活污染物特殊分类处理模式。我省还组织各地志愿者协助交警、运管、医院等部门在高速路口、超市等地开展排查，同时每天对公共场所和居民楼道、楼栋进行病毒消杀等工作。

服务丰富起来
更好提升志愿服务效能

"这 1 万只 N95 口罩，请接收。"2 月 20 日，省文明办、省志愿服务联合会、省志愿服务基金会携手成都巴德美际学校，向四川大学华西医院捐赠了 1 万只 N95 口罩。在防疫物资紧缺的特殊时期，这 1 万只 N95 口罩显得异常珍贵。"这 1 万只 N95 口罩是专门采购的，用于支援一线抗疫医生。"相关负责人介绍说。此前，省志愿服务基金会已先后向四川省十佳志愿服务社区送去了 7.25 吨医用酒精，并向全省抗疫一线的志愿者提供了专项保险。

助力疫情防控过程中，我省指导志愿者组织积极筹备防疫物资。目前，我省各地志愿服务组织（机构）纷纷网购口罩、酒精、消毒液等防疫物资赠送给社区，向防控点、交警、派出所、环卫工人等一线工作人员和群众赠送口罩、预防汤药等。疫情发生不到一个月，团省委已募集、购买口罩超过 23 万只，防护服、隔离衣、空气净化机、一次性橡胶手套等各类物资超过 3 万件（套、台、双）；省青年联合会积极组织青联委员参与疫情防控，累计协调、捐赠口罩超过 500 万只、防护服接近 500 万件；在成都，该市志愿服务联合会共协调捐赠 84 消毒液原液 19.5 吨；在内江，各爱心企业和爱心志愿者筹措了近 30 万只医用口罩、1 万余瓶消毒液、3000 余套防护服，第一时间送达防疫一线。

每一次志愿者的大型行动，总会催生志愿文化的一次良性传播。在这次疫情防控中，我省积极宣传各地志愿服务组织、志愿者在战疫一线的典型事迹和感人故事，同时充分发挥文明城市、文明单位、文明村镇、文明家庭、文明校园以及道德模范、身边好人等文明力量的示范作用，有效利用新时代文明实践中心（所、站）平台阵地，积极开展疫情防控宣传教育和志愿文化普及。

目前，我省各地正积极招募心理咨询专业志愿者，开设疫情防控心理干预专栏，已开通心理疏导热线 200 余条，开展居家隔离人员心理干预、医务人员社工服务和社区（村）工作人员心理健康服务。据介绍，省文明办已向中央文明办推荐我省 6 条心理热线支援武汉，将有 356 名专业志愿者提供心理援助服务。

（载于 2020 年 3 月 5 日《四川日报》，记者：吴浩）

爱心车陪医务人员起早贪黑

热力值

由四川日报—川报观察策划推出的"爱心专车"战疫志愿服务活动，吸引了广大网友尤其是医务人员的关注，网络阅读量约 1350 万，先后被中国文明网、成都市交通运输局等 33 家媒体或机构转载。

60 名爱心司机，志愿服务医务人员 1644 人次，总里程逾 2 万公里。虽然几乎没有人记得他们的名字，但他们的服务活动却在人们心中留下了一道道温暖的"车辙"。

热闻追踪

4 月 11 日，"曹操出行"的女司机张桂容一如既往地准备出车。上月底，张桂容拿到公司派给她的新车。这辆新车是公司对她去年业绩突出的奖励。张桂容说："新车新开始，继续努力。"

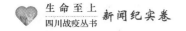

在男性居多的司机行业做到业绩突出，她不容易。不过，让同事们对张桂容更加佩服、纷纷竖起大拇指的，是她在抗疫期间参加的志愿服务行动。

2月19日至3月13日，四川日报—川报观察联合曹操专车、神马专车等网约车平台，发起组织"川报观察爱心专车"战疫志愿服务活动，为医务人员上下班通勤和紧急出行提供免费服务，且服务时间24小时不间断。张桂容是首批20名爱心专车司机中唯一一名女司机。

"这个活动还没组织起来前，我就在想要出点力。"张桂容说，为此她专门和几个好友商量，一起报名当志愿者。后来听说要成立爱心车队，张桂容第一时间报了名。公司相关负责人提醒她："接送医务人员有交叉感染风险，并且这是做公益活动，挣不到钱。"一听这话，耿直的张桂容就急了："我报名是来当志愿者，不是来挣钱的。"之后的20多天里，每天凌晨4时，张桂容起床稍做整理后，便从位于成都市新都区的家中出车，去接医务人员上班。把医务人员送到医院后，如果没有单，她就在车上补觉。手机一响，她立马又出发。这样一直干到晚上11点过。志愿服务期间，张桂容的爱心服务里程达317公里。

"医务人员起早贪黑，很是辛苦。那段时间，我从没见过早上8点后才上班的医务人员。"张桂容印象最深的是，一天早上7点接到的单，一位医生在成都市第一人民医院北区上车，却不是回家，而是去成都市第一人民医院南区。"简单一聊，才得知那位医生已好几天连轴转，没有睡过囫囵觉。"张桂容说，"这时就会觉得自己能接送他们，特别有价值。"

专家点评

四川师范大学新闻传播学教授庹继光：在构建和谐社会过程中，我们时常提到要人人参与、共建共享。新冠肺炎疫情期间，除医护人员外，不少人勇敢站出来，通过自己力所能及的方式为战胜疫情出一份力。这些行动，在很多地方都发挥了重要作用，也在疫情防控中传递了善良和希望，值得鼓励和倡导。

在肯定这类善举的情况下，我们还应注意，在提倡这种精神的时候，也要避免苛求，因为这样的行动不是强制性的要求，一定要注意主动和自愿。比如出租车、专车司机这个群体，不一定要所有司机都参与进来，这样不符合实际，也不利于疫情防控。做志愿服务，力所能及、帮忙不添乱是一个重要原则。

相关单位还应给予这些行为更多鼓励。比如，保险公司可根据情况奖励一些合适保险，加油站可根据志愿者服务时长给予一定优惠，司机师傅凭志愿服务证明免费洗车等。

我们的社会是一个整体，大家都是社会的一部分。一部分人在关心一线医护人员时，我们也可以关心这些"二线"志愿服务人员，让这种关心、温暖传递起来，在全社会形成善良向上的氛围。

网友点赞

四川大学华西医院杨惠：谢谢爱心车队孟师傅，辛苦了！

成都市青羊区东坡社区卫生服务中心魏良聪：感谢爱心车队为我们提供的服务！感谢师傅们的辛勤付出！

四川省人民医院王娇：致以诚挚的谢意！谢谢有你们一路同行！

网友"冬雪梅花"：给爱心车队点赞，也给战斗在一线的白衣天使们点赞。你们辛苦了！加油！加油！

网友"张小马等你大碗喝酒大块吃肉"：这个时候医生最辛苦，马路上的司机也辛苦。

（载于 2020 年 4 月 12 日《四川日报》，记者：吴浩）

三

智慧战疫

科技助力科学防控

科技是第一生产力，也是疫情防控中的重要战斗力。无论是治病救人还是防控病毒传染，都离不开科技助力。

新冠病毒是一种全新的病毒，破解它需要对基础数据、资料和相关信息系统地进行采集、鉴定、分析、综合、积累，需要时间。针对病毒的生物医药研究具有长期性、多元化、交叉融合特征，需要多学科交叉研究。这既是广大科研工作者面对的重大课题，也是对相关部门协同创新、联合攻关的重大考验。四川是科教大省，医药研发力量雄厚、中医药资源丰富，互联网、大数据等科技企业众多。要充分发挥我省高校、科研院所、企业的优势特长，加强科研攻关，着力科技抗疫。

科研攻关必须与疫情赛跑。时间就是生命，唯有科研攻关不断取得进展，我们才能增强抗击疫情的能力和底气；唯有科研攻关早日取得成果，我们才能早日打赢这场硬仗。要充分发挥四川大学生物治疗国家重点实验室等龙头单位的作用，健全完善各领域密切合作的科研攻关机制，扎实做好基础研究和应用研究，进一步摸清病毒结构、感染作用机制和传播途径等，加大力量投入疫苗研发；中医药参与全省确诊病例治疗达 90％以上，应发挥好中医药在传染病前期预防、临床救治和后期康复中的作用，继续开展有效方剂筛选研究，进一步健全中西医结合救治工作机制，完善中西医结合诊疗方案，最大限度提高治愈率、降低病死率。

科技抗疫必须全方面展开。前期疫情防控中，大数据、人工智能、远程会诊等科技手段各显神通，对我省取得阶段性防控成果起到了重要作用。我们既要着眼当前，将互联网等新技术、新业态、新模式广泛运用到诊断智能分析、流动人员监测、安全复工复产等方面，又要立足长远，敏锐把握此次疫情给经济社会发展带来的新变化新机会，在调整创新中培育新的增长点。

与时间赛跑，为生命护航。让我们争分夺秒、高效协同、全力创新，为打赢防疫阻击战贡献更多科技力量。

（载于 2020 年 2 月 23 日《四川日报》，作者：《四川日报》评论员）

我省建立"六位一体"疫情研判机制，
六组专家为精准施策提供科学依据——

疫情防控幕后的"智囊团"

3 月 7 日，根据省卫健委发布的消息，道孚县从全省唯一的高风险县调整为中风险县。此前，省应对新冠肺炎疫情应急指挥部疫情防控组提交的近一周疫情研判汇总报告就指出，"道孚县自 2 月 28 日已连续 7 日无确诊病例报告，疫情得到初步控制，需要适时评估调整风险等级"，并围绕继续做好道孚疫情防控提出建议。

精准施策离不开科学依据。在抗击新冠肺炎疫情中，省卫健委组织四川大学华西医院、省疾病预防控制中心、四川大学华西公共卫生学院、省卫健委国际交流中心、四川省医学科学院·四川省人民医院和电子科技大

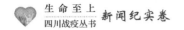
学相关专家，建立"六位一体"综合分析研判机制，定期会商研判疫情发展趋势，商定防控政策、应对预案和重大措施，将研判结果应用到相关防疫和医疗工作中，为制订防控策略和措施提供支撑。

三天一会商，一周一报告

2月26日下午5时，六组专家在省卫健委会议室开启了一场"头脑风暴"。

"市县两级无新发病例报告地区逐渐增多，时间逐渐增长，聚集性疫情也在减少，显示我省疫情程度持续降低，波及面缩小，疫情总体得到有效控制。"结合一份统计数据，省疾病预防控制中心副主任钟波开门见山地说道。

四川大学华西公共卫生学院研判组用数学模型对全省疫情进行估计和预测，其结论与钟波的判断相互印证。"估计2月23日病毒基本繁殖数$R0=0.08$,说明防控效果明显。"该学院教授栾荣生说。随后，其他专家也就各自的研究报告作了介绍。

从今年1月底到现在，类似的研判会每三天开一次。省应对新冠肺炎疫情应急指挥部疫情防控组每周都会向指挥部提交一份既有研判内容又有专家组建议的翔实报告，供其决策参考。

"只有以科学研究为基础才能精准施策，这是建立'六位一体'疫情研判机制的初衷。"省卫健委党组书记沈骥表示，"六位一体"研判机制从医疗救治、流行病学调查与科学研究、世卫组织研究成果、国际先进经验、健康大数据等方面，形成定期更新的专家会商机制，旨在为政府决策提出专业性和综合性并存的建议。

六个研究方向各有侧重。例如，疫情动态信息和现场流行病学调查数据主要对每日疫情态势，确诊病例的人口学特征，聚集性疫情、暴发疫情、本地感染病例和密切接触者的相关情况进行分析。运用数学模型拟合流行趋势，是为预测疫情可能的最大规模和高峰日期以及基本繁殖数（R0）的大小，以反映续发传播的强度，评价各阶段的防控效果。搜集世卫组织有关新冠肺炎疫情报告、战略防范和应对方案等重要动态，则为我省疫情防控提供了参考。

量化研究，决策更有底气

科学研究究竟如何支撑决策？正值复工复产关键时期，四川大学华西医院研判组对不同复工背景下新冠肺炎疫情进行了"量化"预测。

研判组设计多种不同场景，"演算"出对应的量化数据。比如，复工复产率从20%到100%，居家办公率从20%到100%，以及输入病例从0到20等，"演算"不同情景组合下的累计预测确诊病例数。"这样的量化结果能直观展示不同复工复产及居家办公率对疫情防控的影响。"该组专家孙鑫教授说。

"各组专家也在做类似的研究，大家交流共享后共同提出建议。"省疾病防控专家组组长、省疾病预防控制中心预防医学主任医师祝小平介绍，专家组建议，各类企业要严格把控人群进出及往来关口，做好员工的健康检测和健康教育，做实做细做好环境卫生整治，严防聚集性疫情发生。

这样的"量化"贯穿疫情研判全过程——

在疫情发生早期，以武汉封城为时间节点，研判组通过大数据了解到从湖北进入四川的人员数量，同时，加入相关参数形成预测模型，对这些人员入川将带来多大的影响作了研判。"有了数据支撑，指挥部作出'对从武汉等疫区入川人员实施隔离'的决定就有了底气。"祝小平透露，研判组对密切接触者进行系统研究后，还进一步明确提出要采取针对性更强的隔离措施，"当时全国并无明确要求，事实证明，这一建议对四川控制疫情起到重要作用。"

栾荣生所在的研判组主要工作就是研究 R0 值的变化。"R0 指一个感染到某种传染病的人，会把疾病传染给多少人的平均数。比如 R0 为 2，就是一个传染病人会传染两个人。"栾荣生介绍，"这一数据是衡量防控措施是否见效的重要指标。"1月底，我省 R0 值就已呈下降趋势，这说明防控措施见了成效，若继续保持防控力度，疫情向上发展的后续趋势就不会

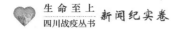
出现。

根据数学模型，研判组还会实时更新我省最大累计发病数，为下一步防控工作提供数据支撑。

海量信息中提炼前沿防控信息

新冠肺炎是新型传染病，在没有可直接复制防控经验、防控样本的情况下，如何做到有效防控？

"疫情发生早期，大家对疫情的传播性、致死率等都没有清楚的认识。基于此，华西医院研判组从大量科研文献中，提炼出有效信息，并用'可视化'的方式将信息提供给指挥部。"孙鑫表示，最后的呈现可能只有一页纸，但这背后可能是上百份文献的整理分析。"为了明晰新冠病毒与流感、SARS、MERS 等病毒的不同，五六人的团队加班三天作了资料梳理。"

疾病诊疗也是华西医院研判组关注的重点。孙鑫介绍，通过搜集整理各类文献，研判组在华西医院各领域专家共同参与的基础上，应用国际通用方法编制了针对新冠疫情的院感防控指南，现已适用于多个定点医院。

跟踪世卫组织新成果，学习借鉴国际经验……一个多月来，关于新冠肺炎防控工作的前沿信息源源不断汇集到专家组。

2 月 26 日的会商会上，省卫健委国际交流中心通过翻译世卫组织有关新冠肺炎疫情报告、战略防范和应对方案等重要动态，带来了世卫组织强调数学建模和高级分析的重要性，以及世卫组织认为目前尚无新冠病毒通过食物传播的证据等信息。四川省医学科学院·四川省人民医院主动健康与转化医学中心的研判组跟踪国际疫情控制策略与方法，为做好孕产妇新冠肺炎治疗、预防母婴传播等提供指导。

"这些信息，为各组研判决策提供了重要的信息支撑，也为疫情防控提供了先进的策略与方法。"省卫健委相关负责人介绍。

（载于 2020 年 3 月 12 日《四川日报》，记者：伍力、任鸿）

全国共批准 12 个新型冠状病毒检测产品，"四川造"占 2 个；
5G 远程会诊系统得到世界卫生组织专家肯定——

科技抗疫　看四川"硬核"力量

3 月 11 日下午 4 时，王登明才吃上当天第一顿饭。

忙到废寝忘食，是这位迈克生物股份有限公司商务总监和同事们最近的常态。原因很简单——公司研制出西南地区首个新型冠状病毒检测试剂盒，包括意大利和伊朗在内的超过 40 个国家同时在和公司洽谈订单。

科技抗疫，四川的成绩远不止于此。目前，全国共批准 12 个新型冠状病毒检测产品，"四川造"占了 2 个，并双双获得欧盟准入资格；5G 远程会诊系统得到世界卫生组织专家肯定……四川以一个又一个成果，为打赢疫情防控阻击战提供了有力的科技支撑。

短短两个月间，四川是怎么做到的？

【聚力】
政府引导，政策支持，迅速汇聚起科技抗疫的强大力量

和迈克生物一样，宋云鹏的公司也致力于新型冠状病毒检测设备的研发。

1 月 25 日晚，这位成都博奥晶芯生物科技有限公司的总经理正准备休息，却被一则消息拽下了床——四川征集一批新型冠状病毒科技攻关应急项目，"政府的动作比我预想的还要快。"

疫情突如其来，防控工作千头万绪，政府为何对科技攻关如此重视？

一方面源于对疫情应对规律的理解，省委、省政府始终重视提升全省

疫情防控科技水平，将科学技术视为战胜病毒的最有力武器；另一方面出于对省情的把握，四川拥有四川大学华西医院等一大批医疗科研单位和医药企业，有能力、有责任推进新型冠状病毒肺炎防控科研攻关。

以应急项目征集为起点，我省围绕科研攻关的一系列部署次第展开：1月27日，我省成立应对新冠肺炎疫情应急指挥部，下设8个工作组，科研攻关组是其中之一；1月31日，首批17个新型冠状病毒科技攻关应急项目正式立项，资金于同日到位……省科技厅相关负责人介绍，第一批应急项目聚焦临床重症救治、精准检测诊断、药物疫苗等6个领域的急需技术，按"出成果快、应用性强、重点覆盖、依法依规"原则定向优选确定。

也就在此前后，四川大学生物治疗国家重点实验室研究人员杨胜勇正式参与到攻关队伍中，和同事一起从早到晚"泡"在实验室筛选有效药物。"我之前也自发在做，但统筹后方向更明确了。"他说道。

不仅明确科研方向，也给出政策支持。对全力投入疫情防控的省级重点实验室实行年度绩效考核"免试"、择优对疫情防控科研成果给予补助……2月中旬，我省先后出台《支持四川省重点实验室全力开展疫情防控科技攻关十条政策措施》《关于进一步服务支持科技型企业和科研机构疫情防控期间平稳健康发展的八条措施》，从提供便利和政策激励等方面给出有力支撑。同时，盈创动力科技金融服务平台主动为生物医药等抗疫相关企业提供融资帮助。

政府引导，政策支持，全省科研单位、企业、医院等迅速汇聚成科技抗疫的强大力量。四川省医药行业协会秘书长董浜贤透露，一个月内全省就有超过150家医药企业参与抗疫相关技术和产品研发。省科技厅相关负责人介绍，据不完全统计，全省重点实验室参加抗疫人数超过1700人。省社科院研究员盛毅认为，整合科研力量、明确阶段重点，政府起到了至关重要的引导和推动作用。

【克难】
这是一次对四川推动产学研深度融合等工作的"突击检验"

回想研发过程，王登明至今觉得有些不可思议——产品从着手准备到获批上市，只用了短短一个多月。正常情况下，这类项目需要一年时间。

对病毒检测，公司并不陌生。"但具体到新型冠状病毒，全人类对它认知都还有限，短时间内单靠企业很难知道怎么把它'揪出来'。"王登明说。为此，公司第一时间邀请四川省人民医院副院长杨正林和他的团队参与研发。

杨正林团队的加入，大大加快了研发进度。"由于长期合作，双方很快进入各自的角色。"王登明表示，目前已共同提交了专利申请。对此，盛毅认为，此次疫情本身就是一次对四川推动产学研深度融合、构建各领域高效合作的科研攻关机制等工作的"突击检验"。

另一次检验，发生在实验室以外。2月4日，天府国际生物城，成都先导药物开发股份有限公司已正式复工，开始了化合物筛选。公司董事长李进清楚记得，此时不少省外同行还只能"云办公"，无法使用办公室的科研设备。"政府专门派人指导复工，小到'电梯间里放一包纸'这种细节都会提醒企业。"李进表示，尽早复工加快了研发进度，目前公司已有多款针对新型冠状病毒的化合物在北京进行早期药效评价。

不仅是复工，围绕立项审批、产品注册等政务服务，四川也坚持"依法依规、特事特办"的原则予以支持。通过应急审批方式，省市场监管局为四川大学华西公共卫生学院分析测试中心、成都质检院等颁发防疫用品扩项检验检测资质证书；对迈克生物、成都博奥晶芯2家公司申报核酸检测试剂盒等5个产品进行初筛，积极争取国家药监局将这些产品纳入应急审批通道。省科技厅开通科研项目立项审批绿色通道。省发展改革委加速在线审批，截至2月底已顺利办理52个直接服务于疫情防控工作的项目立项手续。

成果，是检验科技抗疫工作最直接的标尺。

围绕临床重症救治，我省搭建了 5G 远程会诊系统，实现优势专家资源下沉。目前有 27 家省市级、67 家县级定点医疗机构以及湖北多家医院联网，开展远程重症救治会诊 300 多例次；围绕疫苗研发，四川大学自主研发的疫苗已进入动物实验阶段；围绕药品研发，多款创新药、仿制药和老药新用研究取得进展；围绕中医药诊治，我省研发的"新冠 2 号""新冠 3 号"等中药制剂在全省推广，有效提高了治愈率、降低了病亡率。

【改变】
"提质量""补短板"并举，
为四川与疫病较量的整个"战局"带来深远改变

最近，四川大学华西医院感染性疾病中心副主任冯萍和同事聊得最多的，就是建设中的"那个平台"，"它有可能改变我们未来应对流行病的方式"。

在四川大学华西医院，记者见到了"那个平台"——疾病流行病学大数据研究平台，一个个柜子大小的服务器已陆续投入使用。四川大学华西医院党委书记张伟表示，通过搜集分析疫区早期流动人口变化规律、防控诊断、治疗康复等海量数据，该平台将有助于更精准判断疾病传播路径、发病趋势等，为疫情防控科学决策和诊治提供参考。

同时在建的，还有精准诊断研发平台。四川大学华西医院相关负责人介绍，两个平台 2 月初在省发改委等部门支持下启动建设，预计数月内建成。

不止这两个平台。省科技厅相关负责人介绍，进一步完善疫情防控预警预测机制、加强疫病防控和公共卫生科研攻关体系建设等工作均已提上日程。

除了"提质量"，还要"补短板"。一个最新消息是，四川正抓紧推动前期评估论证，布局建设全省首个高水平的生物安全防护三级（P3）实验室。多位受访者提到，这种需要穿防护服、戴护目镜才能进入的实验室将补齐短板，为四川科研人员从事高致病性病原微生物实验活动、研究应对之道提供条件。

（载于 2020 年 3 月 15 日《四川日报》，记者：熊筱伟）

国内首个新冠肺炎病毒芯片检测系统在川投产，系钟南山院士"点题"

1.5 小时"揪出"新冠病毒

近日，由博奥生物集团有限公司联合清华大学、四川大学华西医院设计开发的"呼吸道病毒（6 种）核酸检测试剂盒"获国家药监局审批批准，目前已在川投产并应用。这是国内首个新冠肺炎病毒芯片检测系统。

这个系统是怎样检测到新冠病毒的？目前生产情况能否满足需要？3 月 4 日，记者来到位于成都市温江区的生产方——成都博奥晶芯生物科技有限公司进行实地探访。

1.5 小时里，新冠病毒怎样被"揪出"？

在生产方办公室，记者见到了"呼吸道病毒（6 种）核酸检测试剂盒"——它看上去就像圆形的透明塑料片，上面密密麻麻刻满纹路。

"你可以把它（试剂盒）和检测仪器，分别看作墨盒和打印机。"成都博奥晶芯生物科技有限公司总经理宋云鹏介绍，将被检测人员的咽喉分泌物等处理后放入试剂盒，再放进检测仪器中就能进行检测。整个过程耗时约 1.5 小时，准确率 99％。

在这 1.5 小时里，新冠病毒是怎么被"揪出来"的？

宋云鹏介绍，简而言之，就是将病毒的 RNA（核糖核酸）一边复制一边增加荧光靶标。这样经过一段时间，当新冠病毒 RNA 足够多、足够

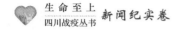
"显眼"时，就会被仪器识别出来。

这种方式不仅能检测新冠病毒"有没有"，还能知道"多不多"。"比如说经过同样时间，一份样本比另一份复制出的病毒多10倍，那我们就知道前者人体内本身就携带了更多病毒。"宋云鹏说，这能在一定程度上帮助医生判断患者是重症还是轻症。

除了新冠病毒，这种试剂盒也能同时检测甲型流感病毒、新型甲型H1N1流感病毒（2009）、甲型H3N2流感病毒、乙型流感病毒、呼吸道合胞病毒。

宋云鹏还谈到一个幕后故事：由于项目启动较早，研发之初并未包括对新冠病毒的检测，是在博奥生物集团有限公司专家库成员、中国工程院院士钟南山和李兰娟的建议和指导下，所以才对它进行了相关研发。

面对巨大需求，生产情况能否得到保证？

截至目前，该试剂盒已在武汉火神山医院、武汉协和医院及湖北省人民医院等投入应用。省内华西医院等也已在使用。"准备出口欧洲、日本、韩国等地。"宋云鹏说，目前存货不会超过一天，生产出来立刻就运走了。

面对巨大需求，生产情况能否保证？

4日下午2点，记者在车间看到，几乎所有生产线都在运转。"公司150人全部到岗。"公司生产负责人表示，目前工厂实行两班倒24小时生产，每天能生产12.4万人份的试剂盒，每月能生产约500台检测仪器。

记者还在该公司展示区看到，检测仪器分为1人份和16人份两类，后者可同时检测16人份样品，进一步提高检测效率。

宋云鹏表示，检测操作并不复杂，但由于样品采集等有生物安全方面要求，因此试剂盒和检测仪器主要用于有发热门诊的医院或疾控中心。

（载于2020年3月5日《四川日报》，记者：熊筱伟）

大数据中心的 15 天

（导语）新冠疫情防控中，四川积极运用大数据手段，打响抗疫信息防控战。而这场"云战役"的一线指挥部就设在去年 7 月刚刚挂牌成立的四川省大数据中心。这个全新部门如何运转？又如何发挥作用？半个月前，四川省大数据中心接到了一个重要任务，我们的记者也在那时来到这里。

（字幕）3 月 9 日早上 9:30 四川省大数据中心 39 楼会议室

（现场）从今天开始，我们四川省的健康码共享交换平台正式上线运行。

（正文）3 月 9 日这天，由四川省大数据中心开发的"四川省健康码数据共享交换服务平台"正式上线运行。平台是已经上线的"四川外出务工人员健康申报和查询系统"的升级版。可以与各市（州）健康数据信息共享，还实现了与外省和国办健康码及数据的互认共享，今后老百姓不用再重复填写各式各样的健康证明，做到了一次申报全省通用。

（同期声）（四川省大数据中心技术服务中心主任　钟兵）数据的打通和融合共享不是那么简单的，不仅仅是两条线与线中间接通就可以了。它需要大家的通力合作，实际上我们在 2 月下旬就接到这个任务，中间开了无数次专题会议进行讨论研究。

（字幕）2 月 24 日晚上 8:00 四川省大数据中心 39 楼会议室

（现场）浪潮的来了没有？坐这里。腾讯的还没有到？来了来了，今天有新任务。

（正文）时间回到 16 天前的晚上，我们第一次来到四川省大数据中心。中心负责人正召集各运营商和科技公司代表在 39 楼会议室开会。1 个多小时前，四川省人民政府给大数据中心布置了一个任务——要避免群众重复填写疫情防控个人信息。

（同期声）（省政府副秘书长、四川省大数据中心主任　严卫东）今天我手上拿个证明走到南充去，而南充又搞个啥码，又要我在那里扫扫扫，一会儿公路上又在弄个啥东西要求我填。省长有一点说得很好，你不要用现代化信息化的手段去维护着一种落后的管理方式，所谓落后的管理方式就是各自为政。

（正文）健康证明，就是四川省大数据中心开发的"四川外出务工人员健康申报和查询系统"。这个系统在2月16日正式上线，外出务工人员通过微信、支付宝就能扫码网上申报，接受社区医生核验，再通过大数据信息核查、智能比对，符合要求的就能得到一个专属的健康证明二维码，目的地政府和用人单位可以通过这个二维码随时查询外出务工人员健康状况，一旦出现问题就可以迅速找人。截至我们蹲点开始的2月24日，已经有接近500万人进行了申报。

（同期声）（四川省大数据中心总工程师　周学立）我们这个全省外出务工人员健康申报系统是在全国首先推出的，但是健康查询系统里，它并不是唯一的。各个市（州）也建有它们的健康查询系统。

（正文）依托大数据开发的各类健康申报查询系统，为抗击疫情提供了最基础的信息支撑。就在我们蹲点前一天，习近平总书记在"统筹推进新冠肺炎疫情防控和经济社会发展工作部署会议"上强调，"要充分运用大数据分析等方法支撑疫情防控工作"。四川省委、省政府在第二天就提出要打通各地、各平台健康查询系统，既是便民之举，也是落实之举——随着大规模复工复产，各种"码"也越来越多。进小区有小区的"码"，去商超有商超的"码"，下高速有下高速的"码"，去外地则换成了外地"码"。各主体、各层级、各地区的"码"五花八门。想要打通，还不是那么简单。

（字幕）2月24日晚上10:00 四川省大数据中心39楼会议室

（同期声）（腾讯智慧城市中心首席架构师　赵明君）现在已经在建的（健康查询系统）有9个地市，但是还有12个怎么办，我们需要定位省一级是不是需要新建一个统一的平台？

（同期声）（支付宝高级架构师　李云）如果用一个产品把所有 9 个（已经自建系统）市（州）的产品统一，其实这个成本是比较高的。

（同期声）（省政府副秘书长、四川省大数据中心主任　严卫东）成都市搞的是全民的健康码，你这里是为了农民工走出来搞了个健康证明，针对特定人群的，所以这两个概念要理一下。我觉得始终还是没怎么想清楚，这个要基于什么来统？

（同期声）（四川省大数据中心总工程师　周学立）我个人比较反对用一个统一的大平台来解决所有市（州）所有行业的问题。

（正文）简单来说打通各地、各部门健康申报查询系统存在三类技术梗阻——首先是平台不同，有的是基于微信开发的小程序，有的是支付宝扫二维码，有的需要登录官网；然后是范围不同，有的是针对全民的，有的是针对特定人群的，各平台间数据又没有共享；最后标准也不同，有的规定需要接受体检，有的则没有。

（动画）三类技术梗阻：一、平台不同（微信、支付宝、官网等）；二、范围不同（全民、特定人群等）；三、标准不同（体检与否、有效期长短等）。

（正文）而要打通和突破的还不止技术层面。

（同期声）（省政府副秘书长、四川省大数据中心主任　严卫东）（记者：实际上他都是采取一个属地管理的属地负责的？）在应急的时候，它强调的是统一指挥，但是在统一指挥的体制下，也要分区分级管理。

（正文）一个地方开发一个"码"，这个地方就对这个"码"的运行和问题负责。全省、甚至全国一"码"固然方便，但一个平台，并不能对庞大的健康信息，进行很好的应用和管理，也不能很好细化责任。严卫东说，这和一个人的登记信息出了错，只能去当地找社区、找辖区派出所是一个道理。

（同期声）（省政府副秘书长、四川省大数据中心主任　严卫东）由于现在实行的是分区分级的管理，它的标准还不太一样，所以这个数据打通当中，我们要寻求一个公共的标准、基础的标准。从政府建设来说，让大数据在政府的治理当中进一步的发挥作用。无论是在常态下的管理还是在

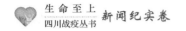

应急状态下的管理，都要发挥更大的作用。

（字幕）2月24日晚上11:30四川省大数据中心39楼会议室

（同期声）先讨论清楚干什么，然后再来说怎么干的问题，对不对？

（同期声）肯定，第一，有没有这个实力；第二，有没有这个时间。

（正文）由于各地之间统计的人员结构、填报项目不一样，所以3个半小时的讨论，暂时没有形成统一意见。

（记者手记）蹲点第一天，大数据工作和抗击疫情联系得如此紧密，是我没有想到的。疫情既是一次危机，也是一次大考。我深深觉得用大数据这支笔答好这张考卷，推动体制机制改革创新，同样是对执政能力和执政智慧的全新考验。

（导语）昨天的节目里，我们看到在四川省大数据中心，多个团队不断探寻打通省内各个健康申报查询系统的方法。然而大家发现，要打通各个平台系统，不仅仅是开放权限、共享资源那么简单。那么，接下来该怎么做呢？

（字幕）2月25日下午3:30四川省大数据中心39楼会议室

（同期声）（阿里云数字政府西南大区技术总监　宋勇）如果我们现在要发一个全省统一的健康码，那我们可能面临的是我们四川省八九千万人，然后这些人去超市可能要扫一下，去农贸市场扫一下，出小区扫一下，基本上我们可以判断出来，这个量是非常非常大的一个超平方量了，可以赶上一个大型的互联网网站。

（正文）这天，大数据中心继续组织运营商和科技企业代表，研究如何在全省范围内避免群众重复填写疫情防控个人信息。根据阿里代表的建议，大数据中心决定不再制作全省统一的健康码，而是打通已有的各个平台，实现一次填写、多头采用。

（同期声）（省政府副秘书长、四川省大数据中心主任　严卫东）举个例子，现在是拿了一个证明，这个证明到成都以后，就要纳入这个（成都市）的管理。是不是就把（数据信息）自动导入成都那个系统？

（正文）四川有9个市（州）建立了自己的健康申报查询系统，各个系统之间的标准并不相同，打通平台看上去简单，实则复杂。经过连续几天的商议，大家统一了意见——建立基本的统一标准，让成都牵头改造、带头打通。

（正文）而确立了方案是第一步，紧接着就要组织技术团队打通接口，对平台进行研发升级。

（字幕）2月27日下午4:00四川省大数据中心39楼工作区

（现场）你们是哪个团队的？我们是浪潮团队的——腾讯的——华为的——启明星辰的。

（现场）这个就是群防快线？对对对。他们说的"群防快线之父"是你吗？这有点过了，有点过了。

（正文）乔文涛是腾讯云智慧城市高级架构师，早在大年初四，他和他的团队同事就响应号召来到这里，为大数据中心提供技术支持。一开始，为了尽快补齐疫情防控工作短板、堵住防控漏洞，他们只用了5天时间，就根据四川省人民政府的要求，开发出了"四川群防快线"平台，而在平时研发这样一套系统，时间可能需要三个月。

（现场）（测试）喂，你好，你好，您是哪个地方的？绵阳的，绵阳市中心医院的。

（正文）"四川群防快线"除去一些疫情防控信息自主申报等便民功能外，还在省卫健委的协调下，整合了全省各地医院200多名呼吸道疾病医疗诊治专家，为群众提供24小时免费在线视频问诊服务，访问量4000万人次左右。

（同期声）（腾讯云智慧城市高级架构师　乔文涛）我们认为疫情只是社会应急状况的一种状态，对吧？比如说今后如果遇到地震等一些情况，它都是一个通用的应急状态，那么我认为都是通过政府，通过这样的平台，（腾讯的科技力量）可以跟群众快速地建立这样的渠道。

（同期声）（省政府副秘书长、四川省大数据中心主任　严卫东）这些企业他们离不开我们，他们需要我们在常态上，通过我们架起高科技大数据应用的场景，但是我们也离不开他们。我们通过对应用场景的设计、应用业务的流程的梳理，将其变成具体的技术实现。

（正文）大数据中心作为平台构建应用场景，最顶尖的科技公司入场出力，成为疫情防控、信息手段快速反应的有效机制。而省政府已经明确要求，尽快打通各个健康申报查询系统后台，时间越来越紧，腾讯、华为、阿里这样的大型科技公司已经开始统筹全国的技术力量。

（字幕）2月27日晚11:00四川省大数据中心39楼工作区　腾讯云架构师与深圳总部视频会议

（现场）（腾讯云高级解决方案架构师　曾恰）现在要做的是在外出务工人员健康证明系统基础上进行升级，让省上的数据与市（州）实现对接

总部：那要看要多少数据了。

曾恰：1000万条左右吧。

总部：从性能角度考虑，建议开个接口，快速看有没有码。

（记者手记）在大数据中心蹲点这几天，我不仅看到打通健康申报查询系统的工作在不断推进，还看到了"政府＋企业"抗击疫情的全新模式。在这种模式下，它加入的是全国的力量，动用的是全网的资源，是对传统管理方式的改革创新！而这也让我深刻触摸到了数字中国建设进程的脉搏。

（导语）打赢疫情防控和经济社会发展两场硬仗，离不开科技支撑。今天我们继续关注四川依托大数据中心整合全国顶尖科技企业力量，打通省内各个健康申报查询系统。

（字幕）2月28日上午10:00中国电信四川分公司

（同期声）（中国电信四川分公司电子政务运营中心主任　李波）特别是像我们这么大的系统，外面一定会有一些黑客想盗取我们的数据。

（正文）在中国电信四川分公司，电子政务运营中心主任李波，正带领60多人的技术团队监控着"四川外出人员健康申报和查询系统"的访问量。密密麻麻的数据中，一个细微的变化引起了团队的注意。

（同期声）（中国电信四川分公司项目技术主管　周新喜）目前这个曲线超过了我们的阈值，那就代表现在这个服务器是有一定的问题，可能是有人在攻击我们，或者是我们请求量比较大，所以目前就在重点排查这个的原因。

（正文）疫情发生以来，中国电信四川分公司一直像这样默默守护着四川电子政务外网的安全运行。经过排查，刚刚出现的数据异常，是因为瞬时访问量过大。如果越来越频繁，就说明服务器的容量可能不够了。

（字幕）2月29日下午4:00 西部数据中心

（搬运服务器场景）

（正文）西部数据中心，是省级政府信息化大数据的承载地，中心机房面积超过5000平方米。昨天接到访问数据异常的通报后，四川省政务云的服务商浪潮集团，就加快了中心服务器的扩容。

（同期声）（浪潮集团四川分公司副总经理　陈鹏宇）我们有一个（存储量）阈值，一般利用率在60%以上的时候，我们就准备扩容了。这个就是我们的设备资源的情况，而因为这个内存资源占有率达到了85.5%，这个证明我们内存比较吃紧，所以我们在对其紧急扩容。

（正文）其实早在2月16日，四川省大数据中心开发的"四川外出务工人员健康申报和查询系统"上线，访问量激增，服务器存储量就逼近危险阈值，系统一度面临瘫痪。因此这一个多月也是西部数据中心服务器不断扩容的一个多月。同时，扩容也说明四川电子政务系统开发的功能越来越多，提供的服务越来越多。

（字幕）3月3日上午10：30 四川省大数据中心主任办公室

（同期声）（省政府副秘书长、四川省大数据中心主任　严卫东）实际上在去年的省委十一届六次全会当中，省委提出了要加强基层治理体系治理能力的现代化，所以在这次疫情中用现代科技手段包括大数据手段来提升我们的治理能力，是其重要的表现。

（记者和严卫东看应急快报镜头）

（正文）在严卫东的案头，每天都会有一份大数据"应急快报"，分析追踪自1月1日以来从武汉入川人员，提供给省应对疫情联防联控机制领导小组决策参考。而复盘疫情发生以来大数据中心这一个月，大数据的作用更是明显。

（动画）

1月26日，四川省大数据中心编辑印发《大数据应急快报》，相关情

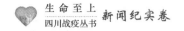
况提供给省市县各级防控指挥部。

1月29日，将直接入川和14日内到过武汉、湖北又转道异地入川人员进行分析。每日将前一日新增入川人员明细数据处理后及时滚动下发各市（州）。

2月3日，率先在全国推出直接为公众服务的全省统一、权威的"四川群防快线"公众服务平台。

2月16日，四川外出人员健康申报和查询系统上线。

（正文）而打通"四川外出人员健康申报和查询系统"的最终时间也定了下来，升级后，它有了一个新的名字。

（字幕）3月9日早上9:30 四川省大数据中心39楼会议室

（现场）从今天开始，我们四川省的健康码数据共享交换服务平台正式上线运行。

（正文）不但省内打通，而且新的"四川省健康码数据共享交换服务平台"还和全国一体化在线政务服务平台打通，实现国省对接，数据手段正加速在更大范围内发挥作用。

（同期声）（省政府副秘书长、四川省大数据中心主任 严卫东）这一次疫情我觉得只是一个考验，我们经不经得起考验？这还是进行时。那么疫情结束以后，大数据又怎么在整个四川的经济社会发展当中发挥作用，怎么在整个四川的社会治理当中发挥作用？我觉得这是一个重大课题。我们从这次疫情的斗争当中体会到大数据不仅是一个现代技术，也是一种新的经济形态，同时还是一种非常强大的治理手段。

（记者手记）一次全球蔓延的疫情，考验的不仅是各国人民，还有各国政府。而在四川省大数据中心蹲点的15天，让我更加明白——抗击疫情中，大数据是强有力的信息手段；疫情结束后，它也一定会是经济社会转型发展的有效工具。它彰显的是执政能力，体现的是执政智慧，背后还有坚定的道路自信和制度自信！

（四川广播电视台2020年3月12日—14日播出，记者：寇志鹏、任昌宇、凌珂、胡定舟）

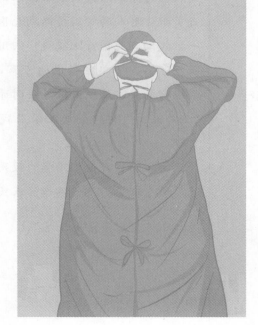

第三章

白衣执甲

红心向火线，白衣作战袍。

用誓言和行动践行初心使命，用生命和汗水守护人民群众生命安全和身体健康，面对突如其来的重大疫情，全省近80万医疗卫生工作者听指挥顾大局、舍小家为大家，临危受命、冲锋在前，坚守岗位、顽强奋战，舍生忘死同时间赛跑、与病魔较量，夜以继日保患者康复、为生命接力。各定点医院医护人员分秒必争、千方百计救治患者，为重症患者带去生的希望；广大社区、乡村医疗卫生人员积极投身群防群控大排查，有力推动防控工作全覆盖、无死角；许多医疗卫生防疫专家按照"战时状态"，昼夜开展研发攻关，为抗击疫情提供科技支持。

一方有难，八方支援。武汉是这场战争的关键战场。四川人民与湖北人民共饮长江水，疫情隔不断真情。自1月25日首批138人的四川援助湖北医疗队集结出征，到4月最后一批援助湖北医疗队凯旋，四川共有10支医疗队、3支疫控队及3名国家单独抽调的专家，总计1463名四川医疗卫生人逆行驰援、鏖战武汉。去时千重雪，归来万里春，四川的"王炸天团"为打赢湖北保卫战、武汉保卫战做出了应有的贡献。

大医精诚，他们不愧为救死扶伤的白衣天使！

妙手回春，他们不愧为人民健康的忠诚卫士！

奋战一线

四川藏族聚居区道孚县战疫侧记：
73 个珍贵的生命，我们守住了

3 月 19 日，对于道孚县人民来说是一个特别的日子，该县中藏医院最后一名新冠肺炎确诊患者治愈顺利出院，这标志着四川省甘孜藏族自治州道孚县 73 名新冠肺炎患者全部治愈，且实现了治愈率 100%。

一时间，好消息刷爆了藏族儿女的朋友圈。经过 55 天的鏖战，73 个珍贵的生命，在甘孜州道孚县守住了。

"三圈层"布局 "不进不出"

自 1 月 24 日起，道孚新冠肺炎病人从 0 到 73，又从 73 归 0。回望这 55 天的归"零"之路，从连夜印发相关文件通告，到成立道孚县应对新型冠状病毒感染肺炎疫情联防联控机制领导小组，再到出台一系列管理措施，四川甘孜道孚县，沉着应战！

战疫期间，道孚县采取果断行动，设立"三个闭环"管控措施：对五乡一镇形成第一闭环区，实行"不进不出"；对全县形成第二闭环区，实

201

行"只进不出"；在邻近县形成第三闭环区，实行"绕道通行"。建立新冠肺炎疫情防控责任体系，各乡镇村组建立巡逻队，按照"县不漏乡、乡不漏村、村不漏户、户不漏人"的原则，构建"22个乡镇＋160个村（社区）＋185个网格"的管控体系。同时，当地对道孚群众实行居家A、B分类管理制度，采取"村组干部＋乡镇干部＋公安干警＋卫生人员"管"居家群众"的"4＋1"模式，得到了老百姓的理解、支持和拥护，为打赢这场疫情防控阻击战奠定了坚实的基础。

"一人一案"精准治疗

在过去55天里，道孚县460名医护人员，在省州医疗组148名专家和医生的指导下，在兄弟县53名医护人员的驰援中，闻声而动、集结应战，采取"中西藏"药相结合诊疗方式，实行"一人一案"精准治疗。在73例确诊病例中，无1例死亡。

"在道孚这样医疗条件相对落后的高海拔民族地区，能让病例得到及时有效医治，无轻型患者、普通型患者向重症患者转化，重症比例下且无死亡，可谓创造了新冠肺炎治疗的奇迹。"四川省医疗组专家李国平感慨地说。

战疫期间，道孚县委县政府紧急采购应急设备，高标准改造传染病医院，投入145万元，建设负压病房，紧急采购移动CT机、负压救护车等应急设备，有力地保证了物资设备的完善。针对全县各乡镇、寺庙、学校、办公楼、居民小区每天开展消杀工作，切实做到全覆盖、零遗漏。一系列有力举措，让全县避免了疫情扩散蔓延和院内交叉感染。

物资送到家　百姓齐点赞

"疫情发生到现在已经55天了，我们足不出户就能吃上新鲜蔬菜和水果。这55天来，我们一家8口的生活必需品得到了保障，真的要感谢胜利二村的村干部。"村民达瓦说出了所有居家民众的心声，"政府每天在群里接收通知，收集好每一户村民的生活物资需求再送货到家。"

记者了解到，为保障老百姓的生活物资，道孚县委、县政府建立"五大机制"，加强市场动态监管，全力提升储备防风险能力，积极与州商务局对接采购，拓宽采购渠道。最终，通过企业自身渠道优势采购，其他保供企业日常经营自行准备货源，按照保供领导小组下达的需求指标进行采购，建立稳定可靠的供货渠道。疫情期间，道孚县充分发挥大市场大保供大后勤作用，组建物资配送小组，统一配送生活必需品，确保县、乡、村三级物资精准到位，有力有序保障了当地的生活需求，得到了老百姓的手动点赞。

"我们在家里，除了不出门、不添乱，也总想在这个关键时期为家乡做点贡献。"甘孜州道孚县鲜水镇前进一村村民秀珍说，疫情中的点点滴滴让她感受到了温暖。

（载于 2020 年 3 月 21 日人民网四川频道，朱虹）

直面艰险义无反顾，我省医务人员奋战在抗击疫情一线——
"我愿意为你，挡在疫情的前面"

2 月 2 日下午，由"中国民航英雄机长"刘传健执飞，载着 126 名四川省第三批援助湖北医疗队队员的包机从成都双流国际机场起飞，直奔武汉。至此，我省已有 414 名医疗队队员驰援武汉。

"我愿意为你，挡在疫情的前面。"面对新型冠状病毒感染的肺炎疫情，四川医务人员迎难而上，义无反顾奋战在抗击疫情一线，守护人民群众的健康和幸福。

驰援武汉，他们直面场场"硬仗"

"这注定是一场'硬仗'，对每个医疗队队员来说都是一场严峻考验，但无论是汶川地震救援，还是抗击 H7N9 型禽流感，我们打过很多漂亮仗，这次也不能例外。"四川医疗队成员、四川省人民医院重症医学科主任黄晓波在日记里这样写道。

"若有战，召必应，战必胜！"当组建援助湖北医疗队的消息传出时，成都、泸州、南充等地医护人员纷纷交上盖满鲜红手印的请战书。"我应该去，因为我是汶川人！"2 月 2 日，多次请战出征湖北防控一线的四川省第四人民医院的 90 后护士佘沙，如愿出现在第三批援助湖北医疗队中。在汶川特大地震后见证各方援建力量的她，愿将爱的力量接力到湖北。

在武汉的寒冬，四川医疗队队员和当地医护人员并肩战斗。

在武汉红十字会医院，援鄂医疗队 24 小时连轴转，每 4 小时轮班一次。"穿上防护服后，4 个小时不能上厕所、不能吃东西、不能喝水；为节省防护服，不少医生穿纸尿裤工作。"西南医科大学附属中医医院急诊科主治医师刘操说。

"结合实际，发挥特色优势。"1 月 31 日，四川医疗队在武汉红十字会医院组建起一支中西医结合医护团队。援助湖北医疗队成员、成都中医大附属医院呼吸科副主任张传涛说，通过医疗队的系统性治疗，病区已有患者陆续出院，这是对医务人员最大的鼓励。

医疗队宾馆驻地离医院还有 20 余分钟的步行路程，为了医护人员便捷往返，一支由武汉当地人组成的志愿服务团队提供全天 24 小时不断线的接送服务。"携手战疫，患者康复，我们时刻感受着温暖和力量。"援助湖北医疗队成员、广元市中心医院医生巨森说，相信这次"硬仗"一定能打赢。

医者仁心，他们奋战救治一线

1 月 31 日晚 8 点，四川大学华西医院呼吸与危重症医学科主任梁宗安走出成都市公共卫生临床医疗中心。在这里他一待就是 10 个小时。

作为我省新型冠状病毒肺炎医疗救治专家组常务副组长，这段时间梁宗安格外忙碌。1 月 29 日，我省第一例新冠肺炎患者治愈，梁宗安十分激动:"我一直在关注他的治疗方案,鼓励他要有信心。"梁宗安介绍道,患者刚被收治时,肺部感染比较厉害,治疗组专家经过多次会诊,最终控制了其病情的发展。

"很高兴能看到这两位患者治愈出院,这是对我们医疗团队的肯定。"成都公共卫生临床医疗中心应急队队长杨铭说。2月2日,6名新冠肺炎患者经成都市公共卫生临床医疗中心全力救治后解除隔离。为使患者能得到更好的治疗,连日来,医务人员都没睡好一个觉,精心照料着每一名患者,会诊、讨论、调整方案……"累点没关系,只希望更多患者早日出院。"杨铭说。

"病毒不退,我不退!"巴中市中心医院感染病分院副主任医师石亚军说。自1月23日接到第一例新型冠状病毒肺炎疑似病例以来,他已经在抗疫一线连续奋战了10天,最晚凌晨四五点才休息,防护服干了湿、湿了又干,口罩紧绷造成的压疮已深入鼻梁……作为一名有着10年党龄的共产党员,石亚军和他的同事一道,用医者职责使命为群众砌起一道"防疫墙"。

严防疫情,他们舍小家顾大家

广元市青川县西南边陲的马公乡,是江油、平武、青川接合部,按照要求,马公乡卫生院在通往江油的必经之路上设立检测站。

此时的马公乡卫生院只有院长李长安一人。为守好检测关口,他从大年初一开始对过往车辆、人员进行疫情检测,饿了就吃方便面,困了就趴在桌上眯一会,偶尔让附近村民帮忙照看,他才回院里吃口热饭。"为了大家的健康,这样做值得。"李长安说。

严防疫情蔓延,他们写下请战书,他们舍小家顾大家。

"院长,由于近日的疫情,我申请取消休假。"这是成都市第二人民医院皮肤科副主任冯燕艳的申请书。几天前,因远在新疆的亲人住院并已下了病危通知,她正准备休假,此时,她毅然选择坚守岗位。

1月28日晚,大竹县人民医院感染科医生张久秀像往日一样,在发热

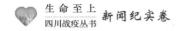
门诊忙前忙后。同一时间，在几公里外的家中，她的母亲去世了……作为女儿，张久秀没能见上母亲最后一面。

"妈妈，要注意安全，早点儿回家哦！"这是成都医学院第一附属医院感染科副主任医师石菡9岁大的儿子对妈妈上班的唯一"要求"。从1月18日开始，石菡一直奋战在感染科工作岗位上……"发热病人需要排查，患者需要诊治。在疫情面前，小家的问题真的不算问题。"石菡说。

致敬，最美的"逆行人"。保重，每一位无畏的"逆行人"。

（载于2020年2月5日《四川日报》，记者：石小宏、袁敏、李寰）

9位医生19个小时完成世卫组织新冠肺炎指南翻译

1月12日，世界卫生组织正式将造成武汉肺炎疫情的新型冠状病毒命名为"2019新型冠状病毒（2019－nCoV）"，并于1月28日发布了更新后的第一版针对疑似新型冠状病毒感染造成严重急性呼吸道感染的临床处置指南（英文版）。

"应对新冠肺炎，成都市第三人民医院9名医生从翻译团队组建，到中文版正式上线，用了19个小时完成总计12130字的世界卫生组织新冠肺炎指南的翻译和校对工作。希望能够帮助到大家，我们在成都为祖国加油！"昨日上午，一则这样的消息出现在"三医院党建先锋"群内，一时间，收获了源源不断的点赞。

这一群党员骨干医生第一时间对英文原版进行翻译，为的是让更多临床医护人员对疑似感染新型冠状病毒的危重患者进行规范、及时、安全的个人防护与科学治疗，守护人民幸福安康。

吹响集结号
1 小时完成队伍组建

"各位亲爱的同事，新冠肺炎牵动全国人民的心，1 月 28 日世界卫生组织发布了最新版新型冠状病毒诊疗指南，小严邀请有兴趣的老师参与翻译⋯⋯"1 月 29 日，大年初五，内分泌代谢病科主治医生严同在市三医院同事群中发起一则征集消息。

这个群内大部分人都有参与医院外事接待和翻译工作的经历，他们平日都喜欢在紧张的工作之余通过学习英文原版教材、指南来提高自己的临床能力，为患者提供与国际同质化的医疗服务。消息一发出，就迅速得到了回应，大家纷纷接龙。

仅 1 小时，一个由 9 名医生组成的翻译队伍顺利集结，分别是内分泌代谢病科严同、肿瘤科郑于珠、临床营养科张君懿、神经内科周弋人、普外科文君、心内科廖慧、血液科高华，另外还有市三医院长期派驻蒲江县医院的呼吸科医生李凯及在得荣县人民医院支医的肿瘤科医生蒋莎莎。

"希望通过我们的努力，为战胜疫情添砖加瓦。"这便是他们的初心。

分工协作
10 个小时完成全部翻译

尽管国家卫健委陆续更新发布新型冠状病毒感染的肺炎防控方案（第三版）和诊疗方案（第四版），全面地从疾病防控管理角度为参与疫情管控的专业人士提供最权威、最重要的指导意见，但对于怀疑 2019－nCoV 感染所致的急重呼吸道感染患者如何开展规范的临床管理和救治工作，临床医师在实际工作中仍需要及时获得更多的权威信息来帮助临床决策，尤其是全国各地一批批奔赴武汉的医护人员，他们需要在短时间内具备和掌握必要的核心专业能力和知识。

为了让中文版指南尽快面世，9 人团队迅速对章节进行了分工，按照各自专业或相近原则,分散各地同步开工。李凯作为这次抗击疫情的一线工作人员,不仅是呼吸科专业医生,还担任了蒲江县应急队的副队长,一边参与应急工作,一边坚持做好翻译;严同作为小组的发起人,不仅要准确查找资料做翻译,还要同步做好协调;蒋莎莎作为医院对口支援甘孜州得荣县医疗队成员,一边克服初到高原藏区的不适,一边保质完成分配的区块任务……经过 10 个小时的紧张工作,9 名成员顺利完成各自的翻译任务。

前辈审校
让指南尽快上线

文字翻译只是完成了第一部分,接下来的校对工作才是指南面世的关键环节。为了让一线的医务人员能够尽快找到所需信息,团队对原英文版本进行梳理,分成 9 个不同重点的区块,以通俗易懂的语言进行描述。在确定完成各自的翻译任务后,队员们又实行了交叉校对,遇到专业不清楚的地方大家在群里展开了激烈的讨论,一眨眼便是 9 个小时。

为了让中文版指南尽快上线,医院呼吸内科李国平、ICU 张川、院感部郭华、质控部曾昭宇、医务部周箭 5 位主任先后接棒,加入二轮审校队伍,确保资料严谨性,以科学的态度战疫。

当前,疫情防控正处于关键期。打赢这场疫情防控阻击战,更需要党员干部扛起责任,以实际行动践行初心使命,以担当作为给党旗增辉添彩。这一群党员专家用专业知识、无偿付出、大爱仁心,为这场没有硝烟的战争提供了充足的"武器"。

(载于 2020 年 1 月 31 日《成都日报》,记者:王静宇)

成都市公共卫生临床医疗中心是成都乃至四川医治新冠肺炎的"主战场"

一所医院的战疫进行时

● 这不是第一次应战，成都市公共卫生临床医疗中心做了最坏的打算和最充分的准备，启动最高级别应急响应，医务人员、病区、物资组织工作同步推进

● 生死救援随时可能上演，一个多月来，医务人员一直紧绷着一根弦，20 岁出头的护士前一秒还累得哭，下一秒一有情况又马上投入工作中

　　春节以来，在成都市东三环航天立交内侧，成都市公共卫生临床医疗中心门前一直拉着警戒线，那块立着的"隔离区"警示牌，很是显眼。

　　截至 3 月 8 日 24 时，成都累计确诊新冠肺炎病例 144 例，而成都公卫中心收治了其中绝大部分确诊病人，包括 30 多名重症及危重症病人。

　　如果抗击疫情是一场战争，那么这里便是成都乃至四川抗疫的"主战场"。

挑战与应对

　　过去一个多月，每天高强度的工作让成都市公共卫生临床医疗中心护理部主任万彬感觉"比一个季度还长"。

　　1 月 16 日，请假在外的万彬接到紧急会议通知。"出现疑似病例的时候，我就有心理准备了，毕竟我们医院就是做这个的。"

　　万彬一直在传染病医院工作，非典、H1N1 甲型流感、H7N9 禽流感等都经历过。但在会场上，听到"传染性未知"这句话，还是让她紧张了

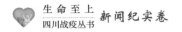
不少。

"做最坏的打算和最充分的准备。"成都市公共卫生临床医疗中心启动最高级别应急响应，医务人员、病区、物资组织工作同步推进。好在，这已不是成都市公共卫生临床医疗中心第一次"应战"。

"非典过后，医院已形成常态化应急机制。"成都市公共卫生临床医疗中心副院长张仁卿介绍，中心组建了一年一轮换的应急队，约 40 名来自不同科室的应急队员必须保持 24 小时通讯畅通，平时不能出成都绕城，一有情况就保证在半小时内到达工作岗位。每年，医院组织 4 次以上的应急演练，让应急队员熟悉接诊烈性传染病病患的流程。此外，医院还预留两层楼的应急病区。

然而，"身经百战"的成都市公共卫生临床医疗中心还是遇到了始料未及的挑战。

1 月 26 日，一张"成都市公共卫生临床医疗中心接受爱心捐赠公告"的海报在成都人的朋友圈中刷屏。"有人说成都市公共卫生临床医疗中心本来就是医治传染病的，还缺防护用品？这次是真的没法了。"万彬直言。

事实上，成都市公共卫生临床医疗中心一直有专项经费用于应急物资储备。"库房内的物资够 15 名医护人员使用 15 天，还有 15 天的物资储存在供应商库房，有需求就随时发货。"中心后勤保障科科长杨碧惠介绍，部分防护物资的保质期是三到五年，不敢储备太多，怕浪费。

1 月 20 日，医院请供货商发回已付款的物资，但意想不到的情况发生了——对方表示，因特殊情况，无法提供全部，只能发三天的货过来。

"有一次，为了 9 个医用 N95 口罩，我们开车几十公里去了趟新都。"后勤保障科医学装备组组长田谊回忆，一些医用物资供货商还有极少量防护用品，但春节期间快递基本停了，大家只能开车去取。

好在政府全力协调，加上社会捐赠，物资紧缺问题终于得到缓解。

医治与攻关

防护服穿 4 个小时就要换，但遇上手术或其他事，六七个小时才换是常态。衣服不透气，汗水直流，每天下来，整个人像被水泡过一样。

"战争"打响，医务人员全力以赴。"光是请战的信息，我就收到几十条。"万彬介绍，有100多名医务人员分梯队到新冠肺炎病区工作，占全院医务人员四分之一左右。

一名处于哺乳期的护士发来的消息让万彬红了眼眶。"中西医临床科室的护士被整体调到新冠肺炎病区工作，考虑到其中一名护士还在哺乳，我就没作调动，结果这位护士发信息说孩子已送回老家，让我怎么安排都行。"

生死救援，随时可能上演。一个多月来，病区主任陈红都紧绷着一根弦，"这次太特殊了，老年人特别多，80岁以上的就有好几个。"

按照"四集中"原则，华西医院派出60多名医务人员常驻成都公卫中心参与救治工作，包括四川大学华西医院呼吸与危重症主任梁宗安教授等精锐力量。"每天都有几十个省内甚至全国的专家参与会诊。"

努力的结果有惊喜，也有遗憾。陈红回忆，有位80多岁的老人，刚入院时情况还好，但病情突然加重，几天时间肺就全白了，幸而经过治疗很快恢复，现在已经出院。而另一位60多岁的病人，有合并糖尿病、风湿免疫系统疾病等，上了ECMO（人工肺），但还是走了……

"我常常不记得今天是星期几。"重症一病区主任杨铭的眼睛里透着疲惫。

分体服、防护服、隔离服、鞋套、两层手套以及医用N95口罩、一次性医用外科手术口罩和护目镜……每天，杨铭进入病区要花很长时间穿戴好二级防护装备，如果要开展一些危险系数高的治疗，就还要穿戴有负压面罩的三级防护服。"憋在里面，无时无刻不想念新鲜空气。"杨铭直言。

"防护服穿4个小时就要换，但遇上手术或其他事，六七个小时才出来是常态。衣服不透气，汗水直流，每天下来，整个人像被水泡过一样。"陈红说，"我们一般不用尿不湿，一是不喝水，二是水分都随着汗水排了。"

即使困难重重，大家也依然积极乐观。"因为不能带多余的东西进隔离病房，护士妹妹们会用废旧材料自制挎包装东西。有时候，这些20岁

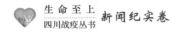
出头的孩子前一秒还累得哭,下一秒一有情况就又马上投入工作中,真的很认真。"陈红说。

医患的世界

孤独、恐惧、焦虑、烦躁……在封闭环境里直面病毒,隔离病房就像一个放大镜,放大着患者的情绪,调节病患情绪也成了医务人员的重要工作之一。

"他挥舞着手臂大吼,说我们剥夺了他的自由,怎么劝都不听。"令杨铭印象深刻的是一名50多岁的轻症患者,"可能隔离久了,心情烦闷,他开始抵触治疗。看到同一个病房有患者出院,就彻底爆发了。"

"患者亲人不在身边,我们成了他们生活上和精神上的支柱。"轻症病区护士长肖旭钰会把开朗的患者与内向的患者安排在一个病房,还托人录制了舒缓情绪的音频发给大家。"有个患者八个亲人五人被确诊,其他人也被隔离,心情很不好,她把这些音频转给了家人,大家心里好受多了。"肖旭钰很欣慰,"她说我们是天使。"

朝夕相处,精心照顾,肖旭钰感觉,医务人员和患者的关系有了微妙的变化。

因为隔离病房没有护工、清洁工,护士还要照顾患者的日常生活,包括帮生活不能自理的患者擦洗身体、处理排泄物等。有一天,肖旭钰收到一名患者发来的微信,照片里都是护士干着脏活累活的样子。还有一次,有位患者的氧气管掉到地上,她正要去捡,这位患者制止说:"离远点,离远点,莫把你传染了。"

"他们能看到我们的好就够了。"肖旭钰手机里存着很多患者发来的微信,舍不得删。"有很多'嬢嬢款'表情包,比如闪着金光的'谢谢''一生平安',让人看着很暖心。"肖旭钰笑着说。

病人出院,是杨铭最开心的时刻。1月29日,四川首例新冠肺炎治愈患者杨先生出院。杨铭和护士长马静将他送到了门口。肖旭钰因工作忙没去,"我们只见过几面,他给我发信息说'我以为你也会来',有点意外,也有点遗憾。"

"到一线后，我们就没再回家了，有的'打组合'搬到独居的同事家，有的搬进医院安排的集体宿舍。家里有老有小，还是注意点为好。"肖旭钰说，最想念的还是8岁的儿子，有空会视频通话，但有时候下班太晚，孩子都睡了，说不上话。

战疫还在进行。但看着一批批病人出院回家，看着窗外越来越浓郁的绿色，肖旭钰知道，春暖花开，回家的日子不远了。

（载于2020年3月10日《四川日报》，记者：任鸿、黄大海）

一个"扣分科"的"战时"群像

3月19日下午，经过连续60多天的奋战，成都本土新冠肺炎确诊患者全部清零。在这场成都抗疫战中，成都市公共卫生临床医疗中心站在了抗疫最前线，而它的医务科也在每天十多个小时的连轴转。疫情期间，记者到成都市公共卫生临床医疗中心医务科跟踪采访持续一周，对这个平时不太引人关注的部门进行了一番"解剖"。

"病毒这么快就来了呀！"1月16日，当一名有发热症状的患者转院到成都市公共卫生临床医疗中心时，医务科负责人冯琛心里咯噔了一下。自这一病例在成都市公卫中心挂上"号"后，整个医务科的人神经都是紧绷的。

从这一刻开始，这个平时"被隐藏"在众多科室中的医务科开始了持续60多天的高速运转。运转中，人们才发现，医务科是关联着整个医院的神奇存在：质量、药剂、信息、医保、设备、质控、客服中心……它把控着医院的有序运行，为医护人员保驾护航。

警报拉响

在第一例患者到医院后，医务科就火速把院内专家组织起来，制订院内的诊断方案，启动应急队员展开救治。冯琛特地通知了自己科室与医院应急医疗队，让大家做好随时战斗的准备。在医务科与其他科室的配合下，院方做了一次针对呼吸道传染病的应急演练，紧接着出台了第一版新冠肺炎诊疗方案。

"做传染病的人嗅觉就应该是灵敏的。"成都市公共卫生临床医疗中心院长刘德顺说。

在第一例患者收治后，病人数量开始逐步增加，原来的一个病区已不够用。解除隔离后的患者需要有专门治疗基础疾病的病区、治愈后前来复查的患者也需要有专门的病区，打电话的人着急，冯琛也着急，饭刚端在手里，吃了两口就去协调病区的事了。

好不容易把中医药科的人抽调到各科室支援，腾出一个病区，难题又来了。由于出院的病人要定期回来复查，医务科需要马上抽调人手，安排成立一个新的康复科。

"除了要考虑老中青的搭配外，各个可能涉及的专业都得配好，比如呼吸科、外科、感染、内科的医生。"有着七年临床经验的医务科成员卢秋洁说得简洁明了。

不过听起来容易，做起来难。这得在对各科室情况了如指掌的基础上，再作出综合考虑。卢秋洁最先想到的就是抽调各科室的组长，再就是副高职称医生，这些还不能满足时，最后再抽调普通医生。

"留在后方的人压力也很大，比如四个人倒一班，要照看几十个病人。"卢秋洁说，一般科长要留下来维持科室正常运转，疫情期间，除儿科外，每个科室还有 60 多号病人。

卢秋洁在通知各科室抽调人手时，刚开始心里还有些忐忑，怕事情不好办。没想到听到的却是"别人都那么情愿，我们也要出份力"。

作为成都市三级甲等的传染病医院，成都市公共卫生临床医疗中心一直肩负着 30 多种传染病的诊疗工作。此次疫情来袭，这里作为新冠肺炎定点收治医疗机构，更是成都近两千万人口的安全底线。"成都市 70％以上的确诊患者都在这里接受治疗。"冯琛说，"相比综合医院，专科医院的常规工作的确少一些，但每当疫情来临时，承受的压力却是双重的。"

一天打 300 多个协调电话

这天上午 9 点左右，一阵清脆而急促的电话铃声突然响起。卢秋洁急忙拿起电话，"喂，我是……"

还没有来得及介绍，电话那头就连珠炮似的问起了有关新冠肺炎的防护知识。"你先不要慌，慢慢说。"电话这头，卢秋洁嘱咐对方要勤洗手、多通风，出门戴好口罩，有发热现象及时就医。

还没来得及喝口水，卢秋洁又接起了下一个电话。"你是哪个门诊的患者呢？肝病？结核？感染？肝病的电话你打错了。你要打感染门诊的电话……"

像这样的咨询电话，医务科每天要接几十个。自从疫情暴发后，科室成员就自觉担负起了这类电话服务，这也相当于为职能科室的医务人员减轻了一些工作量。

卢秋洁一边做着记录，一边解释说，"有想问政策的，有想问疫情的，都会打到我们这。"正是这样的电话，让医务科从幕后走向台前。

更为庞杂的一块工作，是院内信息的收集与上报，这部分工作也是与公众的相关性最强的。成都每日确诊人数、新增确诊人数、出院人数……疫情期间，成都人每日所接收到的疫情数据，皆出自这里。

"8 点钟的数据好了没？""9 点钟的上报了吗？""10 点钟的还需要再补充。"……一听见冯琛的"连环夺命催"，紧盯着电脑屏幕表格的"90 后"冯宪标又在一遍遍地仔细核对。

"数据要求精准，报送时间也卡得紧。"科室里的老大姐钟文说，疫情期间，省上、市上、区县……不同口子的资料，都由医务科来出。有些是要生命体征的，有些是要病人辅助检查内容、治疗方案的，有些是要院方

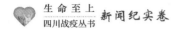
医疗资源信息的，还有些是要住址、密切接触者的。

为了按时提供这些数据，科室六人常常一人负责一张表格的几个部分，像是流水线作业一般，反反复复进入病历系统找到病人病例和医嘱，将要用到的部分提取出来整合，从早上7点到午夜，甚至一坐就是24小时，脖子一动也不动。

"系统里实在没有的数据，我们才会问医生要。一般都是在病历系统里静悄悄地看，尽量不去打扰一线医务人员的工作。"科室成员凌坤说。

此外，大家还有很多临时性的事务要处理，如紧急培训、改造病房、患者救治、专家会诊、病人转院、人员调配等。冯琛说："最忙的时候，一天要打300多个协调联系电话，后来手机打坏了，又换新的继续打。"

"任何时间、地点，只要主城区有病人，我们就要马上传达指令，安排急诊科人员出诊。"冯琛说，最多的时候，一天接过8个病人。

平时看似琐碎的出诊，在疫情期间绝非易事。冯琛需要不断进行电话协调，甚至现场调度，确保有限的负压救护车安然出发。"每接送一次，负压救护车必须要消毒一个半小时，加上车程不定，所以时间几乎不可控。而病人入院时间常常在深夜，大伙儿只能'干等'。"

按规定，疑似病例收治后，两小时内必须组织多学科专家会诊。这段时间内，卢秋洁必须从检验科主任处收集病人的各项检查结果，再撰写相关材料，然后把重症科、检验科、呼吸科等科室专家都组织到微信群里，发送材料，组织讨论。

以前全年下来也就几十次的会诊，在疫情期间已经达到100多次了。常常在深夜，一个电话打来，一张CT单发来，整个医务科一秒就要进入工作状态。

3月19日，经过连续60多天的奋战，成都本土新冠肺炎确诊患者全部清零。

永远被需要的"扣分科"

曾经，在一些医师眼里，医务科就是"找茬"的。长期以来承担着医院职能科室绩效考评任务的医务科被认为是"扣分专业户"。

"总的来说，就是考核的内容繁多，奖励的少，处罚的多。"卢秋洁颇为无奈地说。以处方开具为例，"如果医师处方开具不合规，就会被扣分、扣绩效。"

就是这样一个容易得罪人的科室，在疫情期间却成了最安抚人心之处。

由于与综合性医院相比，成都市公共卫生临床医疗中心的医护配比并不充裕。加上开始时对病毒的未知性，医生的压力很大，来自家庭、家人的压力也大。"疫情期间，整个医务团队里出现焦虑、抑郁的人不在少数。"卢秋洁说。考虑到这些情况，在收治新冠患者第11天时，医务科牵头发出了关爱医务人员的倡议。

那段时间，冯琛专门把成都市第四人民医院心理专科的医生接来，为大家进行心理疏导。有时候一次性就来一车人，一天要来好几次。

一名诊疗结束后的心理医师说："诊疗的时候，有的人放声大哭，有时候听他们倾诉，我也会流泪。但我愿意做他们的'树洞'，鼓励他们先从情绪中跳出来，把注意力从情绪转移到行动中来。"

"医护人员也是人，不是神。我们能做的，就是想尽可能帮助他们减轻压力。"冯琛说。

为帮助一线医务人员解除"内忧"，安抚患者心灵，让患者能积极配合治疗，医务科常常需要到病区协调解决各种医患问题。

"成都冬天太湿冷了，疫情没那么严重，怎么就必须得隔离治疗呢？"1月下旬，有位北方患者来到医院隔离时，感到无法适应，于是患者家属一直在投诉。

这时候医事法律出身的冯琛出动了。在病区，冯琛拉着对方的手，细心地摆事实、讲道理，这才解开了患者家属的心结。

一些病人隔离久了难免会产生厌烦情绪，无处发泄心中的情绪。有的患者就跟医务科反映"床太硬""菜饭不合胃口"。还有些病人家属等得不耐烦了，干脆打了市长热线，投诉"为啥病人治疗了这么久还没治好？"后来医务科调查才发现，这位高龄患者的基础疾病很重，身体恢复得本来

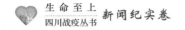
就慢。在治疗的过程中，医生、护士一直在尽心尽责地照顾着他。

还有家属打了市长热线投诉后，问题一级一级地转下来，而当医务科接到该投诉时，患者早已经出院了。

"其实挺矛盾的。实际上，这时候已经没有需要处理的问题了。但我们还是要多方了解情况，把事情真相还原出来，给对方准确的答复。"37岁的医务科成员何川说，"可能是疫情期间，大家都比较敏感，这可以理解。面对这样的病人和家属，我们得想法子为他们解开心结。这也是为一线医护人员减轻职业压力。"

疫情来临时，尽管医务科也面临着各种挑战和困难，但它作为公众的"信息员"、一线医务人员的"保障员"将永远被需要。

冯琛最大的愿望则是，希望各方能更加理解医务工作者和医务科，而不仅仅在抗击疫情的特殊时期才如此。

（载于 2020 年第 6 期《廉政瞭望》，记者：许然）

直面"新冠病毒"至少 12 小时，全程三级防护

独家揭秘　一份新冠病毒核酸检测阳性报告出炉幕后

核酸检测呈阳性，表明又一名新冠肺炎患者确诊。2 月 11 日，四川绵阳一名患者的样本经核酸检测并通过复核，确诊为阳性，绵阳新增一例新冠肺炎确诊病例。

那么，面对新型冠状病毒，核酸检测阳性报告是如何出炉的呢？近日，成都商报—红星新闻记者走进绵阳市 404 医院检验科，独家揭秘核酸检测全过程。从 2 月 1 日开始，该医院成为绵阳市可开展新冠病毒核酸检测确诊的实验室。

从接收样本开始，这群离新型冠状病毒最近的"隐形战士"，都是身

着三级防护装备，他们需要对样本灭活，核酸提取、扩增等，然后对结果进行分析，并最终出报告，这个过程要持续 6 个小时。如果检测结果为"阳性"，则需要更换试剂再次重复操作一次，进行复核。也就是说，一份新冠病毒核酸检测阳性报告出炉，至少需要 12 小时。

整个操作中，他们直面"新冠病毒"，特别是在安全柜内打开样本盖子提取核酸时，需要讲究手法，需要轻轻地、温柔地打开盖子，否则一不小心就可能形成气溶胶，污染安全柜，也可能让其他样本交叉感染，形成"假阳性"。

接收样本
安全柜内打开转运箱
3 层密封，每打开一层都要消毒

2 月 10 日下午 3 时许，绵阳市 404 医院检验科医生张旭和同事陈孝刚来到"新冠核酸检测实验室"的"样本处理区"，用 75％乙醇对实验室内的生物安全柜的空间和台面以及核酸提取仪进行消毒。实验室内摆放着多个仪器，一旦他们开始实验，就要等到实验结束才能出来，而消毒是每次进行新冠病毒核酸检测前都必须做的准备工作。

消毒完成，张旭和陈孝刚互相帮忙，穿着防护衣、隔离衣，并戴上护目镜、N95 口罩、双层手套，套上脚套等，按照三级防护的标准穿戴好，进入实验室，对送到的装有 90 多份标本的转运箱进行消毒，然后将标本转运箱放入生物安全柜。

成都商报—红星新闻记者看到，生物安全柜高两米多，上半部分是密封的，外表上贴着"新型冠状病毒核酸检测"几个字；下半部分有一块玻璃，打开玻璃，里面就可以放置样本。

随后，张旭和陈孝刚坐在生物安全柜前，双手伸进柜里，慢慢打开标本转运箱。因为转运箱是密封的，他们一人开箱，一人用 75％乙醇进行消毒。"转运箱共有 3 层密封，每打开一层就要进行消毒，还要检查是否密封好。"张旭说。

病毒灭活
56℃水浴30分钟，静置20分钟
降低开盖导致的气溶胶污染

　　样本为何要在生物安全柜内取出呢？这个生物安全柜到底起什么作用？张旭介绍，生物安全柜在运行时，可以将柜内空气向外抽吸，使柜内保持负压状态，通过垂直气流来保护工作人员；外界空气经高效空气过滤器过滤后进入安全柜内，以避免样品被污染；柜内的空气也经过过滤器的过滤后再排到大气中，以保护操作者和实验室环境。

　　张旭和陈孝刚取出转运箱中的样本后，在生物安全柜内用75％乙醇对装有标本的密封袋进行喷洒消毒，用吸水纸擦拭后，又小心地将样本拿到实验室内另外一种名叫水浴箱的仪器内，放置在水浴箱中的试管架上。

　　"在放入样本前，我们已提前将水浴箱预热至56℃，这个过程叫作'病毒灭活'。"张旭告诉记者，病毒灭活是非常重要的一步，可以在不影响检测结果的情况下，确保检测人员安全；病毒灭活后，操作人员被感染风险会大大降低。

　　一个将病毒放入水浴箱的简单操作，让张旭的护目镜已经蒙上了一层水雾。在等待病毒灭活的时间里，张旭和陈孝刚聊着当天看到的手机新闻，几乎都是有关疫情的。而他们的聊天，因为穿着防护服，所以必须大声说话，但为了防止口渴喝水上厕所，他们又只能少说话，多数时候坐在凳子上看时间是否到了。

　　样本灭活时间为30分钟，灭活之后，需常温静置20分钟，以防高温开盖导致的气溶胶污染实验室和人员。

提取核酸
开盖要温柔，还要讲究手法
一不小心就可能形成气溶胶

"蒲老师，我们需要试剂了！"陈孝刚拿出对讲机喊道。"收到！"蒲琴在另一区域用对讲机回答。蒲琴在实验室的"制剂准备区"，在张旭和陈孝刚进行病毒灭活等工作时，也没有闲着，身着二级防护装备的她，一直在进行 RT-PCR 扩增体系的配制。

而蒲琴所在区域与张旭、陈孝刚所在的核酸提取区仅由一个传递窗交流，传递窗像是一种双层门，一个区域的门打开时，另一个区域的门则无法打开。当收到陈孝刚发出的消息后，蒲琴打开传递窗门，将试剂放在传递窗，然后关上门，用对讲机通知陈孝刚。这时，陈孝刚又打开门，从传递窗拿出试剂。"我们两个区域挨着，不过是完全隔离开的，以防止污染其他区域。"陈孝刚说。

待样本灭活静置后，张旭和陈孝刚两人再次坐在生物安全柜前，双手分别伸进安全柜，开始配合操作，一人拿样本，一人编号。随后，张旭拿出一个样本采集管，非常温柔地打开盖子，用专业仪器吸取一定量的样本，然后陈孝刚进行配合，加入核酸提取试剂，提取完成后，立即将提取物进行封盖处理。

"加入核酸提取试剂，就是把病毒细胞破坏，让核酸释放出来。"陈孝刚说，两人配合操作，不仅可以互相监督试剂是否加错、防护装备是否破损，还可以加快提取核酸的效率。在张旭和陈孝刚看来，提取核酸这一步，是最危险的一个操作步骤。张旭告诉记者，打开样本采集管的盖子，必须要轻轻地、非常温柔，有时还要讲究手法，比如什么时候一只手开盖，什么时候两只手配合开盖，都需要做到心中有数。"如果开盖的力度大了，很可能就会形成气溶胶，这样既会污染生物安全柜，也会污染手套，甚至有可能让安全柜内的样本交叉感染，形成'假阳性'。"张旭说。

报告出炉
检测结果如果是阳性
需换试剂再重复一次操作

90 多份样本，张旭和陈孝刚在提取完核酸后，在生物安全柜内将提取核酸加至 PCR 扩增反应体系中，花了差不多近 3 个小时。"蒲老师，核酸提取完了。"陈孝刚再次用对讲机喊。"好的。"蒲琴用对讲机回答。蒲琴来到实验室的"扩增区"，该区域同样和"样本处理区"紧挨着，"样本处理区"位于实验室三个区域的中间。同样，蒲琴通过传递窗拿到了构建好的扩增体系准备上机。

随后，蒲琴将扩增体系放入扩增仪，核对扩增程序是否与试剂说明书相符，启动扩增程序，待反应开始后离开实验室。"这就是对提取的核酸进行分析，等着出报告就行。"蒲琴告诉记者。

当天晚上 10 时左右，经过 6 个小时的程序，报告出来了，其中一份报告显示核酸检测结果为"阳性"。看到这一份报告，张旭、陈孝刚、蒲琴三人心中有些不是滋味。他们随即报告给院感科和感染科主任，医院用负压车将病人转运到分院隔离治疗。

当天晚上的实验完成，蒲琴将扩增后产物用一次性医疗垃圾袋装好扎紧，转移至扩增产物废物处理区。张旭和陈孝刚又对实验室进行了桌面和仪器的擦拭消毒、拖地彻底消毒、空气紫外线照射等。第二天早上上班时，张旭等人换了一种试剂，再次对头天晚上检测到的阳性样本进行复核，结果仍然是阳性。他们再次报告隔离患者的主治医生，以及院感科和感染科主任。

12 日，绵阳市 404 医院检验科主任邓建军告诉记者，一份报告出炉需要 6 小时，如果某份是阳性，则需要更换试剂再进行复核检测，整个流程和第一次一样，重复操作一次，又需要 6 个小时。

人物故事

三个小组每天轮班

年龄最小的今年才 30 岁

直面病毒的"隐形战士"

张旭、陈孝刚、蒲琴，他们三人是一个核酸检测小组，和他们一样的还有两个小组。三个小组，每天 2－3 班倒。邓建军介绍，从 2 月 1 日开始，该医院顺利通过验收，成为绵阳市可以开展新冠病毒核酸检测确诊的实验室。"进行核酸检测的有 9 个人，7 男 2 女，每天和病毒剑锋相对、近身搏斗，就是为了识别出新冠病毒的真面目，他们都是'隐形战士'。"邓建军说。

张旭是他们组年龄最小的，今年 30 岁。2 月 1 日刚刚开始进行核酸检测时，就出现了一例阳性，他的心里也有些担心。"说不担心是不可能的，虽然我们防护很到位，但毕竟是和新冠病毒近距离接触。刚开始那两天，我回到家中，都不敢抱两岁的孩子，害怕有风险；而晚上也很难睡着，闭上眼就是白天的检测经过。"张旭说，不过，经过十多天的工作，整个操作流程更加顺畅了，他也从心理上克服了这种担心。

陈孝刚也只有 31 岁，对他来说，工作时穿防护服才是一种考验。他告诉记者，每次进实验室，除了防护衣外，他上身就穿了一件秋衣，但即使如此，几分钟后就会出汗，而且护目镜也会出现水雾，浑身很难受。

"他们同样是这场抗击疫情战斗的主角，更是一个离新型冠状病毒最近的团队，发挥了至关重要的'识别者'的作用，让新型冠状病毒'无处可躲'！"邓建军说。

（载于 2020 年 2 月 14 日《成都商报》，记者：汤小均）

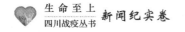

从采集样本到检测　离病毒最近的人是这样抗疫的

疫情就是无声的警报。战疫中，我们将镜头对准了那些在病房里帮助病人抗击病毒的医务工作者们，其实还有一群人同样在近距离跟病毒做着殊死搏斗，他们就是疾控人员。

疫情暴发后的 1 月 21 日，甘孜州疾控中心实验室已具备了核酸检测能力。1 月 25 日，甘孜州疾控中心接到疑似新冠病毒感染病例咽拭子病原学标本，第一时间组织检测人员开展实验室病原学检测。1 月 25 日凌晨 2:00，实验室人员经过第一次检测，检测结果为可疑阳性。甘孜州首例 2019 新型冠状病毒核酸检测阳性病例确认为确诊病例，为甘孜州防控 2019 新型冠状病毒肺炎的战斗打响了第一枪。

疑似病例样本的核酸检测，是确认新冠病毒感染病患的关键一步，也是防控措施制订的基础。甘孜州疾控中心看似波澜不惊的大楼中，却掌控着全州检验样本的所有数据，无论是在隔离点，还是发热门诊，当有疑似新冠肺炎感染患者时，疾控人员会立即来到现场为患者进行取样工作，那么这一份"病毒样本"，是如何安全快捷地进行检测的呢？

首先是病毒采样。在征得同意后，记者跟随工作人员进入隔离点近距离了解采样过程。要确诊一名病人，除了临床症状、体征、影像学支持、询问流行病学史，还需要将病人的咽拭子标本等带回实验室做病原学检测。

在集中隔离医学观察点的人员，基本上都是确诊病人的密切接触者。采样的工作人员需要进行二级防护才能够开展工作，我们的随行拍摄也必须要做好防护工作，穿戴好又厚又闷的防护服，我们就随工作人员开始了当天的采样工作。

确诊、疑似病例及他们的密切接触者，都需要咽拭子标本采样，有的还需要多次采样。咽拭子标本采集，需要被检测人员摘掉口罩，张大嘴巴，暴露出扁桃体和咽后壁，然后检测人员用棉签伸入被检测人员咽喉部采样。这时，检测人员与对方"近在咫尺"，可以说在疫情防控阻击战中，检测几乎是一个离病毒最近的岗位。

整个过程中，泸定县疾控中心的范通勇向我们介绍了咽拭子的用法，并详细地展示了病毒样本密封、编号的全部过程。

采样结束后，病毒样本将进行转运，这个过程必须保证样本的安全。此时，疾控中心工作人员会带上生物安全转运箱。转运箱主要分三层，最里面是螺旋密封的样品运输罐；第二层是保温内胆，可保温、缓冲、防止样品受损；最外层是铝制外箱，牢固、耐摔，能在转运过程中保证样品安全。

在保证样品安全的同时，也要保证转运人员不接触到病毒，样本放入医院的转运箱后要对箱体消毒。到达后，医生将箱子转交给同为检测的同事，再次消毒，并对双手喷洒消毒液，随后将双层手套中的最外层摘下，放入医院准备好的医疗废物专用垃圾袋内。这样才算是完成了一次安全的"交接"。

接下来，在疾控中心的实验室里就要进行最重要的一步：病毒检测。当病毒样本进入疾控中心的生物实验室以后，检测试验人员的防护等级会上升为三级防护。在现场，我们看到实验室的空间非常狭小；在紧密的空间中，疾控工作者通过三个流程完成病毒检测。

穿防护服、过检测室大门，一进去往往就是 12 个小时，实验室检验 24 小时不间断，平均每天完成上百份样本检测。

检测也分为三个步骤：第一步，疾控人员会按照采样的编号顺序进行核酸提取。这是危险性最大的环节，因为要面对病人的样本，如果防护不当，就会造成工作人员二次感染。所有的样本都必须在生物安全柜里面打开，并按照编号顺序进行核酸提取。核酸提取有两种方式：一是手工提取，二是用仪器提取。

第二步是要进行试剂配置。扩增试剂的制备、分装和保存，是整个实

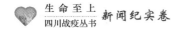

验开始和成功的基础，整个过程疾控人员都是通过传递窗进行配制。

第三步是病毒扩增。疾控人员会完成扩增产物的测定、结果分析，然后出最后的报告。

据疾控中心工作人员黄梦琳介绍，他们平均每天要检测四五百份病毒样本，结束每一次试验检测后，还需要进行全面彻底的消毒，才能走出实验室大门。

从实验室出来，甘孜州疾控中心检验科科长叶萍告诉记者，作为全州首个开展新冠肺炎病毒核酸检测点，从1月21日到2月25日他们已经完成了六千多份病毒样本的核酸检测。

甘孜州的病毒检测分别在疾控中心实验室、华西甘孜医院以及炉霍县检测点。每天全州各个县的疑似样本都往这些地方送。疾控中心检测点是新冠病毒爆发以来最先开始开展检测工作的。往往凌晨两三点的实验室核心区，全副武装的检验人员还在紧张地处理样本。

顺着镜头我们看到穿着厚厚的防护服、戴着眼镜口罩等防护装备的医检人员在生物安全柜里工作着，他们往往一动不动。面对病毒，检测者们像穿着铠甲的勇士，毫无畏惧。他们在新冠肺炎这场没有硝烟的战场上，与"毒"共舞，向"死"而生，但在公众和病患面前，他们几乎连背影都未曾闪现，但他们一样是在用生命挽救生命，一样是英雄。

（载于2020年2月26日《圣洁甘孜》，记者：贺文怡）

英 勇 逆 行

四川省医疗专家向非洲四国介绍抗疫经验

四川省卫生健康委员会、四川省外事办公室与中国驻科特迪瓦、乍得、刚果（金）和刚果（布）四国大使馆10日共同举办中非新冠肺炎疫情卫生专家视频会议。四川省医疗专家就新冠肺炎诊断和临床治疗、中医参与抗疫经验等问题同非洲四国卫生专家展开交流。

科特迪瓦国家公共卫生研究院院长贝尼埃、科特迪瓦国防部卫生局局长恩德里、刚果（金）国家生物医学研究所所长穆延贝等非洲四国医疗专家参会，并就疫情的综合应对、病毒检测、患者收治、追踪疑似病患和密切接触人群等方面的问题同中国专家交换意见。

与会非方官员和专家感谢中国医疗卫生专家毫无保留地分享抗疫经验，认为这将有助于非洲国家更有效地抗击疫情。

恩德里会后接受新华社记者采访时说，中国为抗击疫情做出了突出贡献。除了此次视频会议之外，中国还向科特迪瓦捐赠了一批医疗物资，这是科中友谊的最好证明。

中国驻科特迪瓦大使万黎在致辞中说，此次视频会议旨在与非洲国家分享中国抗疫经验，支持非洲国家更好地应对疫情，以实际行动践行中非

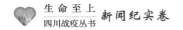
命运共同体理念。中方将继续致力于加强国际抗疫合作，进一步加大对非洲的支持，相信中非携手能早日战胜疫情。

（新华社成都 2020 年 4 月 10 日电，阿比让，记者：郑扬子）

从汶川到罗马，中意人民守望相助

《参考消息》26 日发表李洁、杨迪、谢佼撰写的报道《从汶川到罗马，中意人民守望相助》。文章如下：

"隆隆的车轮声，我知道我们在通往黎明的道路上一直前进，前方不远就是日出。"

罗马时间 3 月 19 日，四川大学华西医院主任护师唐梦琳在从意大利帕多瓦前往米兰的车上写下这句话。作为中国政府向意大利派出的第一批医疗专家，过去一周她马不停蹄，希望用毕生所学和近两个月来的新冠肺炎防控救治经验，帮助意大利走出"二战结束以来最严峻的危机"。

作为四川人，她不会忘记 2008 年汶川特大地震后，意大利率先向中国提供援助，还派出了医疗专家来到四川灾区开展伤病救治。能有机会在意大利人民最需要时给予回报，唐梦琳感到自己责任重大。

从汶川到罗马，弹指一挥十二年。面对新冠病毒这一人类共同挑战，中意两国政府及人民再次展现出守望相助的诚意：在中国抗击疫情最吃劲的时候，意方组织专机运送医用物资援助中国，意大利总统府举办特别音乐会向中国人民传达支持；如今，当病毒肆虐亚平宁半岛，中国毫不犹豫伸出援手，与意大利坚定地站在一起。

山水难隔的牵挂

罗马时间 3 月 12 日 22 时 30 分许，一架来自上海的航班降落罗马机场，带来了 9 名中国红十字会志愿专家团队和 31 吨中方捐助的医疗物资，其中包括口罩、呼吸机、监护仪、除颤仪、可视喉镜等，全都是意大利抗疫所急需的。

从成都赶赴上海再到罗马的途中，唐梦琳一直在脑中梳理各种要点：呼吸系统疾病患者监护及呼吸道管理、院感标准三级防护、重症患者抢救、科室环境和工作人员管理……

"奔赴未知的战场，我唯一的武器就是 27 年来在重症医学科对患者护理和科室管理的经验。希望能在意大利因地制宜调整实施。"唐梦琳在日记中写道。

抵达罗马次日一早，中国医疗专家组立即进入工作状态，连续同意大利卫生部、红十字会、高等卫生研究院等机构分享经验，并就提高公众和医护人员防护意识、明确医疗机构防护层级和意方工作人员交流。

"意大利的专家和临床医生都对中国经验非常感兴趣，我们的交流经常超出预计时间。这也正是我们所希望的。我们愿意把经验分享给他们，甚至包括一些教训，相信这样能帮助意大利更好地应对疫情。"中方医疗专家组成员、中国生物技术股份有限公司副总裁杨汇川说。

18 日，第二批中国医疗专家组一行 13 人飞抵米兰。两组专家"会师"后，又迅速分头前往意大利北部疫情最严重的三座城市工作。

"中国真诚希望帮助意大利。"中国红十字会副会长孙硕鹏说，病毒不分国界、不分民族，没有一个国家能独善其身，国际合作势在必行。

连日来，中国医疗专家组受到意大利媒体与民众的广泛关注与好评。在中国大使馆网站上的评论区，意大利网友留言："疫情结束，我想拥抱每一位中国人。"意大利那不勒斯女孩奥罗拉创作的一幅漫画近日也在社交媒体上"刷屏"，中国医生用身体"撑住"亚平宁半岛的形象令无数人动容。

14 日，罗马街头的一处居民区突然响起了中国国歌《义勇军进行曲》，还有人大声喊"Grazie Cina（谢谢中国）"。在从帕多瓦前往米兰的途中，中国专家们路遇当地市民，大家友好地跟医疗队打招呼，并竖起了大拇指。

超越岁月的感动

首批赴意大利支援的医疗专家组中，担任翻译工作的四川大学外国语学院讲师吉晋来自四川绵竹。那里曾是 2008 年"5·12"汶川特大地震的极重灾区之一。

在四川抗震救灾最困难阶段，意大利慷慨相助：震后不到十天，意大利政府向中方提供了 100 万欧元援助和价值 150 万欧元的救灾物资。2008 年 5 月 23 日，意大利派出的医疗救援队抵达绵竹孝德镇，在当地搭建起一座由 5 顶充气帐篷组成的移动医院。在这里，意大利医疗救援队与当地医生一道为痛失家园的人们抚平创伤。

绵竹市人民医院医生左雪梅还记得，当时她配合意大利医疗队完成了首个帐篷手术。帐篷里气温高达 40 摄氏度，一个小时的阑尾切割手术做完，大家的手术服里全是汗水。

据统计，到 6 月 4 日撤离回国时，意大利医疗队一共治疗了近千名受灾群众。他们离开后，留下的是一个完整的帐篷医院，部分设备至今仍在当地正常使用。

"意大利医生撤离那天，我跟着他们的汽车边哭边追。"当时正在读初二，每天到移动医院做志愿者的绵竹人邓路说。

半个月的相处时光，意大利医护人员也没有忘记。当时的领队卡萝拉·马蒂诺时至今日仍然记得刚到灾区时当地人对她卷发的好奇，仍然记得灾后第一个儿童节时孩子们的笑脸，仍然记得医疗队撤离时前来送别的人群。

"我们的友谊超越了时间和空间。"在得知来意大利支援抗疫的 9 人中国医疗专家组中，有 5 人来自四川，其中 3 人系主动请缨，马蒂诺非常感动。

"我们是同海之浪，同树之叶，同园之花。"古罗马哲学家塞涅卡的这句话正是中意从汶川到罗马患难与共的最贴切写照。

更加紧密的合作

3月18日，因新冠肺炎疫情关闭了一个多月的四川博物院重新对外开放。四川博物院与意大利帕埃斯图姆考古遗址公园合办的"彩绘地中海：一座古城的文明与幻想"展览同期复展并受到观众欢迎。有观众留言说："相信创造出如此灿烂文明的意大利人一定能战胜疫情。"

记者从四川博物院了解到，去年11月26日揭幕的"彩绘地中海"展览原计划在2月26日结束。但考虑到疫情发展的实际情况，两个博物馆友好协商，将展览延续至今年5月10日。

"近期两家机构一直在保持通信，我们了解到帕埃斯图姆考古遗址公园和博物馆已经因疫情关闭。很荣幸帕埃斯图姆的灿烂文化现在由我们'恢复开放'，也请意大利的朋友放心，我们会照顾好这些珍贵的文物。"四川博物院工作人员张衡说。

日常交往的点滴，源于两个文明古国深厚绵长的人文互动。时光追溯到两千多年前，古老的丝绸之路把远隔万里的中国和古罗马两大文明联系在一起；七百多年前，意大利旅行家马可·波罗笔下的奇闻逸事在欧洲掀起了第一次"中国热"；四百多年前，意大利传教士利玛窦来到中国，传播西方的天文、数学、地理知识，开启"西学东渐"。

1970年，意大利成为第二个和中国建立大使级外交关系的西方大国。2004年，中意两国建立全面战略伙伴关系。去年，意大利在西方大国中率先同中方签署共建"一带一路"合作谅解备忘录。统计显示，中意建交时，中意双边贸易总额只有1亿多美元；到2018年，中意双边贸易额已达到542.3亿美元。

今年，中意两国将迎来建交50周年。新冠肺炎疫情让中意合作更加紧密。

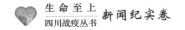

中国驻欧盟使团团长张明说："中国人一直有'病人之病，忧人之忧'的朴素情怀。我们在力所能及的范围内帮助欧洲国家抗击疫情，也是对构建人类命运共同体的最好诠释。"

（新华社北京 2020 年 3 月 26 日电，参与记者：董小红、童芳、李倩薇、吉莉、王子辰、于跃）

春天已至　英雄归来
——记四川省支援湖北医疗队

3 月 21 日，载有 318 名四川援助湖北医疗队第三批撤离队员的两架民航客机飞抵成都双流国际机场。

自 1 月 25 日派出首批医疗队，截至 3 月 8 日 24 时，四川共派出 10 批医疗队、3 批疾控队、3 名国家单独抽调专家和前方工作组，共计 1463 人。其间，医疗队共收治患者 2030 人，治愈患者 921 人。

湖北和四川，山水相邻。12 年前，汶川特大地震，作为 18 个对口援建省（市）之一，湖北为四川抗震救灾贡献了重要力量。"我们不会忘记汶川特大地震时全国各地对四川的援助，我们带着一颗感恩的心奔赴湖北，关键时候冲得上去，危难关头挺得过来。"川北医学院临床医学系副主任周仲辉的话代表了每一位出征"川军"的心声。

争分夺秒，每一天都像是在"打仗"

"逆行，为了医者使命。武汉，我们来了！"1 月 25 日，农历正月初一，发完这条朋友圈，周仲辉带领川北医学院附属医院 20 名医护人员出发，于 1 月 27 日 7 点 30 分进入协和武汉红十字会医院。

"刚到时,医院里的医护团队大多没有从事过成年人重症肺炎救治工作,必须重新梳理院感防控流程,全面消毒并改造病房,创造收治更多病人的条件。此外,医院供氧系统原本只能同时满足 100 余位病人的吸氧量,在患者骤增 20 多倍的情况下,必须马上解决供氧问题。"周仲辉所面临的问题并非是单一的。

四川大学华西医院内科党总支书记罗凤鸣带领团队把集中供氧系统和钢瓶供氧相结合,用最"土"的办法增加患者供氧量。"在集中供氧条件下,如果患者使用无创呼吸机,就给患者增加钢瓶鼻导管吸氧;如果患者使用经鼻高流量氧疗仪,就给患者增加钢瓶面罩吸氧。"罗凤鸣说。

病床数量增加了,新的 ICU 病房建起来了,供氧系统优化了……初入"战场"时的困难在逐一化解,工作强度却一天比一天大。来自成都医学院第一附属医院重症医学科的主管护师张智荣担任武汉协和医院肿瘤中心 9 楼病区护理组组长。她回忆,尽管每天在病房里工作的时间只有 4 小时,但从离开宾馆驻地到返回,一般需要 8 小时。"在清洁区,队员互相协助穿防护服,把自己裹得像个'粽子'。进入病房,打针、输液、监测血糖……没有一刻休息。"

有 14 年工作经验的成都医学院第一附属医院重症医学科医生黄进,对于日常加班加点早已习惯。然而到达武汉后,她第一天就满负荷工作 10 小时。她说,"整个人都差点虚脱,咽喉就像着火一样,但能做的只有一个字'扛',就算后背痒得不行,也只能'忍'。"

守望相助,我们是战友是亲人

3 月 19 日,前往机场的大巴车上,张智荣在手机上写下这样一段话:"临行前在酒店楼下的西湖广场集合等待出发。发现对面居民楼的阳台上有一面五星红旗在摇动,隐隐听到有人为我们喊着送别的话。"

张智荣说,她最希望看到的送别场景是,大家走出家门、摘下口罩,大声告诉医疗队,"我们一切都好了"。

多少个日夜守望相助,多少次彼此相互鼓励,应对疫情、共克时艰,他们既是战友又是亲人。

周仲辉说，他们要把协和武汉红十字会医院骨科医生武振威的抗疫故事改编成话剧，搬上医院春节联欢的舞台。"武医生的爱人被确诊以后，他坚守岗位。没过多久，他的父亲也被确诊了，他还是坚持和我们一起并肩工作。直到父亲去世当晚，他自己也确诊感染了新冠肺炎，必须接受治疗，至此他的工作才按下'暂停键'。"周仲辉说，在武汉有太多这样的医生，他们强忍悲痛履行着自己的使命，而这个职业的使命就是为生命站岗。

3月12日，武汉协和医院肿瘤中心Z9楼感染科182床85岁的张爷爷要出院了。临行前，他对成都医学院第一附属医院感染科主管护师何姗提出要求，和每一位照顾过他的医护人员单独合影，并拿出笔和纸记下他们的地址，他要将洗出来的照片寄给每一位。

卸下"铠甲"，感受春回大地

医生真的能跑赢病魔吗？他们真的不会被传染吗？这样的问题，很多医生也曾问过自己。

四川省人民医院感防控专家向钱说，初期前往一线的医护人员确实面临很大的心理压力，主要表现是紧张、疑病和失眠。科学的心理疏导、工作逐渐步入正轨让这样的状态有了好转。偶尔下了夜班，大家会在云会议室里举行歌唱比赛，聊聊天鼓鼓劲。

按照惯例，半个月是单次救援任务最长时限。因这次救援任务特殊，大家都不太确定回家的时间。"30天左右，达到了很多人心理和身体承受的极限，但是这道坎儿必须要迈过去。"向钱说，多次参加国内外一线救援的专家和领队们成了大家的"心理医生"，和大家单独谈话，既有鼓励也提出建议。在医疗队队员的"大后方"，心理卫生科的同事们为大家制作了舒缓情绪的音乐，不定期展开心理疏导。

"春回大地，阳光一天天暖了起来。病患越来越少，出院人数越来越多，疫情防控形势越来越好，这是对我们最大的鼓舞。"向钱回忆。

春天如约而至，当驰援湖北的白衣天使们返回家乡时，他们的心境也发生了一些变化。

何姗说，她去武汉前还和上高三的儿子有些小摩擦，连续工作11天后，他给儿子写了一封信，母子关系缓和了许多。"我儿子的理想是成为一名医生，我感到很自豪。隔离结束后，我要抱抱他，为他加油鼓劲。"何姗说。

3月24日，一批理发师来到定点隔离宾馆，为向钱和同事们集体理发。"理发师们称赞我们是英雄，每一句话都透着感谢。其实，大家都在做着自己力所能及的事，每个人都在发光，每个人都是英雄。"向钱说。

（载于2020年3月30日《经济日报》、中国经济网，记者：刘畅）

爸爸，17年后我与您一同出征

父亲宋秋明，四川省眉山强制隔离戒毒所戒毒医疗中心药剂师，1月27日，为支持场所疫情防控工作，第一批进入封闭管理区。

女儿宋辰莹，四川省眉山强制隔离戒毒所戒毒医疗中心护士，现为省眉山强戒所疫情防控办公室成员，协助所疫情防控办公室开展场所疫情防控工作。

距父亲进入封闭管理区工作已经十余天，宋辰莹给父亲写下一封信。如下——

爸爸：

17年前，您在非典的战场上战斗！

那时的您36岁，时常在那间狭小的中药房来回穿梭，抓药称重，打包装袋，每个动作是那么的娴熟！

那时的我才 10 岁，每天通过新闻报道对非典的了解非常片面，只记得每天上学前你都要细心叮嘱我："要勤洗手、戴口罩，不要乱吐痰……"

那时年富力强的您保护着年幼的我！

17 年后，我与您一同来到抗击新型冠状病毒肺炎的战场上战斗！

我已长大，而您年过半百。

我记得那天是 1 月 22 日，已临近春节假期，许多中药公司已放假休息了，为了疫情防控的中医药预防，联系中药采购可难倒了您啊，一个接一个电话，都如石沉大海，好不容易联系上货源，送货司机却休假了。您马不停蹄地驾驶私家车到夹江采购中药，返程回场所又片刻不歇地亲自负责熬药、分药、讲解服药注意事项并督促戒员服药！已 53 岁的您，患腰椎间盘突出多年了，为了药效更好，为了药材不煎煳，在熬药过程中不时地翻动药材，每一次的翻动都需要很大的力气，全程下来，您早已汗流浃背、腰酸背痛！

当得知武汉疫情消息时，我内心五味杂陈，身为一名医务人员的我主动请战："如果疫情期间工作需要增加人员，请排我进封闭区上班！"我不止一次地对爸爸说"我想跟您一起，到一线去！我有 ICU 工作经历，也有肺病科工作经历！"这就是 27 岁的我对防疫工作的决心！

您是一名药剂师，我是一名护士。在此次抗击"新冠肺炎疫情"中，您在高墙内工作，每天与繁杂的药物为伴；我在高墙外工作，每天仔细核对场所疫情防控工作数据，共同为消除疫情魔鬼，打赢疫情防控阻击战而努力！

爸爸，女儿已经长大。这次，我与您一同出征！

爱您的女儿：宋辰莹

2020.2.5

（载于 2020 年 2 月 7 日人民网四川频道，王洪江）

佘沙：心怀感恩支援抗疫

（导语）

12年前的汶川大地震，让一个年仅12岁的汶川女孩目睹了全国各地对灾区人民的无私援助，如今的她怀着一颗感恩的心，与同事们一起来到武汉，奋战在抗疫一线。

（正文）

每天清晨7点，在武汉大学人民医院东院区，护士佘沙一天的工作开始了。她跑上跑下，给各个病区核对分发药品和设备，工作仔细而迅速。1996年出生的她，是四川省第三批援鄂医疗队里最年轻的一位护士，同时她还有一个特殊的身份——汶川女孩。2008年"5·12"汶川特大地震时，她的家乡汶川县漩口镇受灾严重。

（同期）（四川省第四人民医院肿瘤科护师　佘沙）

我们那儿房子都倒了，一片废墟，然后就看到很多医护人员，还有部队的军医……很多人过来，穿着白大褂过来，到处给我们消毒，救治伤员。

（正文）

废墟中那些冒着危险拯救生命的白衣战士，让12岁的佘沙感动，从那一刻起，她的心中就埋下了从医的种子。从四川省护理职业学院毕业以后，佘沙进入四川省第四人民医院成为一名护士。当新冠肺炎疫情发生后，四川组织医疗队支援武汉，她第一时间就报了名。

（同期）（四川省第四人民医院肿瘤科护师　佘沙）

用我们科室的话或者是就全院来说，我的年纪算少（小），如果被感染的话，恢复肯定会比他们快一点。然后自己也没有结婚，也没有家庭，也没有谈恋爱，负担比他们少。

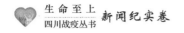

（正文）

第一批医疗队佘沙没有被选上，但她没有放弃，坚持报名，直到 2 月 2 日，她终于如愿以偿跟随着第三批医疗队来到武汉。她说，这个时候她一定要挺身而出，因为她是汶川女孩。

（同期）（四川省第四人民医院肿瘤科护师　佘沙）

很多人都帮助过我们，所以在需要我们去帮助别人的时候，我们肯定也会义无反顾。

（正文）

来到武汉后，佘沙和同伴们入驻武汉大学人民医院东院区这所重症定点医院，佘沙负责协助总务和医院感染控制的工作，她把自己的工作比喻成守门员，她要为大家把好这道门，守好这一关。

（同期）（四川省第四人民医院肿瘤科护师　佘沙）

他们能够平平安安健健康康，才能够到临床去救治更多的人。

（正文）

武汉大学人民医院东院区的叶曼护士长，每天指导和分配工作给佘沙，一个月来，仿佛师徒的她们已经建立了深厚感情。

（同期）（武汉大学人民医院东院肠胃外科护士长　主管护师　叶曼）

我觉得佘沙有热情、有干劲，做事情很有效率，把各个细节都做得很好，年纪这么小都这么有担当，了不起。

（正文）

12 年前，叶曼正是佘沙现在这个年纪，也是刚刚入职医院的新护士，看到汶川地震的消息后，她主动报名到科室成为一名志愿者，坚守在一线，护理因汶川地震转运而来的受伤患者。

（同期）（武汉大学人民医院东院肠胃外科护士长　主管护师　叶曼）

突然接收到曾经帮助过的人的回报、感恩，心里就特别感动，这种善良应该传递，传递下去。

（正文）

在心怀感恩支援湖北的四川队员中，既有像佘沙一样自告奋勇的年轻一代，也有"才下火线又上战场"的医务工作者。45 岁的刘之超 1 月底刚结束在海拔 4000 米地区的医疗扶贫工作，还没回家，就立即请赴武汉抗疫战场。

（同期）（四川省成都市第三人民医院消化内科护士长 副主任护师刘之超）

我觉得我们中国人表现出来的精神都是奋勇前进，而且从来没有被这些困难吓倒过、压垮过。大家团结一心，在磨难中不断地成长。

（正文）

从 1 月 25 日到现在，四川省迅速集结 1459 名医疗卫生人员支援湖北，科学开展医疗救治和疫情防控。目前，医疗队共收治病人 1691 人，其中重症和危重症患者 276 人，治愈 410 人。

（同期）（四川省第四人民医院肿瘤科护师 佘沙）

我觉得我们中国人非常团结，哪里有灾难，其他地方的人都会过来帮忙，都会尽自己的力量去帮助，相信武汉肯定很快就会好的。

（中央电视台《新闻联播》2020 年 2 月 28 日播出，四川广播电视台记者：张艺、段海钦、何叶、冉东立、顾捷，汶川电视台、雅安电视台、汉源电视台）

尊医重卫 致敬逆行者

1 月 25 日，按照国家卫健委统一部署，由 138 名医护人员组成的四川省第一批援助湖北医疗队正式出征。本该阖家团圆的日子，这 138 名医护人员主动成为逆行者，将在没有硝烟的战场上与病毒展开激烈斗争。

何为悬壶济世？何为医者仁心？在这个特殊的春节，面对来势汹汹的疫情，无论是年老的医学专家，还是年轻的医护人员，他们用实际行动生动诠释了敬佑生命、救死扶伤、甘于奉献、大爱无疆的职业精神。我们向

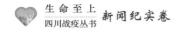

逆行者致敬，向所有坚守岗位的医务工作者致敬！

病例筛查识别，患者医疗救治；病毒溯源，疫苗研发……在这场疫情防控阻击战中，广大医学专家、医务工作者冲锋在前，与病毒直接交手，是当之无愧的主力军。

向他们致敬，就要保护好他们，必须实行最周密的医务人员安全防护措施，让在一线与病毒战斗的他们免受感染。从某种意义上说，保护他们就是保护我们自己。向他们致敬，就要相信他们，因为他们的专业知识和能力是对抗病毒的利器，我们必须理解并支持他们的工作。如果是疑似感染者或是感染者，就更要主动向医护人员说清情况，给他们提供更多帮助以战胜病毒的有用信息，积极配合检测治疗。向他们致敬，不应该只在今天，更不应该只在发生疫情的时候，尊医重卫在任何时候都应该成为全社会的共识。

明知山有虎，偏向虎山行。抗击非典、"5·12"汶川特大地震、"4·20"芦山强烈地震……在无数重要关头，广大医务工作者都挺身而出，和各方力量并肩作战，在与死神赛跑中赢得一次又一次的胜利，相信这次也不会例外。

祝福逆行者平安回家！

（载于 2020 年 1 月 26 日《四川日报》，作者：陈露耘）

1463 人的 74 个奋战日夜

—— 四川医疗队援助湖北纪实

在武汉这座英雄城市即将解除离汉通道管控之际，一群白衣执甲的英雄即将凯旋。

4 月 7 日，我省留守武汉的最后一批 162 名援助湖北医疗队队员，在完成光荣使命后将返回四川。至此，四川援助湖北医疗队 1463 人全部凯旋。

川鄂情深，血浓于水。新冠肺炎疫情发生后，全省上下牢固树立"一盘棋"思想，坚决服从党中央统一指挥，发扬一方有难、八方支援的传统美德，全力支持湖北打赢疫情防控阻击战。

全省卫生健康系统快速集结、尽锐出战，一批批素质高、能力强、敢打硬仗能打硬仗的"逆行之师"支援湖北，同时间赛跑、与病魔较量、为生命接力，与共饮长江水、川鄂一家亲的湖北人民共同战疫。

在四川援助湖北医疗队同心战疫的 74 个昼夜里，一个个或惊心动魄或温暖动人的瞬间，诠释着川人的担当和医者的大爱。

医者仁心　无惧无畏

四川第一时间请缨，是全国首批支援湖北的医疗队之一。我省先后向湖北派出 10 批医疗队、3 批疾控队以及 3 名国家单独抽调的专家共 1463 人。

正当全国人民喜庆春节之际，新冠肺炎疫情在湖北武汉暴发。明知山有虎，偏向虎山行。面对这种人类尚未完全认知的病毒，一种不畏艰险、命运与共的力量在巴蜀大地汇集。

我省第一时间向国家卫健委请缨，1 月 25 日即组建第一批医疗队驰援武汉，这是全国首批支援的三支医疗队之一。四川省委、省政府主要领导多次作出重要批示，并亲自为医疗队壮行。

"若有战，召必应，战必胜！"当组建援湖北医疗队的消息传出时，全省各地医护人员纷纷交上请战书。

华西医院接到第三批派员任务时，短短一个多小时内，报名人数达 1130 人；

成都中医药大学附属医院急诊科主治医师孟凡琳，说服未婚妻后主动请战出征武汉，同时推掉既定的婚期；

在送别现场，广元市第一人民医院护士赵英明的丈夫大喊："赵英明，

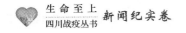

平安回来！你平安回来，我包一年家务。"

一幕幕感人的画面，让人动容。我省共向湖北省派出 10 批医疗队、3 批疾控队以及 3 名国家单独抽调的专家，共 1463 人。

兵贵神速——来不及适应环境，大家迅速投入一线。第四批医疗队不到 20 个小时，就建起汉阳方舱医院，比指挥部命令快 4 个小时；四川疾控队员迅疾进入华南海鲜批发市场，首次对铺面深度消杀。

他们选择逆行，并非生而强大，只因怀揣使命担当和医者仁心。来到武汉第一天，就进入战场，医护人员冒着被感染的风险为患者施以插管、吸痰、清理。

投入战斗第二天，我省一位医生因疲劳导致抵抗力降低，身体出现类似感染状况。那一夜，他辗转反侧。在幸运排除感染后，他重回"战场"，成功为一名患者进行了气管切开的高风险操作。

为争分夺秒和节约防护服，队员们常常不吃不喝连续工作五六个小时。在华西医院护士彭云耀眼里，"这些不算什么，因为衣服可以换、瘀青可以散，重要的是，我们离希望越来越近！"

党旗在战疫第一线高高飘扬。据统计，四川援助湖北医疗队中，500 余名队员申请火线入党。他们使命在心，责任在肩，精神饱满，斗志昂扬。

生死相托　精准施治

在武汉告急、生命告急的最艰险时期，四川医疗队的进驻，给更多生命带来了希望。截至 4 月 5 日，四川医疗队共收治病人 2163 人，在院病人仅剩 48 人。

氧饱和度陡降、呼吸急促、意识不清……急需"做气管切开"！

在普通病房的一次应急处置中，来自遂宁的医生王超平果断实施紧急操作，"他才 31 岁，应该好好活下去"。

在武汉疫情出现拐点前，重症患者不断增多，监护仪蜂鸣声此起彼伏，紧张氛围弥漫着病区。

重症患者救治是武汉保卫战的难中之难、艰中之艰。"最大限度提高治愈率、降低病亡率"——习近平总书记的指示牢记在心。

性命所托，生死不负。四川各支医疗队始终在科学精准救治上下功夫，最大限度挽救患者生命。

到武汉之初，各医疗队严格实施三级医师查房、危重病人疑难病例讨论等核心制度，实现重症监护重点学科从四川到湖北"整体搬移"。

我省第三批医疗队在全国率先设立外周血淋巴细胞、外周血炎症因子、乳酸、肺内病变进展等 8 个重症和危重症临床预警指标；第五批医疗队针对不同区域患者分别制订个性化治疗和护理方案，尤其是红区患者，集中力量精准施治，重症、危重症治愈转轻症率近 90%。

"虎爪，握拳，往上，再慢慢下来……"成都中医药大学附属医院进驻武汉市红十字会医院后，不少患者练习起"五禽戏"。除功法外，医护人员还带去中药和穴位按摩，多种"秘密武器"在中西医结合病房派上用场。

四川是中医药大省，各医疗队重视发挥中医治疗作用。成立中医治疗专家组，组建中医治疗突击队，在使用国家推荐协定方剂的同时，各医疗队运用四川特色方剂开展治疗并取得较好疗效。

依托华西医院远程 MDT 会诊系统，四川医疗队建立三类多学科 5G 加双千兆远程会诊机制，为武汉新冠肺炎危重症患者进行 5G 远程会诊。在武汉告急、生命告急的艰险时期，四川医疗队的进驻，给更多生命带来希望。截至 4 月 5 日，四川医疗队共收治病人 2163 人，在院病人仅剩 48 人。其中，截至 3 月 12 日，即按国家要求部分医院批量转出病人时，四川医疗队重症救治医疗队病区连续 20 多天"零死亡"。

真情守候 情谊绵长

不仅要给患者们治病，还要给他们带去坚强起来的信心和勇气。虽陆续撤离返川，但四川医疗队部分医护人员仍继续对此前接管的患者开展电话随访和康复指导。

在抗击新冠肺炎疫情这个特殊战场，只有做到"零感染"，才能彻底"打胜仗"。

四川省委、省政府领导作出关于"加强援鄂医疗队驻地防控和生活保障"的指示。省卫健委紧急增派心理和营养专家赶赴前线，为队员开展心理健康监测、危机干预和营养调配。

两点一线、不串门、不聚餐；不未假外出、不脱口罩交流……各队伍实施最严格感染防控，每日全覆盖开展队员健康情况调查，每周全覆盖开展队员心理健康评估，坚决避免"非战斗减员"。截至目前，四川援助湖北医疗队"零感染"，为挽救湖北患者生命打下最坚实的基础。

在湖北期间，心理治疗和抚慰理念被融入治疗过程中。

3月7日，在武汉市武昌医院病房，所有女性患者都收到了一份妇女节礼物，她们露出了笑容。

经历过汶川特大地震的绵阳市中心医院护士长李希西，组织医疗队员们拿出自己从四川带来的部分生活物资，作简单包装后，变成了病人手中的礼物。

伴随着《火红的萨日朗》等音乐，在四川医疗队入驻的武汉客厅方舱医院，医护人员教患者跳起坝坝舞，将川人的乐观精神传递给患者。他们还将方舱病区以四川特色进行命名，如"九寨沟""峨眉山"等，同时将四川文化书籍赠送给舱内患者和出舱的康复患者。

一些曾在湖北读过大学的医生，主动用武汉话和患者交流，安抚患者情绪。听到患者回赠"医生，你蛮杠"（编者注：武汉方言，"医生，你非常棒"的意思）时，华中科技大学同济医学院毕业的孙颖笑了，"我们不仅要为他们治病，还要给他们坚强起来的信心和勇气！"

"患者经常对我们说感谢，其实，医护人员同样也应该感谢他们。从他们的身上，我懂得了什么是坚强！"医护人员蒲燕说，在武汉工作的这段时间是人生中弥足珍贵的记忆。

工作不停，情谊不断。3月以来，四川医疗队陆续撤离武汉返川，但一些医护人员仍将继续对此前接管的患者开展电话随访和康复指导。

"'敌军一日不退出国境，川军则一日誓不还乡'，川人为抗战胜利做出了巨大牺牲。面对疫情，他们又千里迢迢支援武汉。"武汉患者范先生出院后，特意给四川医疗队写来感谢信，致敬最可爱的人，"我很不幸，感染了新冠肺炎。但是我又很幸运，遇到了一批专业而又敬业的医护人员，他们是这个时代最可爱的人。"

（载于 2020 年 4 月 7 日《四川日报》，记者：钟振宇、石小宏、张庭铭）

四川省援助湖北医疗队进驻武汉市红十字会医院 14 天——

82 名患者治愈出院了

"等到疫情过去后，我们再把酒言欢。"2 月 8 日，经过 10 余天的持续治疗，两名新型冠状病毒肺炎患者走出武汉市红十字会医院 15 楼病区，康复出院。他们与来自四川的医疗团队约定，一定要请四川的朋友们品尝最正宗的湖北菜。

武汉市红十字会医院是武汉市第一批疑似、确诊新型冠状病毒肺炎患者收治定点医院，也是我省第一批和第二批援助湖北医疗队 288 名队员的集结地。从 1 月 26 日正式进驻到 2 月 8 日，四川援助湖北医疗队已在该院连续奋战整整 14 天。截至 2 月 8 日 24 时，这所被四川医疗队对口支援的医院已累计收治患者 434 人，82 人实现治愈出院。

你们来了，我们有帮手了

武汉市红十字会医院是一家综合性二级甲等医院，距离华南海鲜批发市场直线距离 1.5 公里，于 1 月 22 日被征用，整体转为传染病医院。

留给该院的调整时间仅有 1 天。1 月 23 日晚，从武汉协和医院转运的 140 余名患者转入该院。同时，该院每天发热门诊人数也陡增，超过 2000

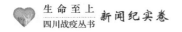
人次。

"超负荷运转,当地医务人员尽管已疲惫不堪,但是仍然坚守在一线。"1月26日正式进驻该院,我省第一批援助湖北医疗队的临时党委书记、领队刘成清楚地记得当地医务人员的话语:"你们来了,我们有帮手了。"

1月29日,我省第二批援助湖北医疗队150人与第一批队员在武汉会师,重新组建的6个医疗工作组对口支援该院住院部6楼到15楼的10个病区。

然而,缺试剂、缺床位……尽管武汉市红十字会医院已调动了所有资源,但是面临的仍是各种"缺",走道里也排满了人——严峻的感染防控形势,超出了四川医疗队的预想。

一场对医院功能布局、就医流程的火线改造,随即在武汉市红十字会医院展开。

首先是对空间的再梳理。"医院存在清洁区与污染区交叉感染的风险,到底哪块地方是干净的,大家心里没数。"刘成说,在四川医疗队的统筹下,各病区都开通了污物专用通道,确保清污分开。

其次是对人的再统筹。为降低交叉感染风险,在四川医疗队专家的建议下,医院果断暂停了3天门诊,随即又对所有住院病人进行了筛查,让符合条件的患者尽快出院以提高床位周转率。

经过7天的改造,四川援助湖北医疗队将严重透支的武汉市红十字会医院重新扶上了正轨。

多一种尝试,多一分希望

"一次出院3人!我们华西医疗队接管病房又传来了好消息。"四川大学华西医院感染管理部医生、四川医疗队队员朱仕超说,战斗在抗击疫情的最前线,没有什么比重症病人治愈更令人激动的消息了。

截至2月8日,武汉市红十字会医院共有299人在院治疗,重症和危重症病人133人,占比高达44.5%。如何保障重症病人的治疗,成为四川医疗队必须啃下的"硬骨头"。

四川医疗队入驻后，组建了新的 ICU 病房，并成立了由四川大学华西医院呼吸与危重医学科副主任罗凤鸣、省人民医院 ICU 主任黄晓波等 6 名专家组成的重症专家组，负责对重症病例的筛查、会诊和治疗方案的制订。

同时，由四川大学华西医院和省人民医院等两家医院分别牵头的重症值班组，以隔天轮换的方式负责对全院重症病人密切跟踪。

"多一种尝试，也带给患者多一分希望。"从 2 月 1 日开始，中药汤剂正式进入医院病房，这是四川医疗队探索的治疗新方案，成都中医药大学附属医院呼吸科副主任张传涛是这次临床方案实施的牵头人。

张传涛介绍，通过对医疗队里中医院医护人员的力量整合，四川医疗队在武汉市红十字会医院 10 楼和 11 楼病房建起了中西医结合病房，负责该病区 50 余名病人的治疗与护理。"在针对呼吸科病人的治疗中，中西医结合用药是一种值得肯定的有效治疗方案。"

更多的治疗手段也在尝试。黄晓波介绍，通过调节病人体位，也可以变动改善肺的通气血流，"我会鼓励一些患者移动体位，通过俯卧位、侧卧位来改善通气。"

病床前的互动，传递着必胜的信心

"医生啊，我到底能不能好起来啊？""婆婆，我们来的目的是什么，不就是为了你们好起来么？我们来了你们一定会好起来的，要有信心啊！"

这是武汉市红十字会医院病床前的一段对话，被宜宾市第四人民医院主管护师、四川医疗队队员何弦记在了自己的"战地日志"里。她说，这就是病房的日常，虽然真实而平淡、温暖又家常，但是却又充满着力量，支撑着大家打赢这场仗！

围绕病人的心理干预，也成为四川医疗队工作的聚焦点。四川医疗队专家介绍，在相对封闭的病房，隔离治疗中的病人可能会陷入恐惧或不确定状态，继而产生一系列心理应激反应，不利于治疗的开展和自身康复。

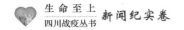
几句家常的寒暄，一次轻轻地握手……通过病床前的互动，四川医疗队队员为逆境中的患者带去了必胜的信心。

"心理关怀也是一剂良药。"在广元市中心医院急诊科护士、四川医疗队队员罗振宇负责的病区，一位姓钟的老人受到特别关注，"老人身边离不得人，有医务人员陪伴时情绪稳定，只要我们一离开他就会嚷起来。"

在关心病人的同时，医疗队队员自身的心理干预也在同步进行。

"队员们的工作负荷重，持续工作时间长，工作和生活环境又相对封闭，这都考验着每个人的心理承受力。"我省第一批援助湖北医疗队临时党委委员、西南医科大学附属医院医疗队队长李多介绍，在医疗队临时党委的统筹下，开展了战地集体生日等鼓舞斗志的活动。接下来，医疗队各党支部还将通过谈心交心、单独谈话等方式，及时掌握队员的心理干预需求，并及时与后方心理干预专家联系，引导队员科学释放压力，保持战胜疫情的高昂斗志。

（载于 2020 年 2 月 9 日《四川日报》，彭宇、向建衡，记者：袁敏）

《四川日报》记者进入武汉汉阳方舱医院，现场直击——

一位四川护士的"方舱六小时"

"终于可以看清楚一切了。"2 月 21 日 20 时 50 分，四川省援助湖北第四批医疗队队员刘婷走出汉阳方舱医院，脱下防护服，摘掉防护眼镜，这才如释重负。

舱内的工作到底是什么样子？医护人员是如何自我防护的？当天下午，记者跟随刘婷一起进入隔离区，体验了她的"方舱六小时"。

工作量大
注重疏导患者焦虑情绪

同时上班的护士 16 个人，要负责 480 名患者的日常管理，每日发放药物近 1000 次、安排各种检查 200 余次，还要负责协调安排一日三餐、水果等，工作量相当大。

在进入隔离病房前，刘婷需领取防护物资，有隔离服、防护服、鞋套、护目镜以及三副手套。

"注意检查防护服是否密封完整。"每一名进舱的医务人员都要接受两次检查，确保任何部位都没有暴露在空气中。戴上护目镜，记者的视线有些模糊。刘婷说："几个小时之后，眼前的一切都是花的。"

工作人员检查完毕，打开隔离区的大门，刘婷快步走进去。舱内 49 个单元共 960 名患者，其中 480 名患者由四川医疗队负责。

"刘婷，把明天要做核酸检测的患者名单再核对一次。"走进护士站，同事把一摞患者的名单递给刘婷。她看了一眼，大概有 30 名患者需要在 2 月 22 日做核酸检测。逐一核对身份信息，把重点患者的名字标注出来，半个小时后，刘婷完成了信息核对，开始逐一检查即将进行 CT 检查的患者名单。

穿着防护服，加上舱内闷热，刘婷的后背已经出汗，护目镜的雾气更加严重，看东西必须凑得很近。

"护士，我想咨询一个事情。"一名患者来找刘婷，情绪有些激动，"我要求做核酸检测，我觉得我的身体已经好得差不多了。"刘婷起身将患者扶到单元门外的座位上，"阿姨您别着急，我们会给您安排的。"经过耐心解释和沟通，患者回到了所在的单元。

由于方舱医院的患者大都为轻症患者，绝大多数行动自如犹如常人，所以他们有着更多需求，特别需要更多的心理关怀。为了疏导患者的紧张和焦虑情绪，医务人员每天还要安排时间带领患者做操，以及进行各种健康知识讲座。

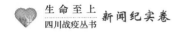
"我们除了要给他们治病，还要疏导他们的情绪。"刘婷说，治心，是方舱医院医务人员每天最重要的工作之一。

层层把关
小心翼翼完成每个动作

刚给患者发放完药物，刘婷又接到新任务——给患者采集血常规。她连忙起身准备器材。

尽管眼镜有些雾气，但是凭借长期积累的经验，刘婷的操作丝毫不受影响。果然，她为几名患者采血，患者纷纷反映"不痛，没什么感觉"。

这一个单循环下来，不知不觉，6个小时就过去了。刘婷如同陀螺一般，丝毫没有时间休息。到20时，舱内逐渐安静下来，有的患者躺在床上看书、玩手机，有的已经休息。

接班的同事进舱，刘婷与她进行工作交接，特别交代了几名需要重点关注的患者。"现在一闲下来才感觉饥肠辘辘。"记者听得出刘婷的话语中，带着笑意。

走出隔离病房，进入污染区，在这里脱掉防护服。脱下防护服的过程，被医务人员形容为"排雷"，动作要格外轻缓。尽管戴着三层手套，但是手不允许触碰到防护服表面的任何部位，如果不慎挨到，需要立即用消毒水洗手。脱掉防护服、摘掉护目镜……20多分钟后，刘婷说："我的世界终于清晰了！"

然后进入半污染区，取下手术帽，脱下隔离服，依然需要小心翼翼完成每一个动作。

最后再对面部、耳朵、鼻腔等部位进行消毒。每一个环节，都有专门的院感老师把关。"我们保护患者的安全，院感老师保护我们的安全。"刘婷说，汉阳方舱医院自四川医疗队接管以来，就建立了非常严格的院感流程，只有做到层层把关，才能最大限度地降低医护人员的感染风险。

完成整个过程，刘婷花了40多分钟。回到酒店，她还需要进行消毒等程序，然后再回房间，用热水冲洗半个小时以上。

这时候，距离刘婷入舱已超过了 8 小时。

（载于 2020 年 2 月 23 日《四川日报》，记者：李寰）

奋战 26 天　汉阳方舱医院休舱

● 方舱 HIS 远程查房系统启用是汉阳方舱医院的一大亮点。该系统可以通过语音实现舱外舱内医生同时查房，并且记录患者的生命体征、病情变化等

● 休舱后，未能达到出院标准的患者将被转入定点医院继续治疗，1000 余名医务人员在消杀、封存物资等工作完成后，将待命休整

为最后一批患者办理出院、转院手续，医护人员开始清理、封存舱内物品……3 月 8 日 14 时，武汉汉阳方舱医院正式宣布休舱。当日，武汉客厅方舱医院也正式进入休舱状态。此前一天，武汉客厅方舱医院的患者已全部出舱。

从 2 月 11 日到 3 月 8 日，1000 余名患者入住汉阳方舱医院，四川省第四批、第六批援助湖北医疗队的 374 名医护人员以及山东医疗队奋战在这里。护士庞娟说，26 天的朝夕相处，医患双方建立了深厚友谊，希望他们能早日康复。

武汉方舱医院从 2 月 5 日开始收治首批患者，到 3 月 8 日，已有 11 家方舱医院休舱，剩余 3 家方舱医院累计在院患者仅剩 100 多人。

院感流程
成为方舱医院"金标准"

2 月 10 日，四川省第四批援助湖北医疗队接到指挥部命令，从武汉客

厅方舱医院转战至汉阳方舱医院。汉阳方舱医院所在地曾是一个会展中心，如何在短时间内将其改造成为一家具备传染病收治能力的医院？

面对难题，经过院感专家把关，医疗队很快制订出一套行之有效的院感流程。这套流程不仅成为整个方舱医院的"金标准"，而且实现了全体医护人员"零感染"。

方舱 HIS 远程查房系统启用也是汉阳方舱医院的一大亮点。该查房系统是四川省第四批援助湖北医疗队（四川国家紧急医学救援队）根据此前执行过的多次灾害救援任务而研发的系统。该系统可以通过语音实现舱外舱内医生同时查房，并且记录患者的生命体征、病情变化等。舱外医生还可以根据患者的情况及时调整用药方案，从而使查房时间从 4 小时缩短为 2 小时，大大提高了工作效率。

火眼金睛
寻找病情"蛛丝马迹"

2 月 21 日，由四川医疗队负责的汉阳方舱医院 21 位患者治愈出院，56 岁的张女士是出院患者之一。

2 月中旬某天，张女士告诉医生孙颖她四肢无力，前几天出现腹泻症状。孙颖初步怀疑张女士可能是"低钾血症"，但是由于方舱医院的检验条件有限，所以医护人员一边为其联系转院，一边为其寻找病因。

孙颖是一名心内科医生，她从患者心电图检查报告上出现的一个特别波形分析："这个波形正是缺'钾'的表现。"于是给张女士口服了补钾的药物，其病情很快得到好转。"四川的医生态度和医术都很好。"张女士说。如今她已完成在社区的 14 天隔离并回家了。

方舱医院的每一名医务人员都有一双"火眼金睛"。

前几天，医生谭刚在查房时注意到，一名患者腿有点肿胀。经询问，该患者有糖尿病和高血压。谭刚认为，这种肿胀有可能是糖尿病、肾病所导致的，如果不及时干预，任其发展下去很有可能会导致肾衰竭等严重后果。于是，他劝说这位患者转入定点医院治疗。在定点医院，经过系统检查确诊，该患者确实患有糖尿病肾病。如果他不是因为医生"明察秋毫"，很可能就会耽误治疗。

孙颖说："有时候病人也对我们说，你们离远一点吧，不要被传染。但我们总是要走近他们，这是所有医务人员的责任。"

全程回访
建群保证患者出院安全

"各位病友，你们到隔离点之后一定要按时服药。如果感觉不舒服，请立即上报医生。"方舱医院的每一位主管医生都建了一个"病友群"，每天早晚，他们都会在群里呼叫病友们。

方舱医院患者出院之后，医护人员对患者实行随时回访。

"患者痊愈之后，我们依然对患者进行全过程回访，要随时了解患者身体状况，并给予指导，以确保患者安全。"四川省第四批援助湖北医疗队队长陈康说。

现场特写
因为有你们　我们不再沮丧

3 月 8 日下午 2 点，汉阳方舱医院出口热闹起来。

39 名患者将转入定点医院继续医治，12 名患者通过了核酸检测和 CT 检查，符合出院标准，将被送往社区继续隔离观察。这是汉阳方舱医院送走的最后一批患者。

即将转院的小陈是方舱医院的志愿者，在舱里已成为医护人员的"左膀右臂"。分别之际，护士秦立祥和几名医护人员把她送到舱门口。

"欢迎你到四川来，我们带你吃火锅。"护士廖俊先的一句话，让小陈哭了："这么长时间，许许多多人都在默默地为我们付出，你们是一群冒着风险的逆行者，因为有你们，我们不再沮丧。"

运送患者的车缓缓驶出，车内车外，大家都使劲挥舞着手臂。

送走了患者，医护人员还有很多工作要做，消杀、封存物资等。完成了舱内的工作，走出隔离区，护士刘婷脱下防护服、取下口罩，脸上的勒痕还没有褪去，她说："在方舱医院工作的这段时间，是我非常难得的经历。"

休舱后，1000 余名医护人员将待命休整。

（载于 2020 年 3 月 9 日《四川日报》，记者：李寰）

呼吸治疗师　战疫一线"特种兵"

3 月 10 日，武汉大学人民医院东院的一间新冠肺炎重症病房里，倪忠时刻关注着病床旁呼吸机数据的变化。截至目前，四川已派出医疗队共 1463 人支援湖北。这支队伍中，既有来自呼吸与危重症、感染、急诊等专业的精英，又有 3 名特别的队员——来自四川大学华西医院的呼吸治疗师倪忠、王鹏和薛杨。

"这是专门为前线医疗队配备的'特种兵'，是能打胜仗的尖兵。"四川大学华西医院呼吸与危重症医学科副主任罗凤鸣说。

为什么说呼吸治疗师是"特种兵"？

- 在生死一线的紧急抢救中屡创奇迹
- 为患者提供最佳的呼吸支持，他们往往比医生护士更在行

在武汉一线的鏖战中，呼吸治疗师们时常面对惊险的紧急抢救。

"35 床的氧饱和度跌破警戒线！"在武汉大学人民医院东院，四川医疗队负责 80 张床位患者的救治。3 月 10 日，发现 35 床的异常，在重症病房

值守的倪忠立马对这位重症患者实施经鼻高流量氧疗的应急措施，很快，患者的呼吸状况好转。"评估患者在什么时候需要怎样的呼吸支持，是呼吸治疗师的强项。"倪忠说，此次疫情中，飞沫传播是新冠病毒的重要传播路径，病人就诊以呼吸道症状为主，呼吸系统遭到程度不一的破坏，大量危重症患者迫切需要呼吸支持。而小到呼吸道的雾化治疗、气道排痰，大到呼吸机等设备的精准操控，呼吸治疗师往往比医生护士更在行。"高流量鼻导管氧疗、机械通气治疗、气道管理、人工气道建立等 10 余种与气道、呼吸相关的工作，都是呼吸治疗师的责任田。"倪忠说。

"心跳微弱，肺部坍塌，情况危急。"发生在重症病房的一次抢救，让王鹏记忆深刻。出现危急情况的，是一名 40 多岁的男性患者。即使在高流量吸氧联合无创通气的情况下，这名患者的氧饱和度依然也只有 50％左右，生命危在旦夕。王鹏和呼吸科专家们紧急讨论，随即做出了"插管抢救"的决定。让人揪心的是，病人插管后氧合指数却进一步下降，最低达到了 2％。"心跳几乎都要停止了。"

危急关头，王鹏做了一个大胆的尝试：用呼吸机对患者进行"肺复张"。

"患者的肺部已经塌陷，我的想法是用呼吸机将肺泡打开。"王鹏也知道，这样的操作存在很大风险，尤其对患者的心脏是一个极大的考验。"但在当时的情况下，已经没有第二种办法可以抢回患者的生命了。"

放手一搏，换来令人欣喜的结果。患者的氧饱和度开始直线上升，30％，70％，80％，90％……在场所有的医护人员击掌祝贺。

目前，该患者已经顺利拔管，生活可以自理。"我这条命，是你们从死神的手里抢回来的。"每次见到该患者时，王鹏总能收到诚挚的谢意。

呼吸治疗师从哪里来？

- 四川大学华西临床医学院是国内为数不多的呼吸治疗师培养"摇篮"
- 30 多位呼吸治疗专业毕业生，活跃在此次疫情防控临床一线

"呼吸内科医生相当于 T 字母的'—'，要求知识面广，有'宽度'。

面对患者，医生不能只关注治疗呼吸方面的疾病，而是要通过系统的医学知识，对患者的身体状况进行全面的诊断、检查和治疗。而呼吸治疗师则相当于 T 字母的'｜'，要求他们针对呼吸这一单项的治疗，非常深入细致地对患者实施救治，即要有'深度'。"四川大学华西医院呼吸与危重症医学科主任梁宗安给出形象比喻。

梁宗安说，一名优秀的呼吸治疗师，除了会熟练操作各种呼吸机，还要会重症超声、ECMO（体外膜肺氧合机）等高级别生命支持设备的管理，掌握各种呼吸治疗的方法。他们属于重症监护室里名副其实的"特种兵"，护航生命的"舵手"。

作为国内为数不多培养呼吸治疗师的医学院，在此次疫情防控的临床诊疗中，四川大学华西医院先后向武汉一线派出了 3 名呼吸治疗师，并向集中收治新冠肺炎患者的成都市公共卫生临床医疗中心派出了 5 名呼吸治疗师。"目前，这 8 名呼吸治疗师依然坚守在临床救治一线，成为前方医疗团队值得信赖的帮手。"梁宗安说。

据不完全统计，在疫情防控临床一线，仅从四川大学华西临床医学院走出的呼吸治疗毕业生就达到了 30 余人，活跃在四川、上海、重庆等全国 10 余个省市的医疗机构。

截至 3 月 6 日，这批由四川培养的呼吸治疗师已在疫情防控的最前沿平均工作 27.5 天，坚守时间最长者已连续工作 51 天。

延伸阅读

专业很抢手　身份很"尴尬"

"刘老师，新收一个呼吸衰竭病人，请支持。"3 月 10 日 17 时 15 分，四川大学华西医院重症医学科神经重症治疗病房，刘婷婷的手机铃声响起，这是值班医生打来的电话。

在 ICU 病房，呼吸治疗师刘婷婷早已习惯了这种来自治疗团队的紧急召唤。2005 年，刘婷婷从四川大学华西临床医学院毕业，成为四川大学华西医院的一名呼吸治疗师。

呼吸治疗专业源自美国，已有 50 多年历史，但在国内仍属于一个新兴专业。

四川大学华西临床医学院是中国大陆首家设置"呼吸治疗"专业方向的医学院校，是川内唯一一家培养呼吸治疗师的医学机构。1997 年，四川大学华西临床医学院正式开办呼吸治疗专业，招收 5 年制本科生。2000 年，将呼吸治疗师的培养模式调整为本科 4 年制，学生毕业后可授予理学学士学位。到 2014 年，四川大学华西临床医学院开始设立呼吸治疗专业方向的硕士点和博士点。

目前，四川大学华西临床医学院呼吸治疗专业毕业生已达 259 名，主要分布在国内大型综合医院的重症医学科。

"实在太抢手，学生还没毕业就被各大医院'预定'了。"梁宗安介绍，理论上来说，呼吸治疗师应该是 ICU 病房的标配，但现状是我国只有一些综合实力很强的三甲医院才配备有呼吸治疗师。

梁宗安认为，之所以出现这样的情况，很大程度上与"呼吸治疗师"的人才培养与社会认可度有关。一方面，"呼吸治疗专业"没有被纳入本科专业目录，只是以医学技术系呼吸治疗方向的形式存在，在招生上有一定的局限。另一方面，近日人社部等多部门向社会发布的 16 个新职业中才有了呼吸治疗师，此前呼吸治疗师还没有以"职业"的形式被认定。

"在与各地师兄弟的交流中，感受到大家在工作中有激情，但也面临一些困惑。"已在呼吸治疗师岗位上工作 15 年的刘婷婷看到了这一岗位长远发展存在的短板——身份"尴尬"。刘婷婷认为，目前，全国仍没有出台专门的呼吸治疗师资质认证和考核标准。对于已经从事呼吸治疗工作的专业人员来说，他们既不是医生也不是护士，职称晋升也没有明确的标准。呼吸治疗师的顶层设计亟待完善。

（载于 2020 年 3 月 12 日《四川日报》，记者：李寰、袁敏）

站在疫情的风暴眼，我们绝不后退！
——对话奋战在武汉一线的四川省援助湖北医疗队①

编者按：当我们不出门就是"做贡献"时，他们在笨重的防护服下超负荷工作；当我们开始对困在家中的"神兽"心生烦恼时，他们的孩子在盼他们平安归来……在这场新冠肺炎战疫中，医务人员无疑是最美"逆行者"。

目前，我省已向湖北派出 8 批次共计 1212 人的医疗队伍，他们和来自全国各地的医务工作者一起并肩战斗，全力以赴救治患者。今天起，本报将对话我省多支援助湖北医疗队的领队，以访谈的形式记录这场没有硝烟的战争，记录"川军"的力量，致敬最美"逆行者"。

第一批，领队刘成
面对严峻形势 7 天重塑流程

● 对重症病人的救治绝对不能后退一步，这是我们给每一位队员传达的理念

（名片）四川省第一批援助湖北医疗队

1 月 25 日，138 名队员组成的第一批医疗队正式出征。队员来自四川大学华西医院、四川省人民医院、四川省第四人民医院等 9 家医院。

在武汉市红十字会医院，医疗队主要负责新冠肺炎病区重症及危重症患者救治。

距离华南海鲜市场约 1.5 公里的武汉市红十字会医院，是武汉市第一

批疑似、确诊新型冠状病毒肺炎患者收治定点医院，也是我省第一批援助湖北医疗队坚守的阵地。

四川省医疗卫生服务指导中心主任刘成是这支队伍的领队。收到记者的采访请求后，刘成首先发来了自己在武汉的工作日志。这份工作日志超4万字，详细记录了首支医疗"川军"投身武汉战疫的惊心动魄。

好消息开始每天都有

记者：在武汉鏖战已有24天，目前"川军"战果如何？

刘成：我们的队员中，有不少都参加过2003年抗击"非典"、2008年"5·12"汶川特大地震等医疗救援大事件。经过团队的持续努力，近10天以来，每天都有患者治愈出院的好消息。

截至2月17日24时，四川医疗队在武汉市红十字会医院已累计收治患者594人，治愈出院163人。从10个病区当前情况来看，患者的恢复效果已在向好的态势发展。这是第一批和第二批医疗队288名队员共同取得的成果。

避免四个"不必要"

记者：这场遭遇战难在哪里？四川医疗队有哪些尝试？

刘成：我们1月26日下午进入武汉市红十字会医院时，眼前的景象颠覆了我们的预估。本院医务人员在经历长时间的高强度工作后，已身心俱疲、严重透支。同时，院内感染防控形势尤其严峻。

我们首先将部分重症病人暂时转移，并果断建议门诊停诊3天。我们对住院病人进行逐一甄别，并严格重塑院感防控流程。经过团队所有医护人员的共同努力，我们用7天时间将这家医院改造成了流程基本规范的传染病专科医院。

对重症病人的救治绝对不能后退一步，这是我们给每一位队员传达的理念。保障重症病人的治疗，我们在临床治疗中探索出"四控制、四保

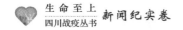
障、四避免、四加强"的治疗策略，特别强调要保障病人的氧平衡、睡眠和营养，并且要避免不必要的激素使用、不必要的抗生素使用、不必要的液体输入，和不必要的中药制剂静脉输入。

我们要一起平安回家

记者：重压之下如何体现团队合力？

刘成：站在疫情的风暴眼，每一位队员所承受的压力可想而知，我们每天都在密切跟踪每位队员的身体状况和心理状态。出战武汉，四川医疗队就是一个团队，就是一个整体。虽在重压之下，但也需要让队员们时刻感受到集体的温暖。在战疫一线，医疗队及时成立的临时党委，成为队员们在武汉临时的家。

每一名能站在武汉前线的队员，都是可爱的、可敬的，是我们的掌中宝、心头肉。打胜仗，零感染！相信我们都能一起平安回家。

第二批，领队黎旭
不仅要打胜仗也要零感染

● 零感染，是我们在武汉必须实现的目标，这既是四川医疗队战斗力的体现，也是对我们每一位队员健康的高度负责

（名片）四川省第二批援助湖北医疗队

1月28日，150名队员组成的第二批医疗队正式出征。队员来自广元、绵阳、宜宾、自贡、乐山、遂宁的28家医院和中国医学科学院输血研究所。

在武汉市红十字会医院，医疗队主要负责新冠肺炎病区重症及危重症患者救治。

饭菜供应需要再精细、保暖物资还需要补齐……在四川省第二批援助湖北医疗队领队、省卫健委基层卫生处副处长黎旭的工作笔记本里，除了

记录医疗队各项重大工作的进度，涉及队员们一日三餐、情绪变化等诸多"小事"也都逐条清晰记录其中。

2月19日，黎旭带队出川已经22天。队员们也都认识了这位装着一肚子"小事"的领队。

临床救治打开新局面

记者：如何与先期到达的医疗队打好配合？

黎旭：1月29日，我们与首批队伍在武汉市红十字会医院会师。经过第一批队伍对该院工作流程的梳理，医院已有了相对清晰的工作架构。我们两支队伍的力量统筹使用，整体划分为6个工作组，全面接管了武汉市红十字会医院住院部10个新冠肺炎病区。这标志着该院的新冠肺炎救治工作在四川医疗队的整体统筹下实现有序推进。

疫情来得突然，各方面的准备都不够。比如在平常看来简单的中心供氧，此时成了要命的难题。武汉市红十字会医院没有中心供氧站，而大量的新冠肺炎病人每天都需要吸氧，人手有限，每天进出病房的100多个氧气瓶都得由我们医务人员来搬运。经过医疗队与医院的持续努力，我们终于在2月16日盼来了好消息，全新建设的供氧站正式投入使用，医疗队对重症及危重症病人的临床救治也打开了新局面。

需要时刻紧绷神经

记者：打胜仗、零感染的目标能否实现？

黎旭：打胜仗，我们有足够的底气和实力，这是可以预期的结果。零感染，则需要时刻紧绷神经。我们专门成立了由8名院感专家组成的院感防控小组。哪些门能开，哪些门必须关？哪些通道能走，哪些通道必须绕开？鞋子如何放，头发如何扎？在每个小细节里找漏洞，严格制订了10余项预防院内感染控制的流程和方案。同时，院感专家每天都会到病区一线，规范诊疗行为，及时发现问题并予以纠正。

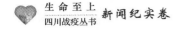

零感染，是我们在武汉必须实现的目标，这既是四川医疗队战斗力的体现，也是对我们每一位队员健康的高度负责。

一起共渡艰难时刻

记者：听医疗队队员们讲，您是大家的"暖心大叔"？

黎旭：我们这支队伍，特别是护士团队大多都是年轻人，年龄最小的才23岁，和我的女儿年龄相仿。这些年轻人能在第一时间报名出征，并最终站在了武汉疫情防控的第一线，难能可贵。

走进病房，防护服下数小时的高强度工作，带给队员的压力是可以想象的。我是从农村走出的孩子，曾在凉山州连续工作了15年，深知在艰苦环境中的持续坚守有多难。

每天与队员们谈谈心，问问他们的生活、饮食，为他们解开心结，加油鼓劲。作为一名领队，关心保护好每一名队员，陪伴他们一起共渡艰难时刻，这也是我的责任所在。

第四批，领队陈康
受命不到20小时　汉阳方舱医院启用

● 我们心中有个信念，让病人得到治疗和照顾、公众得到抚慰，同时也报答汶川特大地震时湖北对四川的帮助

（名片）

四川省第四批援助湖北医疗队（四川国家紧急医学救援队）

2月4日，72名队员组成的第四批医疗队正式出征。队员以四川省人民医院医务人员为主体，由四川省疾控中心，成都市一、二、三、五人民医院，成都妇女儿童中心，成都市血液中心等医疗机构医务人员组成。

医疗队先后接管了武汉客厅东西湖方舱医院、汉阳方舱医院，以接收确诊轻症患者为主。

2月10日16时45分，武汉新冠肺炎防控指挥部发出命令：四川国家紧急医学救援队领队立即到达武汉国际博览园，勘查现场，建立武汉汉阳方舱医院，次日收治患者。

不到20个小时，四川省第四批援助湖北医疗队（四川国家紧急医学救援队）完成方舱医院的院感防控、批量收转、医疗救治、紧急抢救的场地改造、设施布置、流程设置，以及协作单位人员培训和整合，收治患者475人，比指挥部的命令快了4个小时。

采访中，即使领队陈康戴着口罩，也能感受到他的严肃认真。

用战斗的状态对待任务

记者：您制订了一份"驻地纪律和防护制度"，要求每一位队员必须无条件服从。为什么要制订如此严格的纪律？

陈康：我们在纪律中规定：严禁串门，尽全力保证每名队员的休息场所处于相对隔离状态；任意两人会面，严禁摘取口罩……因为队员的每一个细小的错误，都可能毁掉我们整个队伍！

我们是一支纪律性、应变能力和组织能力都非常强的队伍。我们到武汉来的目的是为了打赢这场战争，绝不允许由于我们自身的失误而削弱队伍的战斗力，我们必须要用战斗的状态对待这次任务。

让病人得到治疗和照顾

记者：汉阳方舱医院的启用只花了不到20个小时，请问您和团队是如何做到的？

陈康：要把一个会展博览中心改造成收治传染病人的临时医院，说实话难度非常大。时间紧迫又临危受命，既要因地制宜利用场馆道路交通、基础设施、环境风向改建院感防控区域和流程，又要考量医院运行的人车分流、医患分流，还要建立应急医疗秩序等，每一个细节都关系到成败。

之所以能够做到，是因为使命所在，党员的先锋作用所在，建制队伍

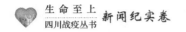
的应变能力所在。团队精英们面临困境，能迅速完成从医疗救治型人才到医疗组织和管理型人才的转变。我们心中有个信念，让病人得到治疗和照顾、公众得到抚慰，同时也报答汶川特大地震时湖北对四川的帮助。

把脱防护服想象成排雷

记者：您非常强调防护的重要性？

陈康：我们这支队伍是以灾害创伤救援为特长的队伍，承担这种高等级传染病的救援还是第一次，重视防护就是重视队员的生命。

穿脱防护服是队员们练习的重点，尤其是脱，要把脱防护服想象成排雷。大部分医护人员都会在病房里工作 6 个多小时，出舱后往往处于懵懂状态，这时候特别不能掉以轻心。

从进入驻地开始，我们就有严格的"消杀"流程，队员从医院回到驻地大厅再到房间，如何进房门，工作服和个人衣服如何切换，都制订了标准化的流程，要确保每一个防控细节到位。

第五批，领队康焰
解决人手不足　华西专家远程诊疗

● 我相信，在湖北、在武汉，一旦全国各地的医疗救援力量到位，病人都能得到规范的治疗，死亡率一定会降下去

（名片）

四川省第五批援助湖北医疗队

2 月 7 日，第五批医疗队正式出征。131 名队员全部来自四川大学华西医院，涵盖重症医学、呼吸、感染、心内、肾内、风湿免疫及中西医结合等科室，并专门配备了专业的后勤工程师。

医疗队接管了武汉大学人民医院东院两个危重症患者治疗的病区。

从 2 月 7 日到 17 日，四川省第五批援助湖北医疗队接管的病区累计收

治 129 名病人，其中有 61 名患者转至方舱医院或社区定点医院等轻症患者收治点。医疗队在"与死神抢生命"过程中有哪些故事？记者采访了该医疗队领队、四川大学华西医院重症医学科主任康焰。

提前干预　避免轻症转重

记者：武汉新冠肺炎患者早期死亡率还是比较高的，您认为这是什么原因？

康焰：从目前来看，新冠肺炎总死亡率并不比"非典"、禽流感更高。之所以早期出现较高的死亡率，是因为突然出现了这么多病人，医疗资源跟不上。湖北省外，人力物力都能跟上，死亡率就相对较低。我相信，在湖北、在武汉，一旦全国各地的医疗救援力量到位，病人就能得到规范的治疗，死亡率一定会降下去。

降低死亡率有两个阶段：第一是减少危重病人的数量，避免患者由轻转重；第二是降低重症患者的死亡率，尽可能由重转轻。病人处于轻症的时候，就要筛查出那些可能发展为重症的，提前干预。现在武汉市新冠肺炎患者的死亡率在逐步下降，还是很给人信心的。

多科会诊　制订科学方案

记者：医疗队进驻武汉大学人民医院东院以来做了哪些工作？

康焰：该院本来是一家综合性医院，现在完全收治新冠肺炎重症患者，流程需要理顺。我们进驻后的第一件事就是对病人做评估和筛查，把病区细分为绿区、黄区和红区。绿区收治轻症病人；黄区收治症状不严重，但有如糖尿病等基础病的患者；红区则收治器官功能紊乱严重，需要器官功能支持的患者。粗略统计，红、黄、绿三区的患者各占约 10%，15%，75%。3 个区医疗和护理的强度和方案是完全不一样的。

从成都出发之前选派人员时，医院就考虑到重症患者多是老年人，从老年医学科、肾内科、心内科等专业抽调医生，希望通过多学科团队合

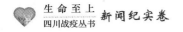
作，找到更好的应对方法。

远程讨论　解决人手不足

记者：医疗队面临了哪些难题？做了哪些努力？

康焰：按照国家的诊疗方案，对重症病人要集中成建制管理。平均一名患者需要配置 0.8 名医生和 3 名护士。而我们管理 80 张床位，总共只有 130 名医护人员，人手不够是最大的难题之一。因此我们在人力分配方面做了很多努力。每天下午，华西三个批次援助湖北的医生，以及华西医院本部的专家都要通过远程进行多学科的疑难病例讨论。这也是利用整个华西医院的力量，为患者制订最佳的治疗方案。

还有一大难题是氧气不够。我们的医学工程师改造了供氧系统，增加了供氧设备，改装了供氧管道，到 2 月 15 日晚上，基本解决了病区的供氧问题。这也提醒我们，在医院建设阶段，需要考虑特殊情况下的医用气体负荷，预留管线。

（载于 2020 年 2 月 20 日《四川日报》，彭宇、向建衡，记者：袁敏、李寰）

保卫武汉，我们竭尽全力！
——对话奋战在武汉一线的四川省援助湖北医疗队②

第三批，领队叶铖
每名队员都很努力　身后都有感人故事

● 能成功救治高龄患者，源于对所有重症病人的早评估、早干预、早治疗

233 3

2

3

（名片）

四川省第三批援助湖北医疗队

2月2日，由126名队员组成的医疗队正式出征。全队包括18名医生、101名护士、3名技师等，分别来自四川大学华西医院、四川大学华西第四医院、省人民医院、省肿瘤医院、成都大学附属医院等12家医院。

该医疗队工作所在地为武汉大学人民医院东院，主要负责新冠肺炎危重症患者救治。

2月21日，距四川省第三批援助湖北医疗队出发已近20天。从武汉大学人民医院东院传来消息，一名85岁高龄的新冠肺炎患者治愈出院，一名90岁的患者也明显好转。

进驻该医院的第三批医疗队遇到的最大困难是什么？在高龄重症患者的治疗方面有哪些经验和启示？记者采访了四川省第三批援助湖北医疗队领队、省卫健委规财处副处长叶铖。

克服了重重困难

记者：医疗队接管的都是危重症患者，治疗过程中遇到的最大困难是什么？如何克服？

叶铖：2月4日，医疗队进驻武汉大学人民医院东院接管部分重症病区，当时面临较大的困难和挑战。其中，主要是医疗设备短缺，比如无创呼吸、高流量呼吸治疗仪等都不能得到保障。我们协调从华西医院本部、省肿瘤医院等紧急配送了一批设备过来。

氧气供给不足也是困难之一。因为病房是由普通病房改造成的危重症病房，一下又住进了那么多危重症患者，所以氧压和氧流量达不到重症病房需求。经过反复协调争取，目前供氧需求基本能得到满足。

院感防控的压力也非常大。我们和武汉大学人民医院东院对院感流程进行了再梳理，加强了队员自身防护培训，指定2名队员每天监督队员防护服穿戴，严格操作流程，防止因防护不到位而发生感染。驻地酒店也同

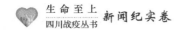
样按照防疫感控要求，因地制宜改造。

此外，人手不够、人力不足也是困难之一。按照标准 ICU 要求，1 张床需配比 1 名医生、3 名护士。但短期内从 30 张扩张到 80 张床位，医护力量严重不足。对此我们与武汉大学人民医院东院协调，抽调了 12 名非呼吸重症医生，对医护结构、排班流程进行了优化，将专业与非专业、支援队伍与本院医师搭配轮班。护理上，我们将病区分为危重症、重症、轻症三个小区，确保工作能顺利开展，队员又能得到适当休息。

救治重症患者有心得

记者：第三批医疗队治愈了一名 85 岁高龄的患者，还有一名 90 岁患者也将治愈出院。请问在高龄重症患者治疗方面有哪些经验和启示？

叶铖：高龄重症患者医疗救治是我们的重点和难点。能成功救治两名 85 岁以上的高龄患者，源于我们对所有的重症病人早评估、早干预、早治疗，最大化地避免重症转为危重症；加强对重症患者的护理，不仅要保证生命体征实时监测，还要加强患者的营养补给及生活护理；同时我们还通过多种方式对患者进行心理疏导，帮助他们树立信心。有的高龄患者基础疾病较多，所以多学科病例讨论和会诊也很重要。

在这个过程中，医疗队每名队员都很努力，每个人都有一段生动感人的故事。

第六批，领队刘胡
搭方舱医院心愿墙　带患者练起八段锦

● 我最大的愿望，就是全队必须平平安安、一个不少地回去
（名片）
四川省第六批援助湖北医疗队
2 月 9 日，303 名队员组成的第六批医疗队正式出征。队员来自 11 个市（州）的 72 家医院。抵达武汉后，他们与四川省第四批援助湖北医疗

队会合，共同管理汉阳方舱医院的 480 名患者。

日前，汉阳方舱医院 53 名轻症患者已出院，为他们提供治疗的就有四川省第六批援助湖北医疗队的医护人员。

作为四川援助湖北医疗队中人数最多、涉及医院最多的一支队伍，第六批医疗队是如何管理的？记者采访了该医疗队领队、省卫健委医政医管处一级主任科员刘胡。

队伍庞大如何管理

记者：管理如此庞大的队伍，您压力大吗？

刘胡：我正月初一就抵达武汉了，当时是四川省第一批援助湖北医疗队的副领队。2 月 9 日，省应对新型冠状病毒肺炎疫情应急指挥部任命我担任第六批医疗队的领队。了解到这支队伍的医护人员来自 11 个市（州）72 家医院，驻地又分散在三个地方，顿觉压力巨大。当时，我们队伍中没有院感专家，如何保证队员的个人防护不出问题，是我工作的重中之重。

记者：如何解决这个难题？

刘胡：压力就是动力。首先要明确工作职责，责任层层落实。第一层是我，我是整个医疗队院感防控第一责任人；第二层是各市（州）的医疗队长；第三层是各派出医疗机构负责人。其次是制订制度流程。我们组织制订了《驻地院感防控手册》等并组织全队学习。第三是强化院感培训。我们邀请院感专家进行防护知识培训和防护器材穿脱演练；增派两名院感专家补充队伍的院感防护专业实力，并培训部分护理人员担任院感监督员等。截至目前，我队无医务人员感染。

医患信任关系如何建立

记者：我们在方舱医院看到，核酸检测、CT 检查的结果都会进行公示。医务人员专门设立了一块心愿墙，还经常带着患者开展各种活动。如

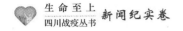
何看待这种管理模式？

刘胡：方舱医院接收的都是轻症患者，治疗方案相对并不复杂，个性化的治疗方案也还在探索阶段。医务人员的工作内容之一就是安抚患者。信息公开，让患者知道每次检测结果，让他们对康复时间有个预期，有助于医患间建立信任关系。

我们设立心愿墙，是为了给患者更多心理疏导的途径，让他们把想要表达的心愿、对未来的规划、对家人朋友的思念写下来。医务人员还组织了一些活动，比如带着患者练习瑜伽、八段锦等。这些都是为了疏导患者情绪，对于治疗有很重要的作用。

队员必须一个不少地回去

记者：您最想对队员说些什么？

刘胡：在进舱之前，我告诉所有的队员，我最大的愿望，就是全队必须平平安安、一个不少地回去。

我们的队员非常不容易。我们测算过，队员们每次工作基本上要 9 个小时，其间不能吃喝和上厕所。有的医生穿上了纸尿裤，有的因为防护装备长时间的压迫导致皮肤压伤甚至破损。尽管这样，他们对工作尽职尽责，从来没有抱怨过。我想对他们说："感谢，保重，坚持！"

第七批，领队杨进
成立中医突击队　治疗"一人一方"

● 有 10 名有中医执照的医生，是这支队伍的特色

（名片）

四川省第七批援助湖北医疗队

2 月 13 日，医疗队正式出征。队员来自成都大学附属医院、四川省第二中医医院、成都医学院第一附属医院、省骨科医院、成都中医药大学附属医院等。工作地点在华中科技大学同济医学院附属协和医院肿瘤中心，

主要负责该院新冠肺炎病区重症及危重症患者的救治。

在过去的 10 天里，四川省第七批援助湖北医疗队领队、成都大学附属医院副院长杨进和队员们经历了重重考验。

"每一名队员都是可爱的，他们的无畏令人感动。"杨进说，他记住了队员们面对困难和危险时不退缩的身影，"是队员们的付出，换来了一场场的胜利。"

<h2 align="center">迅速搭起工作大框架</h2>

记者：带队出征武汉，有哪些困难？

杨进：2 月 12 日晚上 11 点，我接到带队出征的通知。第二天下午 5 点，我们的队伍就乘机出发了。来得实在有些匆忙，这也是医疗队每名队员的感受。到达武汉的当晚，我们在宾馆驻地忙到凌晨才基本把人员物资安排妥当。

2 月 15 日上午 10 点，医疗队的第一批队员就开始进入病区工作。华中科技大学同济医学院附属协和医院肿瘤中心院区是由肿瘤专科医院临时改造成的新冠肺炎定点收治医院。我们医疗队接管 9 楼和 10 楼两个重症病区后不到 12 个小时，128 张床位就全部收满。因此，医疗队所承担的临床救治任务是艰巨的。

拿着医疗队的大名单，我们迅速将医疗队分成 6 个医疗组，每 3 个医疗组负责一层楼的医疗救治工作，每层楼安排一名主任统筹工作。这样，基本搭建起了病房工作的大框架。

<h2 align="center">实现同质化临床医疗</h2>

记者：下一个关键点是什么？

杨进：实现同质化临床医疗，是我们下一步的工作目标。临床处置过程中，要与国家诊疗方案的要求保持一致，同时也要和我们在川内救治重症病人的要求保持一致。要保持质量和标准的一致性，就需要我们对每一项工作进行再梳理和细化，把前期没有顾上的短板逐一再补上。

记者：医疗队中有不少中医，他们的作用如何发挥？

杨进：我们有 10 名有中医执照的医生，这也是我们这支队伍的特色所在。为发挥中医药在临床一线的优势，医疗队专门成立中医突击队，并由一名来自成都中医药大学附属医院的博士生导师领队，统筹两个病区的中医药治疗。为提高救治水平，我们提倡中西医结合更需要有针对性，争取做到"一人一方"的针对性治疗。

记者：您想对队员们说些什么？

杨进：坚守在武汉，医疗队里的每个人都很辛苦，我由衷地敬佩每一名能打能冲的队员。作为领队，我将继续发挥在外科感染防控方面的专业特长，把病区和驻地感染防控想得再细点，把制度流程做得再实点，也为队员们想得再多点。

在祖国需要我们的时候，能一起尽自己一分绵薄之力，是我们医疗队每个人的荣耀。当然，我们也要一起平安回家，摘下口罩，开怀大笑。

第八批，领队陈心足
防止重症病情恶化　加快轻症治疗进程

● 加快病房床位周转，让更多重症及危重症患者得到床位

（名片）

四川省第八批援助湖北医疗队

队员来自四川大学华西第二医院、成都中医药大学附属医院、宜宾市第二人民医院·四川大学华西医院宜宾医院等多家医疗机构。工作地点在华中科技大学同济医学院附属协和医院肿瘤中心，主要负责该院两病区新冠肺炎重症及危重症患者救治。

2 月 13 日，宜宾市第二人民医院·四川大学华西医院宜宾医院副院长陈心足临危受命，担任四川省第八批援助湖北医疗队领队。1981 年出生的

他，是目前四川援助湖北各医疗队中最年轻的一名领队。

陈心足说："医疗队的每一名队员都是可敬的，他们都是我的老师。我的任务就是为每一名队员认认真真地服好务。"

和爱人彼此隐瞒递交请战书

记者：听说您的爱人也来到了武汉，是这样的吗？

陈心足：疫情发生后，我和爱人都瞒着对方向医院交了请战书。我爱人是随第五批援助湖北医疗队到达武汉的。她从成都出发时，我还在宜宾。我很理解她的选择。2月13日，我也到了武汉。我在长江这边，她在长江那边。得空时，我们就在电话里问声好。

记者：混编是这批医疗队的最大亮点，您是如何整合队伍的？

陈心足：第七批、第八批联队来自省内35家医疗单位，队员之间彼此都很陌生。到武汉后，我们很快成立了两支队伍的临时联合党委，同时成立了16个党支部。在临时联合党委的统筹下，整个队伍很快就有序运转起来。在后续的工作中，我们还要积极发展入党积极分子，设立党员先锋岗，发挥好党组织的作用。

抓两头加快病房床位周转

记者：重症治疗有哪些策略？

陈心足：随着"应收尽收"策略的推进，病房的重症及危重症患者所占比重将持续提升，我们正积极应对准备。医疗队主要抓两头，首先是抓好重症的治疗，充分利用专家组会诊，实行"一人一策"策略，防止重症病情的恶化升级。其次是抓好轻症患者的周转工作。我们要尽力让更多重症患者向轻症发展，同时加快轻症患者治疗进程，以此加快病房床位周转，让更多重症及危重症患者得到床位。

经过动态调整，我们有了更多的精力来优化提升治疗策略，提升医疗护理质量。

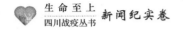
记者：高强度的工作下，队员们每天都很辛苦。您是如何照顾他们日常工作和生活的呢？

陈心足：关心每一名队员的工作和生活，给他们更多的帮助和温暖也是我的职责所在。

队里每天都会收集每名队员的身心变化情况，对其分析后再进行有针对性的指导。我们还想了一些办法服务队员们的工作和生活。比如，队里特别把夜宵放到了宾馆方便取拿的通道上，这样下夜班的队员回来，不用多走路，就能感受到温暖。如果队员需要药物，我们就想办法争取当天交到队员手上。出征匆忙，很多队员来不及理发，我们也组织、联系理发师给队员理发等。

（载于 2020 年 2 月 25 日《四川日报》，王路炜，记者：李寰、袁敏）

托起生命方舟，我们必须做得更多！
——对话奋战在武汉一线的四川省援助湖北医疗队③

第九批，领队王东
以最小的资源消耗换取最大的胜利果实

● 武昌医院是我们在武汉的新家，刘智明院长为"家"献出了生命，我们也应做得更多

（名片）

四川省第九批援助湖北医疗队

2 月 21 日赴武汉，共计 181 人，来自中国医学科学院输血研究所、四川大学华西医院、省第二中医医院以及成都、简阳、绵阳、自贡、资阳、广元等地医疗机构。

在武汉市武昌医院，医疗队主要开展重症及危重症新冠肺炎患者救治。

武汉市武昌医院院长刘智明因抗击疫情而倒下的事迹感动了太多的人。2月24日，四川省第九批援助湖北医疗队正式入驻武昌医院。"医院就是我们四川队在武汉的新家，刘院长为'家'献出了生命，我们也应做得更多。"四川省第九批援助湖北医疗队领队、绵阳市中心医院党委书记王东说。

审视疫情，来自汶川特大地震重灾区绵阳市的王东认为，从灾难医学的角度来看，进入武汉疫区的每一件物资都是极为宝贵的资源，每一份盒饭、每一个苹果的分配都值得精打细算、统筹考量。

医务人员抡起了铁榔头

记者：进驻武昌医院时，医院是怎样的情况？

王东：武昌医院1月20日成为新冠肺炎定点诊治医院。在四川医疗队到达前，已有西京医院的医疗团队短时间入驻，并形成临时工作机制，但在院感防控、病人管理、诊疗流程方面仍存在一些问题。

我们和该院团队协商，成立了专家组，将全院的重症病人进行集中收治。在梳理医院内部感染防控流程时，我们发现进出两条通道仍有一小段存在交叉，要实现完全隔离，只能在3楼通道的墙上新开一道门。非常时期，医院设法找来了一名工人。我们的队员也抡起铁榔头和工人一起破墙施工，建成一条新通道。

注重中西医结合

记者：开展临床救治，特别是重症病人的救治有哪些尝试？

王东：我们进驻武昌医院时，医院共有在院病人385人，四川医疗队重点负责其中的113名患者，绝大多数是危重症患者和重症患者。

在临床救治中，我们注重中西医结合的运用，采取"三支一降二抗三防一治"的治疗方案。"三支"即呼吸支持、营养支持、心理支持；"一降"即降低机体应激反应；"二抗"即抗病毒治疗、抗感染治疗；"三防"即防止并发症、防止机体内环境紊乱、防止医务人员职业暴露等；"一治"即针对病人原发病的治疗。

精打细算配置资源

记者：您曾多次参加国内突发灾害事件的应急处置，有什么感受？

王东：我平时的工作地在绵阳，经历过"5·12"汶川特大地震灾害，我们对灾难医学救援也在进行积极的思考。灾难医学救援不仅仅需思考急救医学，还需系统思考如何针对病患需求实现最有效的资源配置，用最合理的资源消耗实现最好的救援效果。

记者：落脚到四川医疗队，有哪些具体实践？

王东：我们也在思考如何实现资源和需求的有效配置。比如，我们刚进驻医院时，当地按照队员总人数181人配置饭菜，盒饭准点送达。但由于临床工作的特殊性，经常遇到队员正在值班而吃不了，造成浪费。我们对送餐方式进行了改进，按照队员的需求、排班定量送餐。节约使用医疗物资和生活物资，争取以最小的资源消耗换取最大的胜利果实。

第十批，领队李进

助患者减轻焦虑　帮医务人员减压放松

● 除了语言交流，通过表情、肢体动作也能洞察患者内心，心理咨询师通过轻松的方式慢慢走近不愿倾诉的患者

（名片）

四川省第十批援助湖北医疗队（心理医疗队）

2月21日出征，共50名队员，分别从四川省12家医疗机构选派。医疗队中有精神科医生、护士、心理咨询师和心理治疗师，年龄最大的58岁，

最小的 27 岁。主要工作职责包括：精神科临床医疗服务（精神科联络会诊）、心理治疗和心理咨询、护理心理指导、心理卫生相关知识技能培训等。

抗击新冠肺炎，心理护航也很重要。心理医疗队抵达武汉后，通过"谈心"的方式为患者减轻压力，并为长时间奋战在一线的医务工作者提供心理援助。近日，记者采访了四川省第十批援助湖北医疗队（心理医疗队）领队、四川大学华西医院心理卫生中心教授李进。

有线上和线下两种干预途径

记者：心理咨询能起什么作用？

李进：心理医疗队的服务对象是抗疫工作中的医务人员、新冠肺炎患者。疫情日渐缓解，但患者和身处抗疫一线的医务工作者身心疲惫，心慌、恐惧、担心、愤怒、疲乏、失眠等问题普遍存在，甚至有部分人可能会发展为心理疾病（焦虑症、抑郁症、应激障碍等），心理医疗队到武汉就是帮助他们，防止出现心理疾病。

记者：您和团队如何为患者提供心理咨询？

李进：我们有线上和线下两种干预途径。线上，我们利用"华贝健康新冠心理干预整合平台"，这个平台是国家卫健委推荐，由四川大学华西医院组织搭建的新冠肺炎疫情专业平台，包含心理评估、心理科普、线上视频等项目。我们还在平台上专门开通了对接武汉 10 家医院（6 家定点医院和 4 家方舱医院）的专门通道，医务工作者和患者可通过扫描二维码，在线进行一对一心理咨询。线下，也即现场。当患者或医务工作者有心理问题，我们主动进行现场疏导，让他们保持身心健康。

帮助患者倾诉内心想法

记者：有的患者内心非常焦虑、痛苦，但不愿意向外人倾诉，这种情况如何解决？

李进：除了语言交流，非言语信息如表情、肢体动作等也能帮我们洞察患者的内心活动。患者不愿倾诉，心理咨询师就通过一些轻松的方式慢慢走近患者，获得对方信任，引导患者放心地沟通。对有抵触情绪的患者，我们从音乐、读书等兴趣爱好聊起，让患者觉得如同日常聊天，而不是把他们当作有问题的人。我们也很留意患者的生活需要、对治疗的困惑等，给对方提供科学、准确的信息，减轻其对病情和治疗的焦虑，同时帮助他们更好地与医生、护士沟通病情、配合治疗。

记者：一些患者觉得自己生病拖累家人，从而产生自卑情绪。如何安抚？

李进：我们根据不同情况进行有针对性的干预。总体上，就是帮助患者倾诉内心想法，同时设身处地站在患者的角度，体验对方的感受。

如果有患者自责无法照顾家人，我们就利用这个愿望，鼓励患者先照顾好自己，康复了才能更好地照顾家人。如果患者后期还需心理咨询，我们就约好时间，持续定期地进行服务。

记者：对出现焦虑症状的医务人员，心理医疗队有什么办法？

李进：我们主要是帮助身心疲惫的医务人员减压和放松，让其更好地调节身心状态。同时也会根据医务人员的心理需求，有针对性地开展心理培训，帮助他们学会自我调节，更好地与患者沟通。

第三批疾控队，领队关旭静
在紧张状态中工作　笑一笑也是战斗力

● "完全融入工作，做江汉疾控的一分子。"这是我们提出的角色定位
（名片）
四川省第三批援助湖北疾控队

2月23日，14名队员奔赴武汉。由四川省疾控中心和成都、绵阳、内江、南充、宜宾、雅安市疾控中心及绵阳市游仙区疾控中心业务骨干组成，涵盖流行病学调查、检验检测、消杀、网络直报等领域。工作地点在武汉市江汉区疾控中心。

"笑一笑，大家都轻松点，团队才会有持久的战斗力。"在接受采访的近 1 个小时里，关旭静爽朗的笑声基本没有停过。一些看似平淡的生活点滴，从四川省第三批援助湖北疾控队领队、四川省疾控中心主任医师关旭静口中说出时，总是笑点不断。

"来到武汉，我们就是武汉人。"身处疫情形势严峻的武汉市江汉区，四川疾控的 14 人团队完全融入当地疾控中心的一线工作中。

想为武汉多做一些事

记者：出征武汉，您带来了怎样的一支队伍？

关旭静：从接到通知，到完成组队只用了半天时间。14 人团队中，有"90 后"的小弟弟，也有"60 后"的老大哥。大家都是怀着一颗热忱的心聚到了一起，想法也很简单，就想着自己能为武汉多做一些事情。

记者：队员们说，您的笑声也是疗效显著的安慰剂。

关旭静：笑一笑也是战斗力。我一直是个乐观派，这次带队出征武汉，我的一个任务就是为队员们服好务，让大家在紧张的状态中也尽量能开心工作，感受到温暖和正向激励。

做江汉疾控的一分子

记者：团队主要承担哪些工作？

关旭静：江汉区疾控中心有 50 余名员工，疫情暴发后，全员超负荷地连续工作。

我们团队到达后，分成了流行病学调查、实验室检测、环境消杀、信息报送等 4 个工作小组，分别融入江汉区疾控中心既有工作团队，分担责任和压力。"完全融入工作，做江汉疾控的一分子。"这是我们提出的角色定位。

记者：病原核酸检测是疾控中心工作的重点，这项工作如何开展？

关旭静：江汉区疾控中心实验室条件有限，无法就地开展病原核酸检测工作，但辖区范围内病原核酸样本的采样、取样、分装、送样等工作还是需要疾控中心全程负责。

实验室检测团队的伙伴很辛苦，需要在江汉区 30 余个隔离点和定点医院、养老院等机构奔波，现场收集咽拭子标本，并按照生物安全防护要求对标本进行独立包装，当天再及时送往第三方检测机构进行病原核酸检测。

近距离采集咽拭子

记者：工作中遇到哪些困难？

关旭静：在隔离点等地进行的咽拭子现场采集，是最容易发生职业暴露的高危操作之一。进行标本采集时，我们的实验室采样人员需要凑近密切接触者或疑似病例的面部，看清其双咽侧扁桃体及咽后壁，再拿棉签采样。这一操作过程中，被采集者会对着采样人员出气，有时还会因为棉签擦拭咽喉不适而引起干呕、咳嗽，飞沫四溅。

江汉区隔离点多，送检样本量大，实验室人员包裹在防护服里工作到深夜也是常事。

记者：流行病学调查也是疫情防控的重点，团队如何参与其中？

关旭静：消存量，是团队前一阶段工作的主要指向。前期我们主要是开展电话流调，隔离点和居家隔离人员及大量的密切接触者，我们都会逐一打电话询问现状，并及时更新平台数据。虽然是远程电话交流，但很多隔离人员都特别想跟我们多说说，倾诉意愿特别强烈。每当这时，我们也会摆摆龙门阵，让一通电话尽量在笑声中收尾。

（载于 2020 年 3 月 6 日《四川日报》，记者：袁敏、李寰）

就让我来守护你们
—— 来自华西医院赴湖北医疗队的"战地"日记

2月7日，四川大学华西医院为增援武汉新型冠状病毒肺炎疫情防控派遣的第三批医疗队伍出发了。在这131名队员中，有四位年轻的急诊科医疗队员——王维、吉克夫格、童嘉乐、佟乐。三个80后，一个90后。他们都是护理专业，护师岗位，更是EMT队员（EMT，Emergency Medical Team，通过世卫组织认证的全球第一支最高级别的非军方国际应急医疗队）。

"所谓白衣天使，只不过是一群孩子，换了身衣服，学着前辈的样子，和死神抢人。"他们，就是这群"孩子"。

与众多出版社第一时间推出抗疫防护等专业读物不同，四川教育出版社以更感性的方式，关注这场特殊的战役。他们向四位勇敢的白衣天使发出邀请，希望他们利用"战地"的休息时间，通过日记的形式，记录下医疗队员逆行的光影。

四位年轻的医疗队员，利用珍贵的休息时间，以碎片式的记录，写下最真实的所见所闻。如果没有时间写作，他们就通过语音和视频、照片等方式记录下自己的感受和经历过的难忘的事。日记无声，字句铿锵。

"华西坝陈妍希"变成了王哥

"剃头推子挨到皮肤那一刻，心跳有点加速。感觉自己不是个弱女子了，有点刚，感觉像王哥。"

——摘自王维日记

90后姑娘王维面对剪发的剃刀紧张了，她有点可惜自己的长发。要知道，她有个外号，叫"华西坝陈妍希"。最终，为了减少在一线的感染风险，她还是毅然剪短了秀发。

王维一行是2月7日下午飞抵武汉的。一下飞机，他们在天河机场就偶遇了山东大学齐鲁医院医疗队，两队医护人员隔空呼喊"加油"。这一"山川再逢"的照片早已在网上传开，成为人们一提就激动的瞬间。王维当时身在其中，她在日记中回忆："机场偶遇真的是缘分，很感人。当时偌大的机场空空荡荡，热闹的门店紧闭，机场除了少数工作人员，只有只身前来的我们两支队伍。"王维用了"很悲壮"来形容自己的感受，但同时，她又觉得很骄傲。

作为一名护士，王维是自己主动请缨加入医疗队的。她为此私下准备了很久，不但早早地打包好了行李，还不断安慰父母："我做的都是平常的工作，只不过要穿得严实一点。"但即使这样给父母打了预防针，王维走的时候仍然不敢告诉他们自己的目的地是武汉。出发之后，她才给父亲打了个电话。"我老爸一直比较严厉，不太擅长表达感情，这次知道我到武汉，突然间变得很温情。我一时间还有点不习惯，但是想起来又觉得心酸。我爸妈就是那样，比较含蓄，但他们支持我让我很开心。"她想起一位同事在出征前给孩子写信提到"苟利国家生死以，岂因祸福避趋之"，王维说这句林则徐的诗她好喜欢，"这也是我想对自己说的，我们最早的一批90后今年也到而立之年，应该在祖国需要的时候挑起担子，这是我们的职责"。

2月8日上午，王维和其他队员完成了全员理论培训；下午完成了全员技能培训，包括穿脱防护服等。从头到脚，费力地套上防护服，大家彼此打趣说像是动画片里营救天使的男主角。事实上，这看似轻松的笑声背后，却是疫情给他们的第一个下马威——这样的防护服是一次性的，在医疗物资紧缺的情况下，要尽量延长防护服的使用时间，他们必须数小时不吃不喝不上厕所，垫上成人尿不湿，以此节约医护资源。为了方便工作，每个医疗队员都会在自己的防护服背后写上来自哪里、叫什么名字。王维把"华西坝陈妍希"写在了背后，一转身，只看得见大家眼睛笑得弯弯的，然后头也不回地进了病房。

王维主要承担重症患者的护理工作。她试着和病人聊天，30床的病人不爱吃鸡蛋，她说这能补充蛋白质，增强抵抗力，聊着聊着，病人便把蛋就着饭一起吃了；15床的大哥和父亲，住在同一楼层，但因病房不同无法见面。王维就带着大哥的话儿，常往老人家跟前跑。有天，王维交完班准备离开，15床的大哥追到病房门口使劲敲门，对她说："一定注意安全，注意休息，没事多坐不要到处走，穿着防护服走动很不容易的。"王维听完点点头，笑了，这次眼睛还是弯弯的，但有泪光闪烁。

把妻子做的辣椒酱装进行囊

"2月11日，下班后看到武汉的万家灯火。每一处灯光，都是一个家庭。就让我来守护你们。"

——摘自吉克夫格日记

出生于1989年的彝族小伙儿吉克夫格和王维同一班进入病房。

作为一名男护士，吉克夫格看上去粗犷，却天生敏锐、细致、勤奋。这个从大山里走出来的小伙子还考取了航空医疗救护证。

吉克夫格的日记，记录工作少，亲情多。"亲人的支持让我工作起来更有干劲。妻子就最怕我饿肚子。"吉克夫格的爱人也是一名护士。他们是青梅竹马，感情融洽，在事业上更是相扶相持，彼此理解。此次出征武汉，妻子给他准备了满满一大箱好吃的，甚至给一同出征的同事也准备了。在日记里，吉克夫格附上了多张色香味俱全的照片，包括妻子自制的辣椒酱，丰富的什锦小吃，充饥的零食，火腿肠、豆腐干、柠檬……每份食物都被精心地装在一个个盒子里，方便吉克夫格和同事取用。

临行前，吉克夫格还收到了岳父和父亲分别发来的两条信息，他郑重地截屏，并在日记中分享。岳父说："不管啥时走，先做好物质准备和心理准备。一、要胆大才能身心放松，才能心思缜密；二、每一个动作都要标准、规范、科学；三、每天都要保证几小时的高质量睡眠，做不到这一

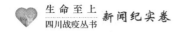
点，前面两点就无从做起。盼着你凯旋，为你壮行！"父亲则将所有的担忧和鼓励，全部融入 24 个字中："首先要有自我防范意识，才能自立、自强、自信，有空报个平安。"

被爱，是一种幸运；爱人，是一种能力。妻子、岳父和父亲给了吉克夫格深深的爱，吉克夫格又将爱传递给身边的病人，尽己所能、事无巨细地为病人缓解身体的不适和情绪的忧虑。吉克夫格说，这些病人的亲人都是不能来探望的，他们会孤独，会迷茫，"我做医疗护理，现在跟患者多说几句话，他们都很感激，估计疾病和隔离给他们带来的压力太大了。他们一直在道谢，弄得我都不好意思了。"

老婆骂了我 她就放心了

"2 月 10 日凌晨 3 点 30 分，武汉初春的寒风还十分猛烈，街上空旷寂静。我们坐班车前往武汉大学人民医院东区，10 分钟后，车停了，当我拿起防护包下车时，身后突然传来一句'加油'。我转身一看，原来是班车师傅。这两个字，突然就让我心里暖了起来。"

——摘自童嘉乐日记

2 月 10 日凌晨 4 点，换好防护服后，作为护理小组组长的童嘉乐带着两位华西的小伙伴准备进入病房。根据安排，今天凌晨就只有他们三个人承担该层病房的工作。"大家第一次进病房都有点紧张，只能互相检查，互相打气！进入病房之前会经过两处不大的缓冲区，一边是护士站，一边是病房。在缓冲区有种莫名的压迫感！"童嘉乐在日记里记下了自己的工作感受。

站在缓冲区，三位普通医护人员打着手势为童嘉乐他们打气，防护服背后，写着"加油华西"。工作中，童嘉乐会对患者进行细致观察和评估，监测生命体征，给重症病患输氧、输液，同时还要负责采集咽拭子和做雾化这两个风险较高的工作。"进入病房，非常安静，第一次感到自己的呼吸是那么清晰。"此外，一般情况下，医院重症监护室（ICU）里应该有专门的护工。但现阶段，护工无法进入隔离区，所以童嘉乐等人还需承担大量护工的工作。有个老奶奶，一进病房就吐，童嘉乐就站在旁边帮她一直用脚踩着垃圾桶。

众所周知，飞沫都是极其危险的，更别说呕吐物。所以，工作结束后，脱防护服时，童嘉乐得特别小心。他的日记，非常清楚地记下了这个让外界极为关注的过程——从病房出来前要先用酒精全身喷洒一遍并洗手（戴着两层手套），然后脱掉鞋套，来到缓冲区二脱防护服；在脱防护服时先洗手（仍然戴着两层手套），再拉开防护服拉链，拉扯背部外侧污染衣服让其慢慢由身体滑下，随后捏住衣服外层污染面向外卷，在此过程中一定不能触碰衣服内层，这样，有病毒的接触面都裹在里面，在把这些垃圾清理出去的过程中，可以将病毒再次扩散的可能性降到最低；脱下防护服后，再脱下第一层手套，来到缓冲区一脱下护目镜、帽子和第二层手套。在这一过程中，动作同样要极为缓慢，并且在每一个步骤之间都必须洗手。当所有防护用品都脱下后，再次用酒精进行全身喷洒，随后洗手戴上口罩，将洗手专用衣脱下用消毒剂浸泡，最后全身冲洗 10 分钟，这样才完成脱下防护用品的全部步骤，整个过程需要半个小时。

童嘉乐在 2 月 11 日上午 11 点脱下了防护服，回到酒店后，迎接他的不是早餐，而是手机上妻子发来的质问："为什么进入医院前不发个信息！"童嘉乐赶紧给妻子回了信息，"她看到我的回复后，把我骂了一顿。她说，骂完我就放心了，因为我是平安的"。日记里看不到童嘉乐写这段话时的表情，但能感受到他们之间的爱。对了，童嘉乐结婚不久，他的妻子刚刚怀孕。

我待病患如初恋

"2 月 12 日，是我们医疗队队员进行临床值班的第三天了，原本陌生的环境和流程，现在已经渐渐熟悉。我这一组负责 23 病区，病人多的时候有40 多人，少的时候也有 20 多人，工作很繁忙，但'我待病患如初恋'。"

——摘自佟乐日记

"我工作起来很开心，从来不会吝啬自己的笑容。"佟乐笑起来总是一脸阳光，虽然穿着防护服，脸上被口罩勒出一条条印痕的他，笑容略有点"变形"。

佟乐做着繁复的工作——治疗、护理、烧开水、发盒饭、护理大小便……但这一点也不影响他把乐观幽默、积极向上的情绪传递给病患。在第一天进入病房时，佟乐就发现，大部分病人心理压力都非常大，病区的气氛很沉闷，他决定要和病人好好聊聊。"我特别能理解那种一个人在医院，天天等着治疗的心情，真的很迷茫，很孤单。早上去，我会笑着说早安；晚上去，我会提醒他们该睡觉了哦，晚安。平时治疗时，我会唠唠家常，讨论讨论最近的热门话题、电视连续剧和他们的喜好。我想，护理不光是打针输液，也是整体地去关心病人的全部。他们在这段时间是孤单的，希望我们的出现能让他们不那么孤单。"

佟乐的快乐不仅传递给患者，也感染着共事的队友，他会在难得的空闲间隙，拿着工作手机与医生护士合影，喊加油。所以，在传回来的日记中，佟乐提供的照片是最多的，他还专门做了视频，让大家看到队员最鲜活的工作状态。

佟乐仿佛有用不完的精力。在如此高强度的工作之余，他和团队另外三位小伙伴还一起利用宝贵的休息时间完成了两篇总结材料，向后方分享前线工作的经验与心得。一篇是关于本次疫情个人与家庭如何防护，另一篇是结合这次出征总结医护团队的组成与驻地配置等经验。写这些总结材料没人要求，不是任务，都是佟乐自己想写的。"我平时喜欢思考，怎么对病人好，怎样与病人交流……"佟乐说，"我希望自己能非常深入地思考护理工作，让大家感受到，护士已经不是他们心目中只会发药、输液、打针的形象了。"

佟乐想做英雄。他参与过芦山地震、九寨沟地震等灾害的一线救援。"参加一线救援，特别是空中救援，我跳下直升机那一刻，我觉得我就是电影里的英雄——穿着披风从天而降的'超人'。这就是我曾经的高光时刻。"佟乐用了"曾经"这个词，因为出征武汉，他对"英雄"也有了全新的理解。"我觉得高光时刻不仅是聚光灯下的成就、成绩，或者万众瞩目的那个瞬间！""我们护士的高光时刻，是在病人家属的眼里，在无数患者发光的眼里！""可能是忙碌的背影，或者戴着口罩的一个眼神！""患者的目光里、心里有我们，才是我们医护人员真正的高光时刻。"佟乐说，在武汉，他听到了这辈子听过的最高评价："性格阳光，态度好！技术也一流，你给我打针都不疼，我病都好了一半了！"

（载于 2020 年 2 月 21 日《四川日报》，记者：肖姗姗）

一对四川医生夫妻的特殊"相遇"

我们一起"战斗"在武汉

2 月 7 日 18 时，武汉大学人民医院东院重症监护室，前来支援的四川省肿瘤医院医生徐珊玲结束了 8 个小时的工作。她拿出手机，看到丈夫白浪发来的一条信息："我们下午出发，武汉见！"徐珊玲的眼睛红了。

作为四川省第五批、四川大学华西医院第三批援助湖北医疗队成员，白浪当天抵达武汉，工作的地方也是武汉大学人民医院东院。时隔 5 天，夫妻俩在武汉"相遇"。

此次四川大学华西医院一共派出 131 名医护人员，他们将接管武汉大学人民医院东院重症医学科。

"瞒着"对方各自报了名

2 月 6 日晚上，徐珊玲接到铺天盖地的信息："听说你丈夫也要到武汉。"这时候，徐珊玲才知道白浪将作为四川省第五批援助湖北医疗队队员前往武汉。

徐珊玲给丈夫打电话求证，白浪平静地说："我不想让你担心，想到

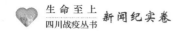
了武汉之后再告诉你。"

"我其实早有预感，他一定会来！"徐珊玲说，从内心来说她不希望丈夫来，毕竟这边的工作有风险而且很辛苦。

但事实上，夫妻俩都"瞒着"对方各自报了名。1月底，徐珊玲接到医院的通知，毫不犹豫地报名支援武汉。"我是 ICU 的医生，我相信自己能够发挥作用。"做出这个决定她没有跟家人商量。很快，她便以四川省第三批援助湖北医疗队队员身份出发。殊不知，在徐珊玲报名之前，白浪就已报名支援武汉，但是因为医院的整体安排，白浪没有作为首批队员出发。

这场经历是送给女儿的礼物

2月2日，徐珊玲到达机场的时候，女儿专门给她打了一个电话："妈妈，保重！"徐珊玲很感动，她说平日里感觉女儿还是一个懵懵懂懂的孩子，但那一刻觉得女儿长大了。之前，看报道武汉有很多重症患者，徐珊玲跟女儿说爸爸妈妈可能都要去武汉。当时，15 岁的女儿脱口而出："可以不去吗？"徐珊玲只对孩子讲了 4 个字：职责所在。

今年，女儿将参加中考，这个关键时刻父母双双选择支援武汉，有些朋友表示不能理解。"我觉得患者的生命比女儿的学习更加重要。学习是一辈子的事情，她要用一生的时间去完成。"徐珊玲说。

2月7日早上，白浪与家人告别，前往四川大学华西医院集合。出门前，女儿对他说："爸爸，放心吧，不用担心我。"白浪重重地点了点头，"我相信，我们的经历是送给孩子的一份礼物！"

把重症患者从死亡线上拉回来

徐珊玲在武汉的工作任务很重，她所在的科室负责收治重症患者，2月2日到 7日科室已接收了 36 名患者，她连续多日每天从 7 时工作到18 时。

2月4日，一名36岁的男性患者被送到医院。当时他的病情已经危重，血氧饱和度很低。徐珊玲和其他医护人员迅速给他启用呼吸机，这是一项暴露风险很大的操作，任何失误都可能让自己感染。幸运的是，经过持续抢救，该患者已渡过难关。7日下午，徐珊玲查房的时候对他说："今天你的情况有所好转，要加油哦！"患者向她竖了一个大拇指。

这几天，徐珊玲负责的好几名患者的病情都有所好转。"有一名患者入院时已经昏迷，经过几天的治疗，现在醒了过来。"这些消息，都让徐珊玲振奋。

2月7日下午，白浪和他的同事一抵达武汉，便迅速开始上岗前的培训，暂时没有与妻子见面的机会。"我们虽然在同一个医院工作，但因为驻地不同，估计也很难见面。不过我们可以相互给对方鼓鼓劲。"白浪说。

（载于2020年2月8日《四川日报》，记者：李寰、范芮菱）

勇士出川　四川1205名逆行医者的7个瞬间

2月13日傍晚，四川省第七批和第八批援助湖北医疗队抵达武汉，迎接这284名医护人员的，是微风的天气、空荡的街道，还有依旧紧张的疫情。

这一天，湖北省首次将临床诊断病例并入确诊总数，2月12日0时至24时，新增新冠肺炎病例14840例。针对疑似病例的全面排查和分层隔离，也已经从理论落地为全社会的超级行动。

这是一场必战必胜的战役。

早在1月23日，武汉封城当天，满怀着对当年湖北支援"5·12"汶川特大地震的感恩之心，四川紧急组织了10万只医用口罩等一批疫情防控物资支援前线。

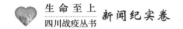

同时，确定第一批支援湖北的医疗团队，24日除夕夜集结，25日到达武汉。

紧接着，越来越多的医疗力量投身于这场抗疫洪流中。

1月28日，四川省第二批援助湖北医疗队150名医护人员正式出发。

2月2日，四川省第三批援助湖北医疗队126名医护人员携带相关物资奔赴武汉。

……

一支支川军医疗队迅速集结，截至2月13日，四川省先后派出8批援助湖北医疗队奔赴武汉，人数达到1205人。

这是一支代表着四川医疗最高水平的团队。其中，有参加过2003年抗击非典的，有参加过2008年地震救援的，还有参加过援非医疗队的，他们是各个医院呼吸科、感染科、重症医学科、呼吸科重症医学专业的教授、专家、主任医师、主管护士……

对于这些医护人员而言，黑暗时刻，他们就是光亮的本身。2月4日，武汉前线，第一批支援湖北医疗队的罗凤鸣医生和刘焱斌医生，收到了一封手写的感谢信。写这封信的是武汉市红十字会医院发热病房一位痊愈患者，他在信中写道："你们对待患者认真负责，对患者护理服务态度很好……你们是英雄！"

病毒仍在蔓延，拐点尚未来到，四川与湖北，同饮一江水，命运与共之。

出征：尽出精锐

能成为盔甲的坚强，并不妨碍你温柔，8批队伍1205人的"我可以"。

用最专业的团队，应对最棘手的病症。

四川援助湖北医疗队的队伍有多精锐？以第七批和第八批的282名医护人员为例，其中，医师76人、护士200人、医院感染管理4人、心理专业2人；高级职称35人、中级职称102人、初级职称145人。

不计报酬、不计生死，前后8批，在四川1205名出征湖北的医护人员背后，是 1205 次的"我可以"。

"不，在四川，说出'我可以'的医护人员，远远不只这些。"四川大学华西医院放射科副主任李真林说，他在科室技师群里发布第二批医疗队报名信息后，两个多小时，60 人接龙报名。同时，发出派护理人员赴武汉的通知后，短短一个小时，报名人数就达到 1130 人，原本计划两个小时的报名时间提前结束。

支援前方，需要怎样的标准？以护理人员的选择为例，要根据报名者学历、心理卫生背景，以及在 ICU 病房轮转过半年以上经验的标准综合考虑。

除了医护人员，四川还带去多套 ECMO 设备，也就是俗称的"人工肺"，并选派多名熟练操作该仪器的医务人员。

命运与共，四川拿出自己最精锐的医护人员，打赢这场没有硝烟的战争。出发前，他们是各自领域杰出的专家、技能突出的人才；在武汉，穿上防护服，他们有了统一的名字：来自四川的医护人员。

作为第一批四川援助湖北医疗队成员，四川大学华西医院重症医学科医生何敏给医院官方微博的小编发了一条短信，因为他的孩子才出生 10 天，妻子还在坐月子，他拜托小编发出消息时不要"整得那么悲壮""因为我把我老婆好不容易才说服了"。

传承：山川相聚，山河无恙

2 月 4 日，作为第四批四川援助湖北医疗队成员，四川省人民医院老年医学科主治医师孙颖在出发前，往行李箱放进一张 17 年前的照片，照片中，一位被防护服裹得只露出眼睛的医生，正站在医护办公室门口，远远望着镜头，眼神温柔而坚定。

那是孙颖的母亲，2003 年"非典"战场上，泸州第三批抗击"非典"医疗队队长刘泽明。对于彼时在上高二的孙颖而言，这一次的看望，让她梦想的目标变得清晰。

高考后，她进入华中科技大学同济医学院，在武汉求学十年。"当年，妈妈参加抗击'非典',现在轮到我了。"听说女儿请战去前线,母亲说了4个字:"这就对了!"

于她而言,出征,是两代人间的使命传承,也是一份对第二故乡的眷念深情。

有的风雨逆行是脉脉温情,有的相遇重复是热血洒脱。

2月7日,四川大学华西医院医疗队和山东大学齐鲁医院医疗队,相逢在武汉机场,自报家门后的隔空"加油",这是一场83年后的重逢。在抗战时期的联合办学后,再聚已是另一片战场。

山川相聚,山河无恙。

目前,两支医疗队接管了武汉大学人民医院东院的4个病区。2月11日下午,当他们在下班途中再次相遇后,齐声高喊:"东齐鲁,西华西。我们在一起,共同抗疫!武汉加油,中国加油!"

感恩:来自四川　这是名片,也是骄傲

有的情感,平日深埋心底,但只要一点的契机,就能破土而出,成为参天大树。于四川人而言,这份情感,名为感恩。

24岁的女孩佘莎长发乌黑,她是四川省第四人民医院的护士,两次主动请缨参与支援湖北医疗队,都未获批准,到了第三批报名时,小姑娘认认真真写下了自己合适的理由。

"1. 从全院护士来看,我年龄小,如果不幸被感染了,恢复肯定会比年长的护士老师快;2. 我没有谈恋爱,也没有结婚;3. 身为汶川人,我得到过很多的社会帮助,如果我有机会能够去前线出一点力,我一定义无反顾。"

2月2日,四川省第三批援助湖北医疗队126名队员启程出征,佘莎如愿在其中。

就在佘莎启程时,在武汉江夏区中医医院,放射科医生黄维已经开始工作。1月31日晚,这位四川汉子带着一张支援证明、3袋尿不湿从成都出发,独自驾车1200公里抵达武汉。17个小时的跋涉,一个人的队伍,

他说或许形式上自己是最特殊的"川军",但行动上就是最普通的一名四川医生,只要前方需要,只要自己能做到,就一定会努力到底。

如今,在几乎没有停下的工作中,他请战友在防护服的背后写上"放射四川黄医师",这是他的名片,也是他的骄傲。

(载于 2020 年 2 月 15 日封面新闻,记者:杜江茜整理报道)

直击首批"逆行武汉"川籍医疗专家的首日上岗: 严防院感,医院所有医护人员全查一遍

2020 年 1 月 27 日,经过一天的培训和准备后,抵达武汉的四川医疗队正式进入对口支援医院工作。

四川医疗队下属的华西医院医疗队,对口支援协和武汉红十字会医院。

早上 7 点 30 分,医疗队 20 名医护人员抵达医院。

下午,华西医院医疗队队长罗凤鸣教授召集感染学副主任医师刘焱斌、副主任护师冯梅开了一个三人碰头会,最终得出未来三大行动:首先是严防院感,即把协和武汉红十字会医务人员,包括开电梯的大爷、保安筛查一遍,把清洁区和污染区区分出来;其次是重新规划收治病人,轻、中、重症病人,按楼层和房间分级治疗;第三是尽量做到医护人员零感染,同时对病人的药物进行一定调整。

会后,封面新闻对话罗凤鸣。

应对现状有一定困难

封面新闻:今天到了协和武汉红十字会医院,您看到了什么?

罗凤鸣：今天到了之后，从院感的环节，还有医院本身人员的专业知识来看，目前的状况，应对有一定困难。

封面新闻：现在协和武汉红十字会医院里疑似和确诊的病人有多少？

罗凤鸣：这个数据我不太了解，可能需要问他们医院。现在部分病人只能说是疑似，但从我的临床经验来看，可能就是新型冠状病毒感染的肺炎病人。

封面新闻：如何判断？

罗凤鸣：临床、病史和临床症状，加上影像学的改变，还有有些检查，比如淋巴细胞的降低等。

封面新闻：你们20位医护人员目前要诊治多少病人？

罗凤鸣：我们实际上是21人，只是院感专家乔甫老师提前出发，负责其他工作。另外有1人抽调支持省医院医疗队。

我们剩下19个人负责28个床，27个病人。其中一个是单间，危重病人。我们分为4个小时一个班。因为他们穿防护服和戴N95口罩，超过4个小时，有点受不了。包括护目镜还有防护服，他们穿上之后有点呼吸不过来。

最大挑战是防院感

封面新闻：目前遇到的最大挑战是什么？

罗凤鸣：第一个是医院建筑的布局，包括电梯、通道等，对院感的防控，造成很大的挑战。第二个是我们现在医务人员的力量还是不够，包括医生的数量，还有一些医生的专业知识，等等。

封面新闻：如何应对？

罗凤鸣：我就是想利用我们华西的专业知识，帮助医院制订一些包括病人收治还有分层救治方面的方案，给他们做一些建议。

我现在想的是病房必须要规范化管理，我给他们病区开了一个会议，要设立病区主任，负责排班还有医疗方面的工作，包括护士长，现在都是华西（的医生）在担任这个工作。

头孢在需要时候才使用

封面新闻：刚才听您开会说，可能对目前使用的一些药物进行调整？

罗凤鸣：目前新型冠状病毒本身没有非常确定的药物，虽然说有吸入的干扰素还有克立芝进行治疗，但这些都是小样本的研究。他们目前用的这些药，很难判断它是绝对有效的。

这是专业方面的原因。虽然这些药，可能其他医院有使用经验，但我们可能会做一些调整。

封面新闻：如何调整？

罗凤鸣：这要看病人的情况。根据国家卫健委的指南，比如说病人有条件的话，我们可能会给他用一些刚才说的干扰素还有克立芝；病人病情很重的时候，我们可能会给他用一定的激素。

封面新闻：之前有确诊病人说，曾使用过头孢？

罗凤鸣：头孢是抗细菌感染的，对病毒没有效果。但病毒感染过程当中，有可能并发细菌感染，所以我们要监测病人细菌感染的相关指标，有需要才用。

封面新闻：除服用药，输入的药是哪些呢？

罗凤鸣：病人有时候有电解质紊乱，还有因为发烧，可能需要补充液体，另外还要给他补充一些维生素等。还有能量的提供，有些病人吃得少，要补充能量。

封面新闻：病人吃什么食物好一些？

罗凤鸣：我建议，就是要吃高蛋白的和富含维生素的食物。

封面新闻：病人达到什么标准可以出院？

罗凤鸣：要符合国家卫健委的标准，就是发热停止三天，影像学改善，不同时间的两次核酸检测呈阴性，才可以出院。

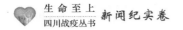
尽量达到医护零感染

封面新闻：目前已有不少医护人员被感染，你们该如何面对？

罗凤鸣：要严格执行标准防护，必须非常严格。根据不同的级别来做个人的防护。

举一个例子，如果去做很危险的操作，飞沫有可能会溅到眼睛里面，就必须要戴护目镜和面屏。还有因为这是一种呼吸道的传染病，所以必须要戴口罩，这是非常重要的。

封面新闻：你们入住的酒店，有做相应的防护吗？

罗凤鸣：我们还有一个老师是华西医疗队的院感专家，昨天也制订了驻地的院感防控措施，大家要严格遵守。

我们自己的房间，可能有污染，也有相对干净的区域，所以，我们在医院里面穿过的衣服，也会挂在一个固定的地方。

（载于 2020 年 1 月 28 日封面新闻，记者：刁明康、田源、纪陈杰）

四川"最美情话"女主角赵英明：
只听见前半句就哭了　给承包家务的丈夫打 80 分

"最美情话"里的赵英明，给在家带娃 50 天的丈夫，打了 80 分。

"赵英明，平安回来！你平安回来，我包一年家务！" 1 月 28 日，这句情话从四川广元传出，感动无数网友。赵英明是四川省广元市援助湖北第一批队员，她登上大巴车后，丈夫蒋昊峻在车外大声喊话，让无数人泪目。网友拍下这一幕，把蒋昊峻的喊话称为"最美情话"。

3 月 18 日，赵英明支援武汉第 50 天。50 天里，丈夫蒋昊峻化身全职

"奶爸",经常视频向老婆汇报做家务的情况。赵英明对丈夫的家务活儿很满意,不过综合带娃的分数后,只给了"80分","对他带娃不是十分满意"。

3月18日,赵英明在宾馆休息的第二天,她脸上没有了往日的疲惫。不过,回忆起照料过的病人,她偶尔会哽咽。赵英明支援的医院是武汉市红十字会医院,3月18日,她负责的最后一位病人转院,她目前等待医疗队的下一步安排。

"情话"听到前半句就哭了

1月28日早上7时许,四川省第二批、广元市首批派往武汉的医疗援助队伍出发,在送别现场,丈夫带着哭腔大喊:"赵英明,平安回来!你平安回来,我包一年家务!"这句话让蒋昊峻在网络上"火了"。

3月17日,四川省广元市援助湖北医疗队首批队员回到四川后,网友纷纷调侃道:"你老婆要回来了,一年的家务准备好了吗?我们可都还记得呢!"

事实上,这句让人感动的情话,当时赵英明并没有听全。"我只听到了前半句,然后眼睛就红了。"随即她把脸转了过去,"不想让他看到我难过的样子,怕他担心。"

出发之前,蒋昊峻还在到处为妻子找口罩。为了口罩,他还准备开4个小时的车去朋友那里拿。"太辛苦,我就跟他说不用了。"

尽管妻子目前归期还未定,蒋昊峻告诉封面新闻记者,自己早已为妻子准备了惊喜。就在前两天,他换掉了家里用了多年的旧沙发,买了一套皮质的新沙发摆放在客厅。妻子在武汉特别辛苦,希望她回来可以舒舒服服地躺在上面,好好休息下。"希望能给她一个惊喜。"蒋昊峻笑道。

赵英明则笑着告诉记者,为了回报丈夫这一个多月来的辛劳,准备给他买一双运动鞋。"他去年跟我说过想要这双鞋,现在就看是在这买了带回去,还是直接在网上给他买。"

妇女节那天,赵英明在跟丈夫聊天时感慨,自己陪父母的时间太少,

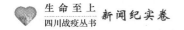
双方的父母甚至还没坐过飞机。

最后两人商定，回来之后一定要带着父母去坐趟飞机，一家人开开心心出去旅游旅游。

给丈夫打 80 分　做家务很好但带娃还要学

妻子支援武汉 50 天时间里，丈夫蒋昊峻每天都做家务：洗衣服、做饭、陪孩子睡觉……丈夫照顾 4 岁的儿子，既当爹又当妈。

在赵英明刚到武汉的这些日子，儿子每天晚上都哭着吵着要妈妈。蒋昊峻看在眼里，疼在心里，却束手无策。慢慢地，他摸索出，晚上睡觉前不提妈妈的任何信息，儿子的情绪就要好点。

每晚在儿子睡觉前，蒋昊峻都尽量不跟儿子提妈妈，通过讲故事等方式，分散儿子的注意力。尽管如此，儿子还是会问妈妈去哪里了，这时，蒋昊峻会拿出地图，告诉儿子妈妈去了武汉，并在地图上指给他看。

为了让妻子对家里的事情放心，蒋昊峻每天都会通过微信或者视频，不仅向妻子"云汇报"自己完成家务的情况，还经常发儿子的动态给她。

说起 50 天里丈夫的表现，赵英明还是很满意的，不过满分 100 分，她只给打了 80 分。"扣了的分，主要是因为他还不太会引导孩子学习英语，我回去以后要好好教下他。"

第一次离家这么久，赵英明非常思念丈夫。下班只要有空，她就会和老公煲起视频电话。视频里，丈夫最关心的还是赵英明的身体情况和生活状态。"总问我适应这里的生活不啊，每天报告儿子的状态，还说父母都照顾得很好，让我放心。"

刚到武汉的一段时间，赵英明曾焦虑到失眠，和丈夫视频的时候都是强打精神，"我说我在这里一切都好，怕他担心。"

隔离病房里　鼓励病人坚持就有希望

赵英明还记得自己刚来 ICU 的时候，病房的 18 个床位都躺着病人，有时候一两个床空了，马上又会有新的病人进来。

眼见一个个病人去世，那段时间，赵英明很压抑，每天吃安眠药才能入睡。在周围朋友的鼓励下，她告诉自己，尽到自己的全力就好，如果自己都抑郁了，怎么去安慰病人？

在来武汉一个月后，医院安排 ICU 护士轮转至发热病房工作一周。这段时间赵英明终于将心态调整过来。

发热病房也有让人心酸的病人。

病房里有一名五十来岁的阿姨、她的丈夫以及一个 20 来岁的儿子，一家三口均感染新冠肺炎。从大年初二开始，一家三口相继住进了医院，被收治在同一间病房。

阿姨早前其实还有个女儿，但不幸的是女儿在 18 岁时意外离世。后来，小儿子出生，但小儿子 6 岁多时被查出患有脑瘫。她自己和丈夫也都身患癌症。

如今一家人又染上了新冠肺炎，之所以在一间病房，"他们开始的想法就是死也要死在一起。"

赵英明经常劝阿姨，只要活着就有希望。慢慢地，阿姨的心态有了好转。

一天，因为很久没梳头了，阿姨请赵英明帮她在宾馆带一把一次性梳子。

第二天一早，赵英明拿来了梳子。阿姨的视力不太好，手臂上又有留置针，赵英明不顾阿姨的反对，执意要帮她梳头。因为太长时间未梳理，阿姨的头发有些打结，赵英明只好先用消毒酒精将头发适当湿润，慢慢地、一下一下地梳了起来，生怕弄疼了她。头发扎好后，阿姨开心地笑了。

2 月底，阿姨一家人病情已经好转，两次核酸检测均已转为阴性。3 月初一家人出院，转入一家隔离点观察。每天，这位阿姨都会给赵英明发微信慰问。

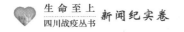

医院 50 天　最后一位 ICU 病人已转院

3月16日0点，武汉红十字会医院，曾经拥挤的 ICU 病房里，只剩下了3个病人。赵英明走进病房，她照顾的病人孟大叔，已经安稳入睡。

16日上午，赵英明下班后，病情稳定的孟大叔被转移到其他医院。

60岁的孟大叔是个开朗的病人，平时会主动跟赵英明聊聊家常，非常配合治疗。赵英明还记得，这位大叔最喜欢吃番茄炒鸡蛋和炒木耳，每次拿盒饭的时候，都会拿这两样菜。

对于护士来说，最开心的事莫过于病人的身体一天天好转。

为了帮助他恢复身体机能，3月15日下午，赵英明还给孟大叔定下任务：今天你必须自己坐起来吃晚餐。

孟大叔以为赵英明在开玩笑，笑着说恐怕不行。赵英明还是坚持："你现在生命体征比较平稳了，也在床上躺了这么久了，再不锻炼的话，下床就会有困难。"

看到孟大叔面露难色，赵英明在一旁鼓励说，她会一直守在床旁，高流量吸氧和呼吸机也备好了。

孟大叔终于放心了，赵英明慢慢把床摇起来，将水、牛奶等食物和餐巾纸都摆好，孟大叔慢慢地坐起来，一口一口地吃了起来。"今天有你最喜欢的番茄炒鸡蛋，多吃点。"

孟大叔吃完后，赵英明走出病房，身后的病床突然传来"咚咚"的声音。她吓了一跳，转头一看，原来是孟大叔在一上一下地做抬腿运动。

第二天孟大叔转院，赵英明刚下班不久，她说："他是我在 ICU 的最后一位病人，挺遗憾没有亲自去送送他。"

3月18日，医院 ICU 的最后一位病人也已经转院。"我已经做好准备，在等医疗队下一步安排。"

（载于2020年3月19日封面新闻，记者：杨尚智、刘彦谷、田雪皎）

隔离病区的"四朵金花"

（采访时间）2020 年 2 月 7 日—2 月 12 日
（采访地点）武汉大学人民医院东院区
（采访对象）四川省骨科医院护士 李怡、郭科蓉、杨曦、肖霞

主持人：在武汉大学人民医院东院区的 3 号楼 8 楼和 9 楼，驻扎着四川省第三批支援湖北医疗队，来自四川省的十四家医院分在两个不同的隔离病区，对转院来的危重新冠肺炎患者进行救治。在 8 楼的隔离病区，记者见到了四川省骨科医院的 4 名护士，患者们亲切地称她们是隔离病区的"四朵金花"。请看本栏目记者从武汉战疫一线发回的报道。

（字幕：阵地）

（字幕）：2 月 9 日 武汉大学人民医院东院 3 号楼第五病区

（现场）
郭科蓉：你喊他们到缓冲区二，我马上把饭全部放那儿，他们自己去拿。杨曦，饭现在在缓冲区一还是缓冲区二？
郭科蓉：现在在（缓冲区）一，我马上去拿。
杨曦：你先端过去。王老师王老师王梓得老师。
王梓得：收到收到。
杨曦：现在病人的饭来了，然后治疗班的郭科蓉老师正在把饭从缓冲一放到缓冲二，可以让人到缓冲二门口去拿一下。

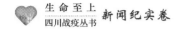
王梓得：好的，我去拿。

（画面）武汉大学人民医院东院3号楼8楼，第五隔离病区。来自四川省骨科医院的杨曦和郭科蓉一刻也没有停，由于是临时改建的传染病隔离病区，又处于两个医院的医生护士工作交接期，四川来的医生护士需要尽快适应陌生的环境和高强度的工作。从清洁区到隔离病区，要经过两个缓冲区，共三道门阻隔着病毒的扩散，第二个缓冲区同时连接着治疗室和病房，治疗室连接着隔离病房和清洁区，是不容忽视的战斗堡垒。

（现场）

杨曦：因为隔离病房就是这样，大家信息沟通会存在一定的不畅，在这里面的工作就是把这一块给补上，让里外都知道要做什么。

（画面）从治疗室出来就不能再回去，只能到病房。新型冠状病毒肺炎的传染力非常强，所有人都不能掉以轻心，特别是直接和患者接触的医护人员，更是要做好防护。第五病区的病房目前住进了36名患者，其中有35名是危重患者，穿着完全密闭的防护服，工作强度可想而知。

（现场）

肖霞：还行，就是穿着这个防护服有点热。

记者：那现在待了5个小时了？

肖霞：对，现在待了5个小时了，上个星期是4个小时，这个星期就调整了一下，就5个小时，因为可能5个小时能为病人更多地做一些事情。

（画面）肖霞告诉记者，四川省骨科医院共派出了两名医生和四名护士，目前在隔离病房的还有一个人。

（现场）

肖霞："怡宝"（李怡）。

记者：还在忙？

肖霞：应该在忙吧，看一下，她在那儿。

记者：怡宝。

李怡：啊。

记者：累吗？

李怡：张老师。

记者：我现在眼睛蒙住了什么都看不见，做一个自我介绍呗。

李怡：你是谁？我是怡宝，省骨科医院。好了，我要忙了。

（画面）正值中午，李怡在忙着给患者送午餐。和患者熟悉以后，大家知道这四个护士来自四川省同一家医院，大家称她们是隔离病区的"四朵金花"。

（现场）

患者：很好，就是幸亏她们，没有她们好不了，幸亏有她们，她们打针啦，量体温啊，这检查那检查完全是她们，倒水啊送饭啦。

记者：做得比较仔细？

患者：嗯，感谢她们感谢她们。

李怡：现在很多病人都是带着很谦卑的态度来感恩我们的，就像你递上一杯热水，你问了你今天有没有吃饭啊，有没有吃药啊，他就觉得有人记挂着他，就很感恩了。

（画面）这些感恩的话语让大家为之感动，虽然冒着生命危险到这里来救治是职责所在，但每个人过来的时候又有实实在在的考量。

（字幕：出征）

（现场）

记者：你是什么时候想到要到前线来的？

郭科蓉：职业使命吧，就是想来嘛，其实也没有多想什么，就是想来。

（画面）话虽如此，可对武汉情况一无所知的郭科蓉，在 2 月 2 日出发的早上还是做了一个决定。

郭科蓉：因为我也不知道前面的路会怎么样，我也不知道明天会怎么样，因为既然我觉得要到（武汉）那边去嘛，就做好了各方面的思想准备了，然后我就想着写封信吧，把我想说的，想对爸妈说的，对家人说的，对他说的，全部都写进去了。对，然后我到达武汉的飞机场之后，我就给他发了一条微信嘛，我就说，如果我不能回来了，你就可以看那封信，但是如果我回来，我们就把那封信丢了好不好。然后当时他也哭了的，然后我们两个都哭了嘛。

（画面）郭科蓉说，她丈夫是湖北人，作为湖北媳妇，又是一名护士，在得知四川支援湖北医疗队组建的消息时，她第一个报了名。在这封信里，她说了很多很多。

郭科蓉：开头就是亲爱的爸妈和峰哥，我要去武汉了，我说这是我私自的决定，作为湖北的媳妇，这场战役我不去谁去，然后叫他们照顾好自己。然后爸爸喜欢喝酒，他就是酒嗨嗨，就是超级喜欢喝酒，我就喊他不要好喝酒，要好好照顾妈妈，然后这是第一篇的内容，翻过来就是假如我走了之后的东西。我说如果我不能陪你下半辈子，那你就一定找一个比我更疼你更爱你的人，但是我不希望你再找护士，再找警察这类的人，希望你找一个朝九晚五上班的人，你们能够每天都在一起，不用那么辛苦，不用陪她熬夜那种。

（画面）郭科蓉把最想说的话放在了信封里，而肖霞则根本没有告诉父母。

肖霞：我是上飞机的时候发了一个微信给我哥哥，我就说照顾好爸爸妈妈，我现在在去武汉的飞机上，去那边支援，然后不知道什么时候回来，你一定要把爸爸妈妈照顾好。然后他给我打了一个电话过来，就说你能不能不去。我说不能，必须去。然后他没说话，隔了十多秒，他说那好，你照顾好你自己，爸爸妈妈我会照顾好的。

（画面）相对于两个冲动的"90后"，杨曦考虑得多一些，她在微信朋友圈晒了一张照片，是"抗击新型冠状病毒请战书"上的红手印，包括杨曦在内的"四朵金花"在上面签了名字。还有几张照片，照片里是她们剪掉长发即将出征。

杨曦：暂时又没有小孩，家庭顾虑比较少，然后去年又才入了党，又是新进党员，就觉得也有这个责任，放眼望去就觉得你应该要上。

（画面）李怡是4个护士中唯一当了母亲的人，当她把到武汉的决定告诉丈夫的时候，身为父母的他们，多了一份淡定。

李怡：（丈夫）第一反应就是真的要去？你能不能不去啊，有点舍不得，但是看到我也多波澜壮阔心情起伏的样子，然后也没有多想，还是像以前一样地支持我，没有什么担心。

（画面）出发，前往那个从来没有到过的城市。当飞机升起，降落，她们看到的却是另一番景象。

李怡：下飞机的时候我特别拍了"武汉欢迎你"，机场的那几个字，但是周围都很空旷。我就觉得好像生病的城市，期盼有这么一群人来给她治病。

（字幕：战地日记）
（画面）四川省第三批支援湖北医疗队抵达武汉后，被分配去支援湖北省人民医院东院，经过两天的培训，大家正式进入隔离病区工作。工作时间也从 4 个小时逐渐增加到 5 个小时，这对大家来说是一个考验。

（现场）

记者张艺：我们进来两个小时了，我的护目镜上全是水雾，看不清楚，医务人员进来她们一直在忙，因为今天收治的病人特别多。接下来她们还要干两个多小时。

记者：你现在身体状况怎么样？

郭科蓉：刚刚进来就觉得有点闷，不过也还好，还能够坚持。

（画面）为了节约有限的防护服，大家上班前两个小时都不吃东西不喝水，穿上后会尽量延长工作时间。叮嘱患者服药端饭倒水、更换床单、紧急抢救……身着防护服，做大幅度的动作很容易撕破，但她们依然会努力做好。除了闷热，护目镜上的水雾也让她们行动迟缓。

（现场）

杨曦：就只能调到某一个角度，这样斜着看才清楚，不然的话就全是水雾挡着了。

（画面）在隔离病区，尽管戴上口罩，看不到笑脸，但患者能从语气中听到护士的心情和态度。

肖霞：其实我去病房看了那些病人，觉得根本就没有想象中那么可

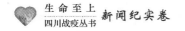

怕，或者是慌呀什么的，挺好的，就跟一般的病人一样的，然后就跟他们多说一些加油的话，让他们要有信心。

（画面）因为穿防护服，郭科蓉还闹过一个笑话。元宵节那天，医疗队驻地的厨师为大家准备了汤圆。

（现场）

郭科蓉：我吃了大概有十多个的样子，那种小汤圆嘛，上班进去一个多小时就发现胃部不适，就很想吐，因为很闷嘛，我昨天上的治疗班，因为里面没有通风口就很闷，然后直接就吐出来了，吐出来之后我又不能出去，又把它吞下去了。

（画面）说得轻描淡写，听着五味杂陈。可这些她们都不会给家里人说，她们只会安抚家人。瞒着家人到武汉的肖霞，三天后接到了爸爸的视频电话。

肖霞：我从来没有看到我爸爸哭过，但是那天我爸爸哭了，他说我必须要还他一个活蹦乱跳、头发都不能少的肖霞。我说好，他说你们一定要加油，平安回来，我说好。

（画面）李怡的孩子3岁2个月，这是孩子最需要父母陪伴的时候。李怡说错过了短暂的陪伴，她以后会慢慢告诉孩子这段经历。

李怡：职责所在嘛，没有什么必须要给他夸耀的，就是我们说的平平凡凡一个人的工作职责，希望他也能够（一样），他的名字叫张沛恩，希望他能感恩他遇到的给过他帮助的人，然后应该有一颗充满感恩的心，爱生活吧。

（字幕：春天）

（画面）为了便于管理，四川支援湖北第三批医疗队分成了多个小组，虽然来自不同的医院，但每个医疗小组都会提前到达医院，推迟时间离开，大家都想多做一点工作，为战友多分担一点。这些努力也正在收获回报，一些危重患者康复状态很不错。

（现场）

王梓得：我们有一个病人现在状态蛮不错，他可以吃两份盒饭了，加油。你能够多吃我很高兴啦。

新冠肺炎患者：我太能吃啦。

王梓得：可以可以，不错不错，加油。

新冠肺炎患者：我要对四川的（医护人员）说，你们辛苦了，你们为武汉人民做出了巨大的贡献，谢谢你们。

（画面）患者恢复得不错，家人期待平安，好的讯息总会给人信心。给丈夫留下书信的郭科蓉说，她相信丈夫永远不会有机会打开那封信。

（现场）

郭科蓉：肯定不会打开，因为我觉得现在越来越好了嘛，各方面的工作越来越好了，我觉得我们一定会打胜仗的，一定会把这个病毒赶走的，真的相信我们，大家都在努力。

（画面）武汉大学的樱花会在三月开放，大家都期待着武汉的春天穿过阴霾，早一点到来，那一定会是个万紫千红的春天。

李怡：春暖花开，树木葱郁，然后绿色成林，人声鼎沸，车水马龙，想上班就上班，想吃火锅就吃火锅。

记者：武汉人不吃火锅。

李怡：不吃火锅就吃热干面、武汉鸭脖，对。

主持人：从未知恐惧到淡定从容，从个人情绪到职业责任，在病房里的一次问候、一次握手、一个端茶递水的动作，抚慰着因病痛而不安的心。她们和驰援武汉的一万多名医护人员一样，努力工作，救治生病的城市和人民，相信这场战役我们一定会取得胜利，当她们胜利归来的时候，四川人民一定会热烈地迎接。

（四川广播电视台 2020 年 2 月 17 日播出，记者：张艺，通讯员：叶铖、陈龙）

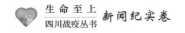

战疫纪实：从成都到武汉

主持人：2月2日，四川省第三批支援湖北医疗队从成都双流机场出发，前往湖北武汉，对很多医疗队队员来说，武汉是陌生的城市，但武汉又是令人揪心的城市，毕竟，那里是新冠肺炎的核心疫区。本栏目记者也跟随医疗队前往武汉，全程记录了医疗队在武汉的情况。从今天开始，我们将讲述医疗队的感人故事。

（字幕）2020年2月2日　早上8:00

华西四院护士周记：我男朋友接到电话的时候都哭了，因为我们正好决定2月2号那天去领（结婚）证的。因为我们很早就选好了这一天的日子，刚刚好飞往（武汉）这边，他还是把我送到医院，然后他就自己回去了。（淡出）

（字幕）当日，四川第三批支援湖北医疗队，126名队员将奔赴武汉

（画面）从成都的市区到双流国际机场不过十余公里，然而，对于医疗队的每一个队员来说，这十多公里的出发道路走得并不轻松，因为主动请战的他们，身后都有一个家，家里有父母、妻子或丈夫，有的还有孩子。要奔赴当时处于疫情最严重的武汉，首先要说服家人。

华西四院护士文彬：老婆当时第一个反应还是有点不同意，主要是考虑到家里有两个娃娃，然后（还有）父母，喊我仔细考虑一下，我把我自己的想法给她一说，后面她还是比较理解。

成都三医院护士郑永玲：我妈当时就哭了，哭得很厉害，就给我说不准去，我说我们换位思考嘛，我说你在武汉，你生病了你肯定是需要别人来救你，那别人都不来的时候你怎么想，你是不是要伤心绝望？

德阳市人民医院副主任医师何清：我的家乡在四川的绵竹，当时的绵

竹也属于汶川地震的重灾区，地震的时候我们接到全国各地的各方面的援助，所以我是抱着一颗感恩的心来报名的。

四川省骨科医院主治医生孙群：所有的人都说我们是逆行者，但我觉得我并不是逆行者，因为我是武汉人，我老家是武汉的。我虽然在成都生活了十年，但我还是有一颗（爱）武汉的心，所以当所有人都说你为什么回武汉，那么危险的地方，我不觉得，因为我的家人我的朋友都在武汉。

四川肿瘤医院主管护师缪莎：我需要做的事情有很多，但是当下最紧急最严重，最需要我立刻出现的就是这个事情，我必须马上出发。

（画面）每个人都有不同的理由前往武汉。从通知集结到登机出发只有短短的十多个小时，这是一场突如其来的病毒阻击战。战场的危险，谁都清楚，无法预知未来的告别，却不知如何开口。

华西第四医院护师石汇敏：小孩1岁7个月，走的时候我知道他有可能听不懂，但是我还是很正式地向他告了别的，我说妈妈去武汉打怪兽，然后你在家要听爸爸的话，然后（他）就两只大眼睛一直盯着我，也不知道听懂了没有。

成都市第三人民医院护士赵国兰：那天走的时候我妈妈抱着我就哭了，平时我妈妈在我面前就是一个很少哭很坚强的人。

成都三医院护士郑永玲：是做好了心理准备的，当时我私下把我的妈妈托付给了三个人，我把她们的电话都设在我妈的手机里了，我觉得有可能会牺牲，这是最坏的打算嘛，我要做好准备。

（现场）华西医院：华西出征战无不胜，耶。

成都大学附属医院：众志成城不辱使命，为成都为四川争光。

（画面）出征的口号，一遍又一遍地在出发的队伍里响起，这支大部分由"80后""90后"组建的医疗队，即将离开四川的家人逆行至武汉。带领他们的，是英雄机长刘传健。

（现场）

四川电视台记者姜小军：现在是2月2日17点21分，我们的航班已经降落在武汉的天河机场，今天执飞的机长是我们的英雄机长刘传健，英雄机长送英雄，刘机长有什么话要对我们出征的医务人员说呢？

刘传健：希望你们去了一线，保重自己、防护好自己，大家会在后面默默地支持你们，会给你们做最大的加油。希望咱们加油，咱们一定能战胜这个困难，一定能够成功的。

医疗队队员：谢谢。

刘传健：祝你们顺利。

医疗队队员：你们的支持是我们最大的动力，加油。

刘传健：希望你们加油，希望你们平安归来，到时候我们再来接你们回家。

（画面）带着英雄机长的加油鼓励，年轻的队员们走出机舱，然而，眼前的一幕却让他们无比震撼。作为中国八大区域性枢纽机场之一的武汉天河机场，除了四川医疗队，几乎空无一人。

肿瘤医院董伟：偌大一个飞机场，就只有我们一架飞机，整个机场都只有我们。

护士：本来是一座很繁华的城市，突然变成了一座空城，晚上 7 点多的大马路，一辆车都没有，一个人都没有，反正就是很难受，说不出来的难受。

护士：无缘无故你会发出一种感叹，就是这座城市就这么孤独了，就是这样的感觉。

孙群：这是我唯一一次回家没有雀跃的心情，没有那种归心似箭的心情，我是真的觉得我们所有的人都处在一个危险之中。

杨翠：整个车的人其实大家心情（都）比较沉重，我记得当时坐我旁边的是刘瑶老师，我们两个还互相打气，说是一定要好好地完成任务，然后一定都要平安地回去。

徐珊玲：当时我们在车上，看到"武汉加油"几个字，其实我最担心的是我们队友的安全。这些小姑娘小伙子（太年轻），就像一个小伙子，在机场的时候有记者采访，他真的是哭了，他还没有要朋友呢。

（画面）从机场到驻地酒店的两个小时，队员们心情起伏很大，而急切等待支援的武汉医院又容不得大家有更多时间调整。抵达酒店时已经是晚上 8 点，医疗队临时指挥部决定开一个紧急会议。

（现场）

叶铖：我们先把组织机构成立起来，指挥部的工作制度到时候下来再理一下。他们这个东院刚改造完，就要把重症病人从本部转过来，所以说由我们来负责。

刘丹：一定要保护好自己，任何情况下都不能够放松防护的警惕心，所以不要相信任何一个人，随时都要戴着口罩，只要你去了医院，进了污染区，必须把所有防护做好。

叶铖：一定要做到零感染，这是底线，如果我们哪位同志感染了，肯定都不好交差。

（画面）确保零感染，穿脱防护装备培训成了必修课。而这样的培训也只有短短两天时间，根据工作部署，2月5日，四川省第三批支援湖北医疗队进驻武汉大学人民医院东院，正式开始新冠肺炎危重症患者的救治工作。抵达武汉第十天，第三批医疗队队员徐珊玲医生在武汉大学人民医院病区和丈夫偶遇。

（现场）

徐珊玲：在那儿。

四川医疗队队员：你把他喊过来噻，给你拍下来。

记者：他们是第五批来的吗？

四川医疗队队员：嗯，他们是一对夫妻，快点把他喊过来。

记者：好多天没见了？

徐珊玲：来的那天（2月2日）见过。

记者：有好多天没见了？

华西医院白浪：今天2月12号，十天左右了。

记者：你是跟随第几批过来的？（四川）第五批？

白浪：第三批吧，华西医院第三批。

记者：当时你过来跟爱人说没有？

白浪：当时给她发了短信，她后来晓得的。

记者：现在你们夫妻两个都在武汉了，家里面怎么办呢？

白浪：家里有老人照顾，应该放心。

记者：她走了啊。

白浪：她走了，走了就算了，上班了，好，谢谢大家。

记者：你刚才怎么走了啊？

徐珊玲：没有什么说的。

记者：其实两栋楼挨着也见不到，平时也没有机会见面的。

（画面）近乡情更怯，相对了无声。妻子是四川第三批支援湖北医疗队队员，丈夫是四川省第五批支援湖北医疗队队员，这对共赴武汉的夫妻，此刻只能走进相邻的两个病区，走上各自的岗位。我们一直在寻找，到底是什么样的力量，让这些医护人员不顾安危，从成都到武汉，走向与死亡零距离接触的隔离病房。抵达武汉第 17 天，成都医学院第一附属医院的护士李曦杨的一封家书，引起了我们的关注。

（读信现场）李曦杨：亲爱的爸爸妈妈你们好，你们看到这封信的时候一定很惊讶吧，这是我 29 年来第一次提笔给你们写信，今天是 2020 年 2 月 19 号，感谢你们在 29 年前的今天带我来到这个美丽的世界。我不能读这个，我会哭的。从我写请战书到接到支援武汉的命令，再到临别前深深的叮嘱，此情此景历历在目……我不能念了，真的……爸妈，29 年来从未拥抱过你们一次，等我回来，一定认认真真地抱抱你们，我也从未说过我爱你们，等我回来我要亲口告诉你们我爱你们，你们比我生命更加重要，我们从未有过一张正式的全家福，等我回来一起去照吧。我相信武汉的春天也快来了，待春暖花开万物皆安，我便回来了。好了，千言万语，道不尽我对你们的思念，我会平安回来的，你们保重。爱你们。你们的丫头羊羊。2020 年 2 月 19 日。

（画面）"烽火连三月，家书抵万金"，处于封城中的武汉，多少寄托平安的家书无法抵达，只能借用现代通信工具传递的牵挂，处处流露出对家人的深深思念。李曦杨的家书在网络上广为流传，而对成都市第三人民医院的医生范玮来说，他不为人知的牵挂格外沉重。当他前行武汉的时候，他的父亲正病危。

成都市第三人民医院医生范玮：医生对我进行了严厉的批评，说你是学医的，为什么没有第一时间发现父亲生病，拖到现在这么严重才来，甚至错过了手术的机会。说实话今天早上我和我爸视频的时候，他已经是半昏迷的状态了，今天早上视频我一句话也没说，他也没说，因为我觉得我说不出来，他是生病的原因说不出来，我是……我妈妈说，你多看一下爸爸吧。就是那种最后（一眼），我给妈妈说不要让我和爸爸多开视频，每次视频都会难受得不行，害怕看到爸爸那种绝望的眼神，但是也没有办法，因为到（武汉）这边来了，再怎么样也必须坚持，待我们胜利的那一天再回去看我的爸爸吧，不管他等不等得到我，我必须把这边的工作做好。爸爸你一定要等我回来，我一定会圆满地完成这边的工作以后，第一时间回来看你，如果是您等不到我的话，我也只有亏欠您了。

（字幕）采访完范玮3天后，范玮的父亲离世，范玮依然在武汉支援。

（画面）共赴武汉的徐珊玲白浪夫妇、"90后"护士李曦杨、忠孝难两全的医生范玮，还有更多医护人员，在国家有需要的时候，他们的肩膀不仅承担起家庭的责任，也勇敢地担负起国家的责任。而这，正是从成都到武汉，从全国各地到武汉支援的医疗队员们前行的力量。

刘丹：治病救人是我的本职，作为一名党员、科室干部，更要在国家危难面前担当起责任，冲在最前面。

西南医科大学附属医院医生刘勇：我们身边的很多同事，都在自己的岗位上做出了自己应有的贡献。

范玮：舍小家保大家，有国才有家。

龚忠炼：国家有难的时候，总要有人挺身而出。

缪莎：这个时候不体现我们的责任和担当，还有什么时候才能救国救家？

李曦杨：这场战役胜利结束之后，我们才能回去，这是我们自己的责任，也是对武汉人民的一个责任。

主持人：我们常常说家国情怀，家国情怀到底是什么呢？其实就是在国家的危难时刻，每一个勇敢站起来挑起责任和担当的普通人，所表现出来的气节和精神。这一次是医务人员，他们怀着一颗报国心，逆行武汉，走向疫情最危重的武汉。

（四川广播电视台2020年4月13日播出，记者：张艺）

点赞最强逆行者　致敬最美四川人

萧萧寒风中，逆行而去；春暖花开时，英雄凯旋。在武汉解除离汉通道管控前一天，4 月 7 日，四川援湖北医疗卫生队最后一批 162 名队员，在圆满完成各项任务后，平安归来。

至此，我省 10 批医疗队、3 批疾控队以及国家单独抽调的专家共 1463 人，通过 74 天艰苦奋战，医治了 2163 名患者，兑现了"疫情不退，我们不归"的承诺，圆满完成了驰援湖北的任务。此时此刻，千言万语道不尽我们的崇高敬意！让我们再说一声：辛苦了！让我们再说一声：谢谢！让我们再说一声：欢迎回家！

74 个日夜，是用生命挽救生命的高峰时刻。"若有战，召必回，战必胜"的誓词，言犹在耳；主动请缨的签字、指印，历历在目。穿上白衣，他们是守护生命的最美战士，与来自全国各地的支援力量一道，同湖北人民并肩战斗，同时间赛跑、与病魔较量，在危机中经受住了考验；他们敢打硬仗、能打硬仗，展现出"医疗川军"的专业水准，为全国疫情防控做出了突出贡献。他们是儿子，是父亲，是女儿，是母亲，是血肉之躯，却因使命感和责任感，而在国家有难、人民生命受到威胁的时候，义无反顾、无所畏惧。

74 个日夜，是用真情传递真情的同袍时光。"我和其他的护士不一样，我是汶川人。""95 后"护士两次请战的理由令人动容：感恩奋进、桃李相报、守望相助、患难与共。

生死相托、精准施治，无论重症医治还是轻症调理，无论生理疾病还是心理治疗，他们对病人的照顾无微不至。他们舍生忘我、夜以继日投入战斗，在荆楚大地上书写了巴蜀儿女的无疆大爱。武汉人与他们深情相约：疫情过后，一起去看樱花，吃热干面。

74个日夜，是用信心凝聚信心的难忘记忆。在防护服上写下鼓劲的话，在方舱医院里跳起轻松的舞，乐观面对一切的四川医疗队，带给病房勃勃生机，带给病人生的希望。医护人员主讲开学第一课后，大学生、中学生以他们为榜样，理解人生的价值：苟利国家生死以，岂因祸福避趋之。他们不仅救治病人，也为社会凝聚前行的精神力量。

医之大者，为国为民。基辛格曾说，中国人总是被他们之中最勇敢的人保护得很好。此次战疫，逆行的医护人员就是最勇敢的人，他们在援鄂这个特殊战场，打了一场漂亮的战疫仗，他们是最强逆行者，是最美四川人。他们为四川人民赢得了荣誉，为医务工作者赢得了荣光，是全省人民的骄傲，是我们致敬和学习的榜样。

英雄凯旋，战疫尚未结束，目前我省统筹推进疫情防控和经济社会发展赢得了来之不易的良好局面，必须一鼓作气打赢"两场硬仗"，奋力夺取双胜利。向他们致敬，就是要弘扬他们的精神，敬业奉献、乐于助人、常怀感恩；就是要珍惜他们的付出，坚持做好疫情防控，不给病毒二次传播的机会；就是要保障他们的权益，在全社会形成尊医重卫的良好氛围。向他们学习，就是要学习他们对党和人民高度负责的担当，精准施策抗疫情，齐心协力抓发展，奋力夺取双胜利；就是要学习他们勇立潮头、勇当时代先锋的拼搏精神，千方百计把时间抢回来，把损失补回来，努力完成全年经济社会发展目标任务。

点赞，最强逆行者！致敬，最美四川人！

（载于2020年4月8日《四川日报》，作者：《四川日报》评论员）

第四章

馳援湖北

青川夫妇卖猪捐赠，什邡"大树哥"千里送菜，四川企业加班生产捐赠医疗物资……

捐款捐物争先恐后，千里驰援日夜兼程，勇赴前线无畏生死——湖北疫情严峻，四川倾囊相助、尽锐出征，有人戏称，除了熊猫不能赠，四川人民把能拿出来的都送到湖北去了。

疫情就是命令，四川及早行动，在做好本省疫情防控的同时，以实际行动向湖北伸出援手。这既是四川践行习近平总书记重要指示和党中央决策部署的具体体现，也是四川人民感恩奋进的真实写照。

"青山一道同云雨，明月何曾是两乡。"湖北是 2008 年"5·12"汶川特大地震后对口援建四川的 18 个省市之一，其援建汉源县的项目创下提前 13 个月建成交接的"湖北速度"，为四川受灾地区人民恢复生产生活提供了帮助。经历过巨大灾难、接受过八方援助的四川人民特别懂得感恩。

孔怀兄弟，同气连枝；同胞同心，其利断金！2020 年 4 月 8 日，在"封城"76 天后，武汉市解除离汉通道管控措施；4 月 29 日，党中央宣布，湖北保卫战、武汉保卫战取得决定性成果，全国疫情防控阻击战取得重大战略成果。

一

守 望 相 助

"雨衣妹妹"义举暖心

　　"有没有肉?""有没有防护服?"……刘仙见人便问,经常让对方摸不着头脑。她解释说,防护服是她在帮武汉各家医院的一线医护人员筹集的防护物资;肉等生活物资则是用来给医护人员做盒饭的。

　　刘仙大学毕业后,在成都做起了团餐生意,在全国开了100多家分店。2月初,对接过武汉的医院、递交了支援申请书后,她带着志愿者团队和食材,驾车10余个小时,抵达位于武汉光谷的快餐门店。由于春节假期员工放假,大家七手八脚,开门、消毒、整理厨房设备,开始准备盒饭。2月4日,刘仙为一线医护人员送去了自己做的第一批盒饭。

　　"特殊时期,食堂面临的需求超出了承载能力。有的医生为保证患者吃上热饭热菜,经常连吃几天方便面……"刘仙说,"我是党员,危难关头就要冲在前面,更何况让大家吃上热菜热饭还是我的专长。"

　　"医护人员要吃肉,才更有营养和体力。"刘仙做的盒饭,坚持两荤一素,肉多管饱。刘仙简单算了一笔账:为保证质量,她给料都很足,每斤生肉只能做2份盒饭。5个人的团队平均每天要为一线医护人员做出五六百份盒饭,至少需要200多斤肉。

武汉市内交通一度暂缓，刘仙还要驾车奔走各家医院，为医务人员送上热乎的盒饭。因为她常穿一件雨衣，医务人员亲切地叫她"雨衣妹妹"。很快，"雨衣妹妹"这个名字在医务人员中传开了，大伙儿私下说，这个年轻的四川姑娘喂饱了他们的胃，更暖了他们的心。

连续 40 多天，为武汉医务人员送出 2 万余份免费盒饭；刘仙的快餐店成为一个"爱心驿站"，累计募集发放近 350 万元的医疗物资和生活用品。刘仙的这身小"雨衣"已成为一把"大伞"。这把"大伞"下，还集聚了上万个来自全国各地的爱心人士，刘仙叫他们"雨衣成员"。

"哪里需要帮助，'雨衣成员'一呼百应，快速解决问题。"刘仙说，"我正在注册'雨衣公益'，我们要把公益一直进行下去。"

近日，返回成都进行隔离医学观察的刘仙，在微信朋友圈里开启了"打广告带货"的新业务。"武汉有热干面、潜江有小龙虾……白衣天使为湖北拼过命，咱们也能为湖北'拼个单'，请大家多支持湖北同胞的农副产品。我们拉上一把，湖北很快就归队了！"

（载于 2020 年 3 月 31 日《人民日报》，记者：鲜敢）

我省全力援助湖北应对新冠肺炎疫情——

武汉，四川和你在一起

"春天很快到来！"12 位汶川村民在武汉振臂高呼。

2020 年 2 月 5 日，6 辆车，12 个人，1260 公里路，10 万公斤蔬菜……一支浩浩荡荡的队伍从四川西部的大山深处阿坝州汶川县三江镇来到了武汉。他们此行的目的只有一个：因不忘武汉当年救治汶川地震伤员的恩情，自发送蔬菜给武汉亲人。

6 辆卡车上，都挂有条幅：汶川感恩您，武汉要雄起。

在抗击新冠肺炎疫情的艰难时刻，伴随着习近平总书记一声令下，四川紧急行动，人流、资金流、物资流，在社区、街道、村庄集结汇聚，成为一条看不见的"长江"，连通四川和湖北，凝聚起抗击疫情的磅礴力量！

出征，出征！
向着没有硝烟的战场

疫情就是命令，防控就是责任。2020 年 1 月 28 日，正月初四，一场特殊的出征仪式在成都双流国际机场举行。当天，我省派出的第二批援助湖北医疗队 150 名队员启程前往武汉。省委书记、省委应对新型冠状病毒肺炎疫情工作领导小组组长彭清华，省委副书记、省长、省应对新型冠状病毒肺炎疫情应急指挥部领导小组组长尹力在成都双流国际机场为大家壮行。

此前的正月初一，万家团圆的日子里，四川首批援助湖北医疗队已登上东去的航班。

紧接着是第三、第四、第五批……截至 2 月 22 日，四川已先后派出 10 批共 1400 多人的医疗队伍赶赴湖北，参与防范疫情的攻坚战阻击战。

10 批队伍中，有从四川大学华西医院、省医院等重点医疗机构精挑细选出的"精兵"，也有先后参与过"5·12"汶川特大地震、抗击非典等重大战役考验的"钢铁之师"。网友笑称，"四川把最硬的'鳞'都拿给湖北了"。

春节前夕，伴随着新冠肺炎疫情的不断扩散，武汉防控形势严峻。"医护人员告急！""医护物资告急！""生活必需品告急！"

"武汉告急"！疫情发生后，习近平总书记亲自指挥、亲自部署，多次作出重要指示，向全党全军全国人民发出动员令。

习近平总书记的重要指示，为做好疫情防控工作提供了根本遵循，也进一步坚定了应对疫情、共克时艰的信心决心。省委主要领导明确表示，支援湖北、支援武汉，是党中央交给四川的一项政治任务，是我们责无旁贷的重大责任。

湖北四川，山水相邻，血脉相连。12年前，"5·12"汶川特大地震期间，作为18个对口援建省（市）之一，湖北为四川抗震救灾贡献了重要力量。

明大义、懂感恩，四川人对这份情谊永远不忘。

早在1月23日，四川省委、省政府就向湖北去函，表达了愿意派出医疗队伍支援湖北阻击疫情的意愿。

各种预案开始紧锣密鼓地制作，梯队、批次、培训等，只待一声令下，马上可以出发。

随后，省卫健委多次接到国家卫健委晚上发来的通知，每次都连夜制订计划，迅速通知各医院、各市。各地医院和各市经常是深夜两三点紧急联系在岗位或睡梦中的医护人员。

华西医院接到第三批派员任务时，短短1个多小时内，报名人数就达1130人。

据不完全统计，全省近万名医务工作者主动报名，还有包括民营医院在内的一批医疗机构主动请战。

打硬仗须"尖兵"。从什么医院选派？选派什么人？带什么装备？我省有严格要求，选派业务过硬、德才兼备的医护人员，"拉得出，顶得起"。

在此背景下，华西医院、省医院、成都中医药大学附属医院等重点医院的重点科室，呼吸、重症、传染科医护人员，率先进入首批名单。

"优中选优。"作为全国人口大省、劳务输出大省，在自身防控压力非常大的背景下，四川坚持服从大局，在前期疫情不是很明朗的时候，也积极派遣大批队伍支援湖北。

在医护人员出征湖北的同时，我省的工业、农业等领域也紧急行动起来，为尽可能支援前方，各行业狠挖潜力，改造生产线，在装配式建筑、医疗防护设备方面加大马力生产，全力满足湖北需求。

患难见真情。在口罩等防护设备最紧张时刻，有卫健部门从自家略有储备的医院"借"了一批口罩，支持援助湖北一线。

攻坚，攻坚！
奋战在战疫前线

"脱险有望。"2月18日一早，得知有危重患者好转，有望脱离危险的消息，四川大学华西医院心脏内科副主任医师徐原宁用力攥了攥拳头，心中振奋不已。

这是一位80多岁的高龄患者，由于年龄大，加上伴有多种严重的基础性疾病，入院后，一直徘徊在生死边缘。面对危局，徐原宁和同事们时刻守候不放松，不断根据病情变化调整治疗方案。经过一周多努力，终于见到曙光。

这是过去20多天中，四川援助湖北医疗队中常见的一幕。

其中，徐原宁所属的四川第五批援助湖北医疗队，主要以华西医院为班底，设备先进，技术强大，属于不折不扣的"尖兵连"。

"尖兵连"干什么？攻坚！2月10日，徐原宁和同事们正式接管武汉大学人民医院东院的2个病区。武大人民医院东院是武汉3个专门收治新冠肺炎危重症病人的定点医院之一，这里只有危重症患者。

在一定程度上，他们的任务并不是与病毒作战，而是与死神作战，将病人从死亡边缘拉回来。

到达武大人民医院东院病区后，团队迅速成立"华西—武大新冠肺炎重症救治中心"，联合呼吸、重症等多个专业的优秀人才，按照华西医院的科室管理模式和制度对科室的医疗、护理实现与本部同质管理。

——攻坚需要"重器"。与医疗队一起抵达的，还有包括呼吸机、人工肺等一大批国内最先进的医疗设备。

为解决医用氧气短缺问题，华西医院在向湖北派出的第三批医疗队中，专门带上1名供氧系统工程师。工程师抵达后，对医院供氧系统改造提出建议方案并迅速落实。目前，医院供氧情况已得到明显改善。这不得不让人刮目相看。

——攻坚需要"协同"。就在队员们在湖北一线奋战之际，团队利用

5G 系统，建立远程医学会诊模式，实现前方与后方，不同医院、病区之间危重症病人无缝床旁会诊与救治。

同时，发挥队伍中重症、感染、呼吸等多学科人才优势，组织对危重病人的 MDT 多学科病例讨论，先后完成 10 多例病例的讨论。

——攻坚需要"担当"。在首批援助湖北的四川医疗队中，有一个关于"暂停"的故事。

那是 1 月 26 日，四川省第一批援助湖北医疗队正式入驻武汉市红十字会医院的第一天。医疗队副队长、四川省人民医院重症医学科主任黄晓波代表四川专家组提出一个特别的建议：暂停门诊 3 天。

防疫形势如火如荼，在这种情况下，四川专家为何建议让定点医院停诊 3 天？这是四川专家组经过审慎研判后，得出的科学判断："医院床位已经爆满，存量都搞不定，再继续接诊新病人，最后的结果肯定是老病人治不好，还把新进来检查的人感染了。"

四川专家组的意见最后被采纳。回头来看，正是这危难时刻的"关键一停"，将医院从崩溃边缘拉了回来。

利用这宝贵的 3 天时间，医院成立重症专家组、组建新的 ICU 病房、建设负压室、优化供氧设备，不仅提高了医院的收治效率，也减少了交叉感染的可能。

——攻坚，离不开强大的"后方"。1 月 29 日，四川援助湖北医疗队临时党委在宾馆为 11 名医疗队员举办了一个"战地"集体生日会。

这场生日会是四川援助湖北医疗队临时党委成立后开展的第一次主题党员日活动。医疗队负责人说，办这个活动的目的是鼓舞士气，提升团队凝聚力，让大家感到党组织始终是坚强后盾。

对于前方能否安全、有序开展工作，省委、省政府领导非常关心，要求加强援助湖北医疗队驻地防控和生活保障。省委副书记、省长、省应对新冠肺炎疫情应急指挥部领导小组组长尹力多次视频连线慰问我省援助湖北医疗队代表；省委、省政府及时发出《致全省广大医疗卫生工作者的慰问信》，表示将全力做好保障工作，解除白衣战士的后顾之忧。

落实省委指示，省卫健委成立工作专班，组建援助湖北医疗队协调保障组，下设综合协调、院感防控与医疗救治、信息、后勤保障 4 个小组，与医疗队随时保持联系，随时掌握前方队员的身体和思想状态。为改善队员伙食，我省还专门送去四川小吃和营养品。省卫健委副主任宋世贵说："有助于增强前方队员胃口、营养和免疫力的食品，我们努力往前送。"

——攻坚，当然需要"碰硬"，但"柔软"也不可或缺。

2 月 15 日晚 8 时过，汉口方舱医院内，当很多患者准备入睡时，却意外收到一份医护人员送来的特殊礼物：一只小小的千纸鹤。

原本沉默的方舱医院一下子活跃起来。"姑娘，太谢谢你了。"其中一位老年患者在接到我省第六批援助湖北医疗队队员、广元市中医院护士权玉琴的礼物时，激动得热泪盈眶。

战疫关键阶段，信心比黄金还珍贵。为此，在对症治疗的同时，四川援助湖北医疗队总是想尽各种办法，来激发患者的信心。一手递汤药，一手折纸鹤；一边"碰硬"，一边"取巧"，前方后方，协同一致，援助湖北川军，向着看不见的"顽敌"，发起冲锋。

效果彰显：截至 2 月 21 日 24 时，四川省援助湖北医疗队共收治病人 1487 人，治愈 260 人，目前在院病人 993 人；疾控队开展流行病学调查、核酸检测等工作，累计检测核酸样本 3010 份。

加油，加油！
与时间赛跑迎春来

湖北战况牵动着四川人民的心。

武汉加油！汉源来了！12 年前，湖北对口援建汉源，整个重建期间，投入资金多达几十亿元。滴水之恩，涌泉相报。2 月 5 日，汉源县委、县政府向湖北致《感恩信》，汇报了汉源人民的切切心意：共捐助防控疫情善款 900 多万元。

"雪域使者"来了！疫情发生后，其美多吉主动请缨，承担起成都到武汉这条"绿色给养线"的邮件运输工作，将一车车应急物资快速运往湖北。

"英雄机长"刘传健来了！春节期间，他多次执飞四川援助湖北医疗队航班，还走进客舱为医疗队加油鼓劲，成为四川援助队伍中的一名"编外队员"。

德阳"大树哥"潘大树来了！他将自家种植的10万多斤萝卜和青菜捐给湖北；"雨衣姐"来了！这个24岁的成都餐饮店老板，带领3名同伴千里挺进武汉，每天坚持为医疗队免费送饭……

武汉加油！2月17日，由成都新兴粮油公司捐赠的100万元菜籽油从邛崃发出，运往武汉。

在自贡，春节前，四川威鹏电缆接到供货请求，武汉雷神山医院项目急需一批电力电缆，需求特意注明："两天之内出货。"接到信息，公司董事长陈永树立即开始打电话。仅1个小时，18名员工就从被窝紧急冲到生产线。39个小时后，近1.4万米定制电缆线启程发往武汉，比要求的时间提前8个小时。

成都高新区的建筑用硅酮密封胶、双流的配电设备、都江堰的钢制门窗……前赴后继抵达火神山、雷神山，涓涓细流，汇聚成海。

1月26日，四川邮政接下抗疫捐赠物资义务运输的第一支接力棒——24小时内，将正大集团广汉分公司捐赠武汉、襄阳两地的15.6吨消毒液准时送达。

1月27日上午，位于乐山的四川联茂机械接到紧急订单，两天内生产1300个驱动桥零配件，用于装配驰援疫区的1300辆负压监护型救护车。到1月28日下午，这1300个崭新的驱动桥零配件就生产出来。为抢时间，总经理熊久荣拍板："走空运！啥时候了？还说钱！"

从1月25日到2月2日期间，四川省就以省委、省政府的名义连续向湖北捐赠3批次抗击新冠肺炎疫情的紧缺物资，加上省交通运输厅组织的物资，10天之内，就捐赠出至少20多万只口罩，近10吨、共计1.8万余瓶84消毒液（消毒剂），此外还有大量的蔬菜、水果等。

武汉加油！政府企业、民间百姓，在这场全民战疫中，没有迟疑，没有退缩。亲历过"5·12"汶川特大地震，四川人深知什么是与时间赛跑。

为让滞留四川的外地游客尤其是湖北籍游客得到妥善安排，省委、省政府专门做出安排,在餐饮、住宿、联系检查治疗等方面提供照顾和服务。

"从飞机落地开始,我们就感受到了四川的热情和关怀。"一名春节期间滞留成都的武汉旅客在向四川人民发出的一封感谢信中这样写道,"等到疫情结束,我会再来四川。"

武汉加油,四川和你在一起!

（载于 2020 年 2 月 23 日《四川日报》,记者：梁现瑞、钟振宇、付真卿）

四川已先后向湖北发送 150 万毫升爱心血液——

我们用行动书写"血脉相连"

热闻追踪

"作为一个四川人,无偿献血支援湖北义不容辞。"3 月 26 日下午 4 时,成都市民、出租车司机张小蓉刚送完一名乘客,说起一个月前的那次献血,她说这是她经历过的最特殊的献血。

2 月 16 日,四川省卫健委发出致全省人民无偿献血倡议书,号召大家一起加入热血战疫行动中。当时,新冠肺炎疫情防控工作正处于关键时期,街头人流量锐减,献血者大幅减少,血液库存不断告急,我省无偿献血工作和血液保障任务面临严峻挑战。

"听到车上广播号召大家献血,第二天接到出租车公司献血倡议后,我去报了名。"张小蓉说,"5·12"汶川特大地震时,湖北向四川伸出援手,现在湖北有难,作为一个四川人,绝不能袖手旁观,"不只是我,很多同事都第一时间报了名"。

由于当时四川还在疫情防控Ⅰ级应急响应期间,4 天后成都市血液中心的采血车直接开到张小蓉所在的出租车公司采集。"说这次特殊,是因

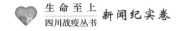
为防护措施做得很严。"张小蓉说,当时自己献血300毫升。

几天后,张小蓉看到新闻,四川第一批援助湖北的血液送抵该省。"看到这个消息很激动,觉得自己为抗击疫情做了一点小贡献。"

不止成都,全省各地群众踊跃报名参加无偿献血活动。"我们通过新闻了解到好多人病情危重,心里很难受,总想为他们做点什么。"广元市利州区金洞乡店子村村民杨文建说,"2月21日听到乡干部说,献血可以帮助到湖北的新冠肺炎患者,第二天我就到利州区利州广场爱心献血屋献出300毫升血。"

从血液采集量不足平时的一半,到能较好满足临床用血需求,我省只用了两周时间。截至3月13日,我省已先后分3批向湖北发送150万毫升爱心血液。省卫健委相关负责人说,疫情期间我省抓快动早,快速恢复采供血工作,并在国家卫健委部署下迅速向湖北输送血液,助力当地临床医疗救治工作。

热力值

2月16日,《四川日报》微博、微信和抖音账号转发四川省卫健委关于无偿献血的倡议书,号召四川人民一起加入热血战疫行动中。从2月24日四川首批血浆支援湖北开始,♯热血四川,输血湖北♯微博相关话题吸引大量网友关注,并纷纷点赞留言,阅读量近5000万,微博单条最高点击135万,微信单条最高点击7万,抖音号单条点击超100万。相关话题还被人民网、央视网等全国媒体转载,网友留言上千条。

网友点赞

9456好久不见了:热血川军团!

安静:我们中国是一个团结友爱的国家。我们四川人,是有崇高品格的实在人。一方有难,八方支援,我们切切实实做到了。

云知天命:大爱无疆,血脉相连,川鄂一家亲!

贪吃的猪猪:湖北加油,四川人民永远是你们最坚强的后盾。若有需要,随时招呼。

风中的眼睛：很多有爱心的朋友都愿为社会贡献一分力量，希望媒体大力宣传各区、县正规献血点的地址及联系电话，最好可提前预约。

专家点评

四川大学文学与新闻学院教授、博士生导师、副院长操慧：突如其来的新冠肺炎疫情，不仅考验城市公共卫生应急能力，也折射出公民的应对素养和价值认同。被网友点赞的四川人，听闻疫情而动，他们无私无畏，爱心接力，在危难时挺身而出，雪中送炭，让人感动，让人敬佩。这是我们中国人家国情怀、同心同德的抗疫风景与缩影。

从 2 月 16 日湖北血浆告急到 3 月中旬，四川三批次 150 万毫升血液运往湖北，四川人的"热血"义举化作强有力的暖流，为湖北同胞送去战疫力量和信心。疫情犹如一面明镜，它不仅映照出四川献血者的真善美，也照亮四川人民长期践行和认同的乐观坚强和友善公益。

这样的公益行为和志愿者精神在此次抗击疫情中夯实和闪耀，正成为大美四川的精神坐标。这种凡人大爱的公益参与，是中国力量的有机构成，更是新时代中国故事的美丽底色与责任表达。

（载于 2020 年 4 月 3 日《四川日报》，记者：张庭铭、殷鹏）

湖北旅客在定点接待酒店隔离的 14 天

来者就是客

姜万蓉的公公最近对她很不满意。年前他刚刚出院，原本准备回家过一个团圆年，姜万蓉却把他这个 84 岁的老头和 5 岁的娃娃送到阿坝理县——亲家母的家里，然后一头扎进都江堰的酒店里，半个月都没有回来看过一眼。

其实，姜万蓉别有苦衷。这是一家名为"都江堰宾馆"的酒店，十几天来，这里住着一群特殊的客人——他们大都是与在武汉待过、暂时滞留当地，等待观察的湖北旅客。作为酒店老板，姜万蓉听说这些旅客需要集中安置时，主动申请将自己的酒店作为滞留旅客的定点接待酒店，并亲自为他们进行体温检测、送餐等服务。因为风险高，她要瞒着自己的亲人。

新型冠状病毒肺炎疫情发生以来，一部分湖北旅客滞留四川。全省各市县区主管部门均指定了具有隔离观察条件、良好接待能力的滞留旅客定点接待酒店。目前，像都江堰宾馆一样，全省有数百家宾馆为滞留旅客提供着接待服务。他们不仅是疫情防控不可或缺的一环，也用贴心的服务让暂时不能回家的旅客感受到了异乡的温情。

湖北游客的囧途

对不少湖北游客来说，四川是重要的旅游中转地和目的地。鼠年春节，他们早早策划了行程，却因一场疫情，旅途变囧途。

大约一个月前，武汉市民段虹（化名）与家人敲定了出行计划。每隔一年，他们全家都会在春节期间自驾出游，今年哥哥提议去成都。"他曾在这儿工作过 7 年，对这座城市的味道念念不忘。"

一大家子共 9 人，他们先在成都游玩了一天，随后前往都江堰，住进了当地一家酒店。当时，武汉新型冠状病毒肺炎疫情已经有些升级的苗头，确诊病例在不断上升。段虹甚至有些庆幸，"我们出来早，降低了被感染的概率。也许度完假，这场疫情就过去了。"她想。

与此同时，家住武汉市武昌区的聂斌（化名）正在峨眉山市旅游。看完了金顶，他意犹未尽，打算到乐山大佛脚下拜一拜，再到眉山的三苏祠走一走，春节前返回武汉。

另一名武汉市民刘炜正准备结束在土耳其的浪漫旅行，随团返程。

一则通知令他们猝不及防。1 月 23 日，农历腊月二十九，新型冠状病毒肺炎感染人数快速上升。为防止疫情进一步扩散，武汉宣布封城，市民原则上暂时禁止进出。

"我们回不了家了?"段虹先是不敢相信,随后陷入迷茫。"预订的酒店就要到期,而我们却不知道什么时候才能回家。"农历大年三十那天,全家人开着两辆车在都江堰街上流浪,这让段虹几乎崩溃。许多酒店都歇业了,他们不知道接下来该去哪里。

刘炜更加忐忑、焦虑。签证时间就快到了,他不能滞留在土耳其。可回国又该去哪儿呢?"大过年的,有谁能收留我这样一个武汉人呢?"

聂斌则想先住下来,再找机会回武汉。但他有些怕。"身份证一看就知道我是武汉人。"他不确定酒店会不会让他入住,脑子里想起了那部电影《人在囧途》。"没想到这样戏剧性的一幕,有一天竟真实地发生在自己身上。"

3 个 人 的 酒 店

出于防疫安全考虑,不少酒店在春节期间暂停营业。但在全省,仍有数百家酒店作为滞留旅客定点接待酒店继续营业,哪怕酒店仅剩 3 名工作人员。

就在段虹一家流浪都江堰街头时,都江堰宾馆里,姜万蓉正不断接到房间退订电话。"以往春节期间酒店都是爆满,今年肯定没生意了。"几天下来,200 间房全部被退。

1 月 27 日,接到最后一个退房电话后,姜万蓉决定给所有员工放假。这时,两名客人走进大厅。姜万蓉抱歉地说:"不好意思,酒店从明天起就歇业了。"

客人们依然不愿意离开。在反复沟通中,姜万蓉得知,他们几天前从武汉来川,从成都到都江堰,一路上问了多家酒店,不是歇业就是不便接待。他们无处可去,希望能够在此入住。

"可是我们的员工都放假了。"姜万蓉无奈地摆摆手,她给了他们 272 元的打车费,目送他们离开。

那是农历正月初三,街上没什么人。看着两个远去的背影,姜万蓉想:"他们能去哪儿呢?"别说这两名客人看起来是健康的,不应该因为是武汉来的就流落街头；就算他们可能是感染者，这样到处流浪，也不安全。姜万蓉将电话打到了都江堰文旅主管部门，向他们反映了这一情况，她同时表示："如果需要的话，我的酒店愿意专门接待湖北滞留旅客。"

当地文旅主管部门很快同意了她的申请，将都江堰宾馆列为滞留旅客定点接待酒店。与武汉有接触史的旅客将被统一安置在这里，并接受为期14天的隔离观察。

可姜万蓉的这一申请遭到了员工的反对。40多名酒店服务人员，鲜有人愿意回来工作。一名前台扔下一句话"要钱不要命"，当即离开。最终，偌大的酒店只剩下3个工作人员——姜万蓉、经理、财务，另外留下的两人是姜万蓉的侄女，她们不忍心把她一个人留下。

像这样只剩3名工作人员的酒店在雅安也有一家，名叫蜀中驿·瓦舍。店长邹灵三介绍，疫情发生后，老板主动向政府申请把酒店作为滞留旅客定点接待点，与姜万蓉遇到的情况类似，只有他自己、一名前台和一名厨师愿意留下。巧合的是，3人分别是退伍军人、军人的父亲和一名党员，他们开玩笑说："我们3个人是酒店的'王炸组合'。"

来者就是客

心里虽有顾虑，但不少四川酒店从业者并未因此退却。来者就是客，在这特殊的时期，他们给予了湖北旅客别样的温情。

1月23日，怀着忐忑的心情，聂斌拨通了"12345"热线电话求助。社区的工作人员立刻联系到他，并安排他住进了当地的嘉韵·明台酒店，与他同为湖北籍、在此居住的还有3名旅客。

此后，在各地政府的主导下，成百上千名滞留四川的旅客陆续入住定点接待酒店，并接受为期14天的医学隔离观察。按照统一要求，酒店除提供基本的住宿、餐饮服务外，还需对入住旅客进行情况摸排、身体检测、心理疏导，等等。

1月26日，正月初二。传统习俗中，这一天是"回娘家"的日子。刘炜一行人落地成都，在成都双流国际机场入关。导游早已与成都市双流区对接，报备所带旅行团中有武汉接触史的情况。在接受了正常的两关检疫、确认没有发热等特殊症状后，刘炜等人被安排入住当地一家四星级酒店。

1月28日，都江堰市，街上人很少。段虹明显感受到疫情又紧张了许多。一通归属地为成都的电话打了进来，对方是都江堰文旅主管部门的工作人员。他们请段虹一家到都江堰宾馆入住，接受14天的医学观察确认未被感染后，将联系武汉方面送他们回家。

姜万蓉热情地接待了他们。一家9口接受了体温检测后，住进了早已消毒、生活用品配备齐全的房间。段虹既惊又喜——"结束了多天的流浪，终于暂时安置下来了"。

这样的温暖不止一处。在广安市邻水县这个人口大县，不少湖北返乡探亲、务工人员也面临安置问题。泽达酒店房务总监谭伟就接待了两家湖北籍旅客，并为他们专门空出了两层楼——既防止交叉感染，也给旅客更大的空间。

一行11人的湖北自驾团旅客住进了蜀中驿·瓦舍酒店，房间备了充足的一次性用品和酒精消毒棉。邹灵三和另一名前台负责登记、安排入住，协助测量体温、送餐、消毒等工作，厨师杨师傅则每天为旅客提供点餐服务，原本为春节待客储备的新鲜水果蔬菜，也被他们"私自"拿出来送给旅客。

除了更多的防护措施，一切接待与往日并没有什么不同。从年前至今，邹灵三陆续接待了15名湖北籍滞留旅客。亲人多次打电话催促他回去。"说没有顾虑、不害怕是假的。但作为一名酒店服务人员，来者就是客，如果酒店都关了，又让他们去哪里呢？"

难忘的 14 天

14天，对政府工作人员、酒店服务人员和滞留旅客来说，都是一段相对漫长的日子。尽管大家尽量减少接触，仍有太多难忘的故事在他们之间发生。

　　田园城市酒店是成都市双流区滞留旅客的定点接待酒店。当地主管部门派驻酒店的旅游服务组负责人任弋说："观察期间旅客不能接触外界，每天还需接受各项身体检查，个别旅客因不能回家、担心自身身体状况等原因产生情绪波动。"当时，一位名叫唐博宇的滞留旅客引起了他的注意。"他是一名军人，只有27岁，但行事非常成熟、冷静。"隔离观察期间，唐博宇不仅带头配合工作，还对其他旅客进行情绪疏导，帮了不少忙。

　　"您好，王女士，祝您生日快乐。"2月1日，邻水县泽达酒店，工作人员谭伟向滞留旅客陈晓华一家送上了一个精美的生日蛋糕和一碗热气腾腾的面条。

　　陈晓华是泽达酒店的老顾客。他是广安市邻水县人，长期居住在武汉，年前一家人回乡过年，不想却滞留在此。

　　每天谭伟都会为他们测量两次体温。"每次进房间，他们都打扫得很整洁。垃圾袋总是扎住袋口，放在楼梯间的中间。"谭伟说，"他们是为了工作人员的安全考虑，尽量避免与工作人员接触。"这让谭伟觉得非常暖心。酒店入住登记时，工作人员从身份证上得知陈晓华的妻子2月1日生日，他们专门准备了一个小的生日惊喜——一个精美的生日蛋糕和一碗热气腾腾的面条。这样简单的小礼物在特殊时期显得格外珍贵。

　　在酒店的另外一层，住着一名在武汉读高中的女学生，还有几个月她就要参加高考了。每次进屋进行体温检测时，谭伟都会看到她在桌前复习。有时轻轻对她说声加油，有时会给她"特别优待"，在餐盒中加个蛋或是多加一瓶酸奶。几天前，这个女生一家三口已经结束了隔离观察期，原本打算一同到亲戚家居住，但这名女生却选择继续留在酒店。她觉得"这里很好，住在这里，可以安心备考"。

　　住在都江堰宾馆的段虹一家也不断收到各式各样的小惊喜。有时候是楼下的曹鸭子，有时候是一节腊肉香肠，有时候是一碗香喷喷的鸡汤。段虹说，那些麻辣鲜香的浓郁味道，一如当地人的热情好客，"让身在异乡的人们感到暖心"。

疫情过去再干杯

现在，越来越多的滞留旅客安全度过了观察期，踏上回家的旅程。他们与酒店服务人员约定——疫情过去，我们再来喝一杯。

1月31日，在外漂泊了一个月的刘炜终于结束隔离观察。临走前，酒店工作人员向他赠送了一份伴手礼：一个"双流号"飞机模型的钥匙扣，一个防护口罩和一只圆滚滚的熊猫玩偶。刘炜特意发了一条朋友圈，配图是他和十多天来照顾他的酒店服务人员的合影。照片中，他们竖着大拇指，纪念这段共同抗疫的时光。他说，这是他第一次到大美四川，但一定不会是最后一次。"下次来还住这里。"

几天前，住在蜀中驿·瓦舍酒店的11名湖北滞留旅客的观察期也满了，无一人出现身体异常，这意味着——他们"安全了"。

那一天，刚好是元宵节。邹灵三在微信群里问大家想吃什么，大伙一致说"火锅"。还有什么比火锅更适合这一刻呢？不过，正值疫情防控关键时期，大部分火锅店都关门了，邹灵三好不容易找到一家可以送外卖的火锅店，他还特意出门买了几瓶小酒，这可乐坏了闷了十几天的大老爷们儿。连日来的焦虑、委屈、憋闷和各种复杂的情绪被火辣辣的味道一扫而光。

吃到兴头上，有人邀请厨师老杨、邹灵三一起喝两杯。邹灵三婉拒了："等疫情过去，我们再来喝一杯！"

（载于2020年2月14日《四川日报》，记者：郭静雯）

英雄惜英雄　万米高空温情满满

热闻追踪

3 月 27 日，刘传健仍在隔离中。6 天前，他执飞 3U3104 航班接回一批四川援湖北医疗队队员后，全体机组成员按规定进行隔离休整。

2 月 2 日，新冠肺炎疫情形势严峻，四川第三批援湖北医疗队出征。刘传健主动请缨，将这批医疗队员和相应救援物资，安全送抵武汉前线。其时，受疫情影响，川航虽停了一些航班，但仍有航班在飞，不少党员主动申请执飞，刘传健是其中之一。航班落地后，刘传健为医护人员们加油打气："去了一线，你们一定要保护好自己，我们做后盾。等你们平安归来，再来接你们！"

2 月 10 日，刘传健再次执飞，送四川第六批援湖北医疗队和救援物资到武汉。他主动走到队员们身边，再次承诺"等你们平安归来"。

3 月 27 日的这场飞行，是刘传健的"兑现承诺"之旅。当客机落地成都，刘传健步出舱门后，对媒体说的第一句话就是："我答应过他们，一定会接他们安全回来！"

乘坐这些航班的队员们，得知是英雄机长执飞，瞬间变身"粉丝"，热切要求"和刘机长合影留念"。完成任务后回川的医疗队员们，拿出极具历史意义的纪念机票，请刘传健签名。在一张张印有"武汉一家"的机票上签名，刘传健也十分感动。他说，在国家、公众需要的时候，每一个坚守岗位、履职尽责的人，都是时代的英雄。

这样敬英雄、惜英雄的感人故事，在疫情期间多次出现。

有向英雄的致敬：2 月 2 日，当刘传健执飞的客机即将起飞时，空管人员在给出航路指引信号时这样说："四川 8101，成都地面，你们辛苦了，我谨代表西南空管局管制中心全体塔台管制员向你们致以崇高的敬意，请转达第三批援湖北医疗队，他们是最美的逆行者，请他们保重身体，期待他们平安归来。"

有和英雄的互动：3月20日是一名援湖北医疗队员的48岁生日，当天返蓉的航班上，空乘人员、机上队员齐齐送上祝福，在万米高空为她共庆生日。3月17日，在援湖北医疗队返川的首趟航班上，医疗队员们收到特别的礼物——一面面小国旗，大家激动起来，互相合影，并用四川话喊出"武汉加油、中国雄起"的祝福，期盼着全国战胜疫情的日子快快到来。

万米高空，温情满满。

热力值

2月，"中国民航英雄机长"刘传健执飞四川省第三批、第六批援助湖北医疗队医护人员乘坐的航班，奔赴武汉前线。网友们说"英雄惜英雄"，纷纷留言评论，将四川日报发起的话题♯刘传健送四川医疗队赴武汉♯送上热搜，阅读数据1.8亿，被《人民日报》、央视新闻、《环球时报》等全国媒体转载。抖音播放量110万。网友们喊话刘传健：请将医护人员一个不少接回来。

3月21日刘传健再次执飞，兑现承诺，四川日报发起的话题♯川航英雄机长接四川医疗队回家♯引发关注，再次上热搜，阅读量1亿。全网相关微博话题3.5亿。

网友点赞

"曲尽陈情述余年DAYTOY"：机长，注意防护，平安归来，我们等你。

"爱赫到永远"：机长兑现了承诺，安全地把医护人员接回来了，爱你们。

"元气满满大柚子"：英雄机长接英雄医疗队回家啦，都是我们四川的英雄。

"77miss11"：哇……英雄惜英雄。

"YT 四叶草"：英雄机长接英雄医疗队回家啦。

"liliy 的秘密花园"：四川 8633，请把他们安全带回来，一个都不能少。

"眼里只有霍冉啊"：英雄接英雄回家了，大家好好调整，安心隔离，等疫情结束去吃火锅。

"蜜甜儿 Sweet"：我和机长有共同的偶像，那就是抗疫英雄。机长和抗疫英雄又有共同的粉丝，那就是我。很多抗疫英雄又是机长的粉丝。我们这种神仙关系，更爱了。

"噢是 LY 嗯"：都是我大四川的骄傲，加油武汉。

专家点评

巴蜀文化学者谭继和：刘传健送、接四川援助湖北医疗队，被大家赞誉为"英雄惜英雄"。这一事件展现了四川人的精神。四川人的精神是什么？苏轼《杭州召还乞郡状》里有句名言"报国之心，死而后已"，可以说是真实写照，也是四川人的集体性格。

大家爱说，川人逍遥自在似神仙，其实这是指的生活方式。四川人集体文化中的行为方式、思想境界素来高尚。在历史的转折关头、国家存亡之秋，四川人都勇敢站在前面。历史上，司马相如排除艰难险阻，开通南方丝绸之路；苏轼在杭州力克水患，修建苏堤；抗战时候，没有精良装备的川军义无反顾地奔赴战场，大冬天打仗，士兵脚上穿的是草鞋，为民族独立做出了伟大贡献。

这样的集体性格传承下来，融入巴蜀文化、巴蜀人的血脉中。刘传健如是，在最危险的时刻力挽狂澜；援湖北医疗队也是，主动申请奔向没有硝烟的战场。大家称赞这些英雄举动，也是对这种集体文化的传承和弘扬。

四川人的集体文化还有个特点："深藏功与名"。平时生活休闲，危难时刻生死关头总能挺身而出。在英雄之举后，又能转为平常，化为一个个普通人。在这次抗疫中，四川人的集体性格非常真实地显现出来，也因此，激起社会公众的共鸣。

（载于 2020 年 3 月 31 日《四川日报》，记者：王眉灵）

援建火神山、雷神山医院，川籍农民工受网友好评——

"基建狂人"逆行武汉　网友点赞：大气豪迈

热力值

在武汉火神山、雷神山医院援建人员中，有不少川籍农民工。有很多网友称他们是"基建狂人"，是"热血建造者"，是传递中国精神的抗疫英雄。抖音平台上，话题♯基建狂魔♯已有 17 亿次播放；微博话题♯致敬雷神山医院建设者♯阅读量 2240.9 万人次，讨论 5277 条；微博话题♯火神山雷神山医院建设者♯阅读量 1218.9 万人次、讨论 1617 条。网友隔屏为他们呐喊助力，也纷纷为四川人大气、豪迈的精神点赞。

热闻追踪

"老人年龄大了，山上路不好，这 5000 元钱希望捐给村上修路用。"近日，因援建火神山、雷神山医院，川籍农民工彭中田收到成都市总工会颁发的"新冠肺炎疫情防控专项五一劳动奖章"以及 5000 元奖金，奖金刚到账，他就决定捐给老家犍为县寿保镇龙凤村修路。他说："人这一辈子，总要做一些不为名不为利的事。"

这句话也是彭中田今年春节逆行前往武汉的动力。

彭中田常年在武汉工作。今年 1 月，原本已回到乐山老家过节的他看到武汉疫情暴发的消息后，坐不住了。"争分夺秒，跟死神抢人！"带着最质朴、最善良的想法，1 月 28 日，自驾 20 多个小时后，彭中田来到火神山医院项目现场，成为援建者之一。火神山医院援建结束后，他又马不停

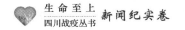

蹄地赶往雷神山医院投入援建工作。

彭中田回忆，援建这段时间是自己人生中最艰苦、最难忘的日子。"每天都是夜班，只能休息三五个小时，确实很难熬。但想到能救人，一切都值。"

援建工作结束后，有 14 天的隔离期。刚过隔离期，闲不下来的彭中田又报名成为武汉市的一名社区志愿者。最近一个多月来，他继续活跃在武汉市长青社区，为当地居民提供服务。

四川还有很多农民工和彭中田一样，带着最质朴的信念赶赴火神山、雷神山建设现场。

蓬溪县荷叶乡农民工严波、梁伟、陈欢等 7 人是"组团"前往雷神山的。不仅自己上，严波还把自己的儿子严七龙拉着一起上。在他看来，这是光荣。

遂宁市安居区，19 人的"青年突击队"主动请缨驰援雷神山，"虽然很辛苦，但想到五湖四海的建设者都在为同一件事努力，大家便有了力量"。

达州人周国军邀上堂叔周文堂齐上阵，他说："能够为国家出份力，是义不容辞的事情。"

今年春节，许许多多平凡的四川人参与了火神山、雷神山援建。他们用拼劲，为武汉抗击疫情出了一分不可或缺的力量。

专家点评

四川省社会科学院研究员郭晓鸣：火神山、雷神山医院援建过程中，有着不少川籍农民工的身影。在国家面临重大突发公共卫生事件时，他们展现出了主人翁意识、奉献精神。除了为他们的援建行为点赞，我们也关注到援建行为所展现出的改革开放以来农民工群体的蜕变。

在城镇化进程中，农民工不只是外出务工挣钱、提升技能，他们还深刻融入我国城市发展、工业发展、现代化发展中。他们不再是单个的劳动力，而是我国现代化转型过程中非常重要的主体和不可或缺的力量。火神山、雷神山医院这样的"基建奇迹"再一次告诉我们，城市、社会发展离不开农民工群体。

改革开放以来的变迁过程，也是农民工蜕变的过程。家国情怀、历史担当渐渐拓展、渗透到农民工群体中。可以说，这次火神山、雷神山医院援建也是农民工群体蜕变结果的一次全方位展现。很欣喜，我们看到了川籍农民工的担当。

除了给他们点赞，我们的社会还要给予这个群体更多的关爱和关注，让他们更好地融入城市，融入时代发展。

网友点赞

青春湖工大：快而稳，是这群"基建狂人"让人看到了中国速度，让人感受到了中国精神。

张老汉：向这些为战胜疫情参与创造"基建奇迹"做出贡献的农民工致敬！保重，家人们等着你们回家团圆。

爵马：人这一辈子，总要做一些不为名不为利的事！赞！

正保一级建造师辅导：致敬所有参与搭建紧急医院的所有建设者，国泰民安时添砖加瓦，国家危难时抱薪送炭，最可爱的人。

沙爱风：点赞四川人，点赞农民工。武汉加油！

寻梦人：平凡的人有着不平凡的意境，同胞们好样的。

家家：有这样的人民，我们民族的伟大复兴一定会实现。为你们点赞，千千万万的彭中田们！

邓汐妹：日夜不息的工人师傅们，是值得我们铭记的英雄。为生命争分夺秒，向抗疫英雄们致敬！

（载于 2020 年 4 月 14 日《四川日报》，记者：任鸿、袁城霖）

感 恩 援 助

四川汶川：感恩行动温暖武汉亲人

前不久，6 辆满载新鲜蔬菜的卡车从四川省汶川县三江镇龙竹村驶出，火速赶往武汉。龙竹村专门派出 12 名熟练驾驶货车的村民，驾车星夜兼程 1300 多公里，历经 26 个小时，顺利将 100 吨蔬菜交给武汉市武昌区卫健委统一接收。

这是一批满载感恩之情的援助物资。"'5·12'汶川特大地震时，100 多名汶川人被送到武汉接受免费治疗。这份恩情，汶川人始终记得。"汶川县委常委、县人民政府常务副县长汪国林说，此时的武汉，正是新冠肺炎疫情防控的关键时期，汶川人在这个关键时期献爱心，表达感恩之情。

"前方的蔬菜粮油够不够？资金够不够？医护人员缺不缺？"一时间，汶川人带着感恩的心，自发地行动起来，尽自己的微薄力量去帮助武汉亲人——"在这个特殊的时期，我们想做感恩的汶川人"。

三江镇龙竹村村支书赵勇说："疫情发生后，村民们纷纷表示想要献上微薄之力，帮助武汉亲人共渡难关，希望能以自己的微薄之力和感恩之心为当地群众战胜疫情增添信心。"

于是，一场特殊的捐款购菜活动在龙竹村悄然发起，邻村的群众也纷纷行动起来，200 元、100 元、80 元……你一点、我一点，积少成多，短短半天时间，三江镇 9 个村捐出了近 20 万元善款。

经商议，募得的善款中，10 万元用于采购新鲜蔬菜，而剩余 10 万元将以现金的方式捐助给武汉人民。

蔬菜筹齐后，龙竹村全村老少齐上阵，紧张忙碌地将 100 吨生鲜蔬菜装满了 6 辆卡车。他们想让武汉市民早一点吃上来自汶川的感恩菜。

"汶川感恩您，武汉要雄起！"卡车上贴着的一句话，纪念着一份跨越时空的感动：曾经同样经历过大灾，得到过来自全国各地无私帮助的四川省汶川县，正以自己的方式回报武汉，表达着深沉的感恩之情。

汶川的医护人员，时刻都怀揣着一颗感恩曾经援助过汶川亲人的心，希望发挥专业特长援助武汉。在汶川县人民医院内二科，科室内 17 名医护人员率先向院领导递交"请战书"，愿随时听从医院安排，支援武汉抗击新冠肺炎疫情。一个个红手印，一句句铮铮的誓言，字字有力、句句铿锵。目前，全院超过 150 人递交了请战书，其中数十人获批出征支援武汉。

汶川县医院医务科老党员陈发清说："'5·12'我们受灾时也得到了全国人民的支持，我要用感恩的心回报祖国，回报帮助过我们的亲人。"

滴水之恩，涌泉相报，共同的心愿凝聚成一股强大的合力。截至目前，汶川县人民政府代表该县 10 万老百姓，带着他们的嘱托，通过武汉市红十字会向武汉捐赠 100 万元，用于购置医疗救治卫生防疫应急物资。全县各级党政领导干部、镇乡村通过自发私人捐款捐物形式共计向武汉捐助超过 100 万元。

（载于 2020 年 2 月 25 日《光明日报》，记者：李晓东、周洪双）

除了大熊猫没捐，川人把菜谱和"雄起"都捐了

口罩、防护服、医用器械、蔬菜、水果、猪肉、现金、汽车……四川援助湖北的捐赠清单，每时每刻都在快速刷新。

川鄂情深，不只一衣带水的亲近，更有过命的交情——2008年"5·12"汶川特大地震后，五湖四海伸来援手，将四川盆地生生托起。其中，湖北省对口支援重灾县汉源，21.15亿元援建资金、116个援建项目，三年重建两年完成，用"湖北速度"书写了无疆大爱。

滴水之恩当涌泉相报，四川人如何感恩？

亲历过"5·12"汶川特大地震的浩劫，四川人深知与时间赛跑的重要性。湖北急需的，四川紧急运送；湖北紧缺的，四川加班制造；一时造不了的，四川捐钱买！

唯此而已。

捐果蔬　还送菜谱
"四川农产"包下湖北人餐桌

2月13日，满载300吨物资的8辆大货车，从成都市成华区龙潭街道出发。车上装着200吨蔬菜和100吨紧缺医疗物资，目的地是湖北武汉，行程约1200公里。

从成都到武汉，公路运输主要经过沪蓉高速、沪渝高速。尽管自疫情暴发以来，往湖北方向的车辆已大幅度减少，但运送物资的货车从未间断，车上大多挂着火红的标语："川鄂鱼水情，鄂汉（汉源）一家亲""汶川感恩你，武汉要雄起""武汉挺住，湖北加油"……

一幅幅标语背后，是一车车"冒尖尖"的实在货。

成都蒲江 300 吨果蔬、遂宁 210 吨果蔬、南充 150 吨蔬菜、凉山 139 吨蔬菜、乐山 126 吨蔬菜、宜宾 102 吨蔬菜……平时用斤计算的蔬菜，以吨为单位出现。从 1 月 28 日德阳什邡"大树哥"带头捐菜开始，来自天府之国的真情实意，就源源不断地端上湖北人的餐桌。

不仅有时令的青菜、白菜、萝卜、辣椒、莲花白、杏鲍菇、海鲜菇，还有耐储存的土豆、冬瓜、南瓜等。在这些蔬菜中，有一种湖北市民从未见过的蔬菜"儿菜"——2 月 10 日下午，收到这批来自雅安的 50 多吨蔬菜后，湖北麻城市民感激之余也有些懵圈，纷纷上网@四川网友询问怎么吃。热情的四川网友赶紧奉上菜谱。♯四川人教湖北人怎么吃儿菜♯一度冲上微博热搜。

"儿菜"的试卷还没答完，新的题目又来了——2 月 14 日，什邡捐往武汉的 60 吨蔬菜中，有 3 吨折耳根。这种气味浓烈的草本植物，是四川人最喜爱的佳肴之一，但是湖北同胞吃得惯吗？这一次，菜还没有运到，四川网友赶紧送上了菜谱：折耳根又名鱼腥草，具有清热解毒的功效，可以用来凉拌、煲汤、炒腊肉、烫火锅……说得湖北网友满心期待。

一起送到湖北的，还有猪肉、鸡蛋、水果、调料、方便米饭，甚至还有方便火锅。眉山春见、资中血橙、犍为晚熟椪柑、汉源黄果柑、蒲江耙耙柑和猕猴桃、郫县豆瓣和豆豉……和医护人员"尽出精锐"一样，各地送去的都是最负盛名的特产。

即便在四川这个农业大省，这些东西在当地也是宝贝。但因为是捐给湖北，拉完一车还有一车——2 月 12 日上午 8 点，湖北襄阳，来自四川汉源的 22 吨莲花白、3 吨黄果柑开始卸货；当天晚上 7 点，汉源第二批物资 25 吨莲花白、1.6 万枚鸡蛋再次装车启程；2 月 13 日下午 5 点，第三批物资 25 吨莲花白又从汉源启程驶往湖北。

这些莲花白来自汉源县皇木镇的高山上，成片成片被收割后，先人工搬到路边，再用三轮车、小货车，运到山下 20 多公里的乌斯河镇，换上大货车前往目的地。纵然路途遥远，跑完这趟回来还要被隔离 14 天，但每一趟开往湖北的货车从没缺过驾驶员。

造电缆 造焚烧炉
"四川制造"助力火神山、雷神山

沪蓉高速、沪渝高速上奔驰的，除了"四川农产"，还有"四川制造"。

1月31日凌晨，自贡市大安区，四川威鹏电缆接到供货请求，雷神山医院项目急需一批电力电缆，需求特意注明："两天之内出货。"

威鹏公司董事长陈永树立即开始打电话。只花了1个小时，18名员工就从被窝里紧急冲到了生产线。电话同时打进了国网自贡供电公司，希望保障紧急复工用电。电力工作人员当即开工，对10千伏供电线路进行红外测温特巡……39个小时后，13782米定制的电力电缆线从威鹏公司厂区离开，前往武汉。这比要求的时间提前了8个小时。

同样是供给雷神山医院的电力电缆，地处成都市郫都区的四川摩天电缆，1月30日下午接到订单后，31日凌晨4点便将第一批货装车送出。几乎同一时段，成都市高新区的建筑用硅酮密封胶、成都市双流区的配电设备、成都市都江堰市的钢制门窗……前赴后继抵达火神山、雷神山，涓涓细流，汇聚成海。

成都向南，雅安市、乐山市也有企业24小时连轴转。1月27日上午，四川联茂机械接到紧急订单，两天内生产1300个驱动桥零配件，用于装配到驰援疫区的1300辆负压监护型救护车上。很快，工人被紧急召回，生产线全力运转。到1月28日下午，1300个崭新的驱动桥零配件就生产出来。为了尽快运抵江西进行总装，公司总经理熊久荣拍板："走空运！现在不是讲成本的时候。"

2月4日，一台医疗废物应急处置焚烧炉运抵湖北武汉。此后，它成为火神山医院不可或缺的一部分，院内医废、生活及餐厨垃圾实现就地处置，杜绝病毒扩散。这台焚烧炉来自四川天壹环保科技，从1月29日接到武汉市生态环境局的委托到焚烧炉制成，常规的半个月生产周期被压缩至5天。

自身缺　物资照捐
网友戏言"把整个省都搬去了"

这场全民战疫中，没有一个人脚步迟缓。亲历过"5·12"汶川特大地震，四川人深知什么是与时间赛跑。

1月26日，四川邮政接下了抗疫捐赠物资义务运输的第一支接力棒——24小时内，将正大集团广汉分公司捐赠武汉、襄阳两地的15.6吨消毒液准时送达。此后，四川捐赠的医用物资：国药控股四川医药股份的10万只医用外科口罩，23岁小伙和朋友自费购买的25万只一次性医用口罩，四川省交通运输厅的1万瓶84消毒液、1000公斤次氯酸钠消毒剂、500只口罩……源源不断涌向湖北。

1月31日，在四川省新型冠状病毒肺炎疫情防控工作新闻发布会（第二场）上，四川省经信厅党组书记、厅长朱家德直言："虽然自身都非常缺口罩，但满怀着对湖北当年支援四川'5·12'汶川特大地震的感恩之心，四川紧急组织了10万只医用口罩等一批疫情防控物资支援湖北。"

一位网友用了最调皮的描述："除了大熊猫，四川的瓜娃子（四川方言，意指傻子）们把整个省都给武汉搬去了！"瓜吗？有网友这样留言："如果懂得感恩是瓜的话，就让我们瓜到底吧。"

（载于2020年2月16日《华西都市报》，记者：丁伟、李媛莉）

四川菜农"大树哥"10万斤蔬菜免费送往武汉：
曾受人恩惠，现在要回馈

2020年1月30日晚上8点整，4辆川F牌照的红色大货车，排着队整整齐齐驶出沪蓉高速，在湖北武汉汪集收费站出口集合。车上密密匝匝的，是共计14万斤的蔬菜。土豆、儿菜、上海青……这些蔬菜在四川什邡装车后立刻出发，昼夜不停开了20个小时，直接送达被新冠肺炎病毒笼罩的武汉。

这是来自四川的心意，也是来自四川的感恩。从什邡网红农民"大树哥"发出捐赠承诺视频开始，这些蔬菜从筹措、采摘到运输，都以极高效的速度进行。

"汶川大地震的时候，我们吃的穿的还有房子，都是外地人帮忙的。现在，我也该为别人做点什么。"大树哥这样表达自己的初心，也代表和他同行的无数川人，始终未忘的感恩之心。

网红菜农：
网上发出"捐赠10万斤蔬菜"承诺

"这个事情快把我搞疯了。"潘大树这个槽吐得其实很傲娇。这个网名"大树哥"的四川什邡菜农，因为4天前在网上发出的一个"给武汉捐赠10万斤蔬菜"视频，从1月27日至今，没睡过一个安稳觉。每天1000多条信息，100多个陌生来电，还有从全国各地赶到他家菜地的热心人……大家的目的只有一个，帮他把10万斤蔬菜运到武汉。潘大树的生活陷入癫狂状态。他觉得疲惫，但更多是感动。

　　"大树哥"本名潘大树，是什邡师古镇的一名新型职业农民，自家地里种植了50余亩的上海青、萝卜等蔬菜。作为一个1988年出生的新农人，他平日里爱好直播，每天都会拍一个视频，更新生活状态，说说心里话。黑色风衣、大背头配上挺拔的身形，镜头中的"大树哥"算得上英俊，拥有一批自己的粉丝，已然成为一名"网红农人"。

　　一次与网友聊天时，他了解到武汉急缺新鲜蔬菜，萌生了捐菜的想法。"我跟我哥、张老板还有二哥已经商量好了，打算免费支援武汉人民10万斤萝卜和上海青。"27日中午，潘大树站在自家上海青菜地里，面对封面新闻的镜头，向全国网友许下承诺。

　　网友不信、妻子不解："10万斤就白送人了？"

　　他坚持："我在汶川地震时受过恩惠，现在也要回报别人。"

　　作为一名"85后"新型职业农民，潘大树经营着近50亩菜地，种类包括上海青、豌豆尖和红菜薹。"我仔细算过，把所有菜摘完了足够10万斤。"即便如此，他还是和二哥及合作伙伴商量了一下，如果自家的菜量不足，二哥也会贡献萝卜支援。

　　潘大树说出了自己的真实想法，却引起了网友群嘲。"他们觉得我是吹牛、扯淡，觉得我一定舍不得。"不理解他的不止网友。妻子刚听说他的想法时，也忍不住埋怨："你把10万斤蔬菜捐了，我们吃什么？你捐就捐一点，有这个意思就行了。"

　　事实上，10万斤蔬菜是潘大树自家菜地的全部产量，按照每斤1元计算，也是整整10万元的收入。"最开始，我还是有点舍不得。"他有点不好意思，似乎这一点犹豫让他觉得羞愧，"但是后来，我看看自己住的房子，再想想2008年，我就什么都想通了。"

　　2008年5月12日，一场8.0级的特大地震撼动中国。四川省什邡市距离震中汶川仅40公里，全市864平方公里辖区，严重受灾面积达500多平方公里。潘大树家的老房子，也在这场地震中被摇垮。

　　地震时，他在上海打工。当他再次回到家乡，已是交通完全恢复的几个月后。虽然没能和家人、老乡经历最难熬的时刻，当他看到连片倒塌的房子、受伤的村民，心里还是说不出的难受。

"那个时候，我们一家人住在志愿者搭建的帐篷里，吃着好心人捐赠的食物，一年后新起的房子也是志愿者和政府出钱帮忙修建的。"潘大树记着过去全国各地的人曾给予的帮助，"人家是怎么帮助我的，我现在就怎么帮助别人。"

爱心接力开始
400多人一起摘菜，更多人开始"众筹捐赠"

为了证明自己不是吹牛，"大树哥"想方设法寻找蔬菜运输、接收渠道，只求达成心愿。然而，凭他一己之力，很难跨越1200公里，将蔬菜送到武汉。"大树哥"开始在直播中求助，并找到封面新闻公益平台帮忙。短短几个小内，事情出现了转机。

各方人士陆续向他伸出援助之手。仅仅用了几个小时，当地多家物流公司与他接洽，愿意免费送菜；武汉市政府部门也主动联系他，表示可以接收、发放蔬菜。

"大树哥"将这些信息同步更新到网上，越来越多的人被这场爱心接力赛打动。大家开始认可"大树哥"，相信他不是吹牛。

"新疆、苏州、上海、重庆、乐山……全国各地的好心人都说要来帮忙，我都觉得不好意思了。"这几天，"大树哥"家的菜地一片繁忙，最多时有400多人一起摘菜。他心里觉得感动，又觉得有点对不起别人，"（帮助我的）大多数人我都不认识，每天又有很多事要忙，只能打个招呼，说声'谢谢'。"

这场爱心捐赠从这里才刚刚开始。1月28日，洛水镇余安村的后备干部赵玲看到群里有人转发"大树哥"送蔬菜的新闻，她点开看视频中"大树哥"通过"封面公益"表示，免费支援武汉人民10万斤萝卜和上海青，并计划正月初八前将菜运往武汉地区，受此启发，她通过封面新闻记者联系到"大树哥"，加入到捐赠蔬菜的行列里来。

什邡农户速度
3小时凑齐10万斤蔬菜，2天从四川运到武汉

"武汉正遭新型肺炎肆虐，一方有难八方支援，全国人民都伸出援助之手，作为'5·12'特大地震重灾区，我们也曾受到来自全国人民的无私援助，为此，我们倡议什邡新型农业经营主体，种植大户、家庭农场、专合社、龙头企业等，如果有时令蔬菜，有意愿捐武汉的，欢迎积极参与。"这份倡议书发出后，赵玲手机的电话和消息就没停过。她没有想到，一个在微信群里不到150字的倡议，能让什邡的农户们在3小时内又凑了10万斤蔬菜，并在第二天发车，用两天时间从四川运到武汉。

"我这里有几百斤萝卜，你什么时候能来拉？"

"我可以提供小三轮车队，来转运蔬菜。"

"妹儿，网袋冰袋1小时内到位！"

3小时组织10万斤，10分钟组建一支车队，一个电话物资到位……这是赵玲见证的什邡农户速度。1月29日晚，赵玲和8位司机师傅，登上4辆装满蔬菜的货车，启程去武汉。出发前，赵玲发了条朋友圈：妞！加油！

高速路上3次遇到"大拇指"
20小时抵达疫情中心武汉市

从广汉上高速，经由城南高速、沪蓉高速，在武汉市新洲区张集高速出口下高速，4辆货车的这趟旅程，全长约1200公里。这是赵玲这辈子第一次坐车走这么远的路。

离武汉越来越近，路上的车子也变得稀少。"我这辈子也没见过路上这么少的车。"带队司机阚师傅回忆，当时高速路上开30分钟也可能见不到一辆车，"真是有种奔赴前线的感觉"。虽然一路上车、人都很少，让阚师傅觉得有些"凄凉"，温暖的事情还是时有发生。30日下午两点过，一

辆湖北牌照的小轿车超车驶过，同时车窗里伸出了一个大拇指，这样的情形阙师傅之后还遇到过两次，这让他觉得开心，让他发现这一趟本来并没什么特别的驾驶旅途，原来真是"有一点不一样的"。

1月30日晚上8点，第一批14万斤蔬菜终于运抵武汉市新洲区。潘大树家的第一批蔬菜，也在这14万斤里面。与此同时，第二批10万斤蔬菜也已经筹备完毕，即将启程送往武汉。

潘大树家的菜地里，现在已经空无一人。他担心聚集人群太多有传染风险，也随着菜地里的蔬菜都被采摘完毕，400人的志愿摘菜队伍已经解散。现在，他捐赠的蔬菜已经远远超过许诺的10万斤。但这场爱心传递还没结束——当地许多菜农找到潘大树，他们也想把自己的蔬菜捐给武汉，"只要武汉那边有需求，我能帮一定帮"。

"大树哥"说，后面他还会充当一个组织者的角色，为武汉输送新鲜蔬菜，"我们这边封路了，这两天也真的非常忙碌，我想暂时休息两天，等精神好一点，我还会再继续干"。

（载于2020年2月1日封面新闻，记者：杨雪、陈彦霏、曹菲）

四川青川夫妇卖20头生猪支援武汉，自家还负债25万元

"我叫唐映秀，在四川省广元市青川县养殖生态黑猪，现在武汉市疫情严重，极力尽我的一点绵薄之力，向武汉捐赠生态黑猪20头……" 2012年1月底，一条抖音视频火爆朋友圈，令人感动。

视频中的主角，是唐映秀的丈夫何为清。因妻子比较腼腆，他代妻子通过网络，向武汉鼓劲："武汉加油，困难总会过去的！"

2月4日和5日，经过青川县农业农村局全程协调、做好病毒检测和检疫检验，唐映秀成功将20头生态黑猪售卖，并获得现金82020元。

2月6日上午，唐映秀和丈夫来到青川县城，通过青川县红十字会将爱心款捐给武汉。"一方有难，八方支援。人家捐钱捐物、捐蔬菜、捐口罩，我只有猪儿那就捐猪肉。现在捐出去心里就踏实了。"

祖国有爱
我们全家人难以忘怀

今年47岁的唐映秀，出生在青川县骑马乡中元村唐家坪，那是一个四面青山环绕、偏远的小山村，现在村里出山的道路还是土路，一下雨满地泥泞。

唐映秀小时候家里6兄妹，因为条件艰苦，只读完了小学。

2007年，随着孩子读书家庭开支增加，唐映秀和丈夫随打工人流南下，到广东务工。2008年5月，一场突如其来的特大地震，让青川成为重灾区之一。匆忙赶回来的唐映秀看到，整个大家庭损失惨重，大哥唐映文的儿子在学校不幸遇难，家里房屋损毁。

"那几个月，天天看到家园惨况，哭过无数回。"但看到全国各地蜂拥而至的援建和帮助，也让唐映秀无数次感动。"全国人民给了我们太多的爱，让我们度过了那段艰难的日子，至今难忘。"

靠山吃山
夫妻俩山上养出400多头生态猪

震后，振作起来的唐映秀和丈夫再出发，在广东辗转了几个地方后，凭借勤劳务实，赢得了一家广东老板的信任，不久便被提升为主管，同时还被赠予了公司股份。2014年后，唐映秀每年可以收入一二十万元。靠着不错的收入，夫妇俩在广元城里买了商品房。

2017年1月，因患病需要手术，唐映秀从广东回到家乡。病愈后，她和老公商议，如今老家山清水秀，生态环境也好，可以留在家乡发展。经过一番考察，从小喜欢养猪的唐映秀，决定利用山上的天然环境养殖生态

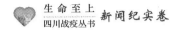
黑猪，并搬到山上大哥的老房子，拉着大哥一同饲养。

2017年下半年，唐映秀从银行和亲戚处借来40多万元，在老家山上租了邻居10多亩林地，加上大哥的山林，建起天然放养场。然后又到甘肃和云南等地，买回20多头母猪。年底，猪场正式开张。

经过两年多发展，唐映秀的生态猪由最初的20多头发展到目前的大小猪崽400余头。

猪们吃着苞谷和杂食，全在野外风餐露宿。记者在现场看到，唐映秀家的生态黑猪漫山跑，就连母猪下崽儿也在山上。在柔软的树叶丛中，一头母猪慵懒地躺着，身边刚出生的几头小猪"哼哧哼哧"地吮吸着乳汁。头顶上，几只乌鸦盘旋。树梢上的喜鹊"叽叽喳喳"。

"乌鸦闻到味道后，要飞来叼小猪。"唐映秀说，去年，好几只母猪在山上下崽了，开始没有发现，被乌鸦叼走不少。如今加强了防范，损失少了很多。

自家猪肉如何，唐映秀信心满满。因为全生态放养，喂出来的生态黑猪，肉质鲜嫩、口感香酥，城里面的人很喜欢吃。去年卖的生猪都是周边商户在收购。

由于全在野外生长，唐映秀饲养的成年生态猪需要1年以上才能出栏。出栏的周期变长，加之市场行情起伏大，到目前为止，唐映秀还欠着银行和亲戚超过25万元的外债。

支援武汉
捐生猪20头　部门开辟绿色通道

2月5日，记者驱车来到唐映秀的家中时，正赶上来自广元的收购商庞先生在她家中收购生态黑猪。

庞先生说，之前也收购过唐映秀家的生猪，肉质非常好，很受市场欢迎。这次得知她要捐20头生猪给武汉，着实让他敬佩和感动。

"养殖是一件非常辛苦的事情。"庞先生曾多次目睹过这对夫妇在山中摸爬滚打的情形。

赶猪、称称、上车……"今天5头!"身着紫红色的羽绒服,一头齐耳的短发,站在人群中的唐映秀,一副女汉子模样。

唐映秀说,自己捐生猪的视频发出来之后,青川县农业农村局对她捐赠的事很重视,帮了他们很多忙。

记者随后从青川县农业农村局获悉,看到唐映秀捐猪的信息后,局党组第一时间安排总畜牧师李芷萱带队到唐映秀家中了解情况,并全程做好协调服务,开辟绿色通道,同时做好非洲猪瘟病毒实验室检测及相关检疫检验工作,为捐赠全程保驾护航。

与此同时,局里还利用自己的工作群,发布唐映秀捐献生猪信息,也希望能尽快找到有能力购买的商家购买她其他的生猪。

"就是想尽快帮她实现捐赠愿望。"李芷萱说,夫妻俩的行为令人感动,青川人的勤劳感恩,在他们身上得到了很好体现。"考虑到夫妻俩养猪刚刚起步,接下来我们将从源头养殖到后期市场销售,给他们加大支持和服务。"

2月4日,在青川农业农村局的帮助下,来自绵阳的商户上门购买了15头。

感恩回报
想尽一点微薄之力

"当时在网上看到武汉那边疫情严重,就想做点力所能及的事情。"新型冠状病毒疫情发生后,唐映秀和老公商量,决定捐赠20头生态猪给武汉人民。

唐映秀说,当时的初衷是想把20头生猪宰杀了,把猪肉捐给他们,"让武汉人民改善下伙食"。后来考虑到运输等实际情况,决定将20头生猪出售后直接捐现金。

20头猪,卖了82020元。"对我们来说,这肯定是一笔不小的收入,但我还有那么多大小猪儿,我的困难与武汉人民相比微不足道。"

唐映秀说,2008年"5·12"汶川特大地震,家乡受灾严重,包括武

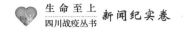
汉人民在内的全国人民，帮他们重建了家园，重拾了生活的信心，才有了大家现在的好日子。

"如今，武汉人民有困难，更需要帮助！我相信只要大家齐心协力，一定能渡过这个难关！"朴实的话语中，透着温暖，"今后，我会继续努力，把我的养殖场搞得越来越好，尽量做到以后（国家）有需要，我还是同样义无反顾地支持和帮助！"

（载于 2020 年 2 月 7 日封面新闻，记者：李兴罡、刘彦谷）

捐儿菜送菜谱　川人一腔热血满腹感恩情

热力值

2 月 10 日，50 吨爱心蔬菜从四川雅安送到湖北，其中包括在四川家喻户晓的儿菜。但收到儿菜的湖北朋友却蒙了：这菜没见过，怎么吃？在四川日报微博微信抖音号的倡议下，四川网友纷纷在线教湖北网友烹饪儿菜。

2 月 12 日，由四川日报微博主持的微博话题♯四川人教湖北人怎么吃儿菜♯吸引全国网友关注，登上微博热搜，阅读数据高达 3 亿人次，相关话题♯四川送儿菜湖北人没吃过♯阅读数据达 7000 万人次，被人民网、央视网、中国日报、环球时报等各大媒体转载；微信阅读"10 万＋"，抖音播放量 3154 万人次，后台收到上百条视频投稿。

热闻追踪

"我们打算成立一个专业爱心社团，将身边的爱心人士组织起来，整合汇集爱心资源，更好地释放爱心能量。"3 月 27 日，家住雅安市雨城区多营镇上坝村的赵伟，向共青团雅安市委员会、雅安市民政局递交了一份

《雅安爱心人感恩行动倡议书》，希望通过政府对接、社团运营机制，对湖北因新冠肺炎疫情影响导致生活拮据和困难的个人、家庭、群体，开展定点定期帮扶工作。

赵伟，今年34岁，是雅安50吨爱心蔬菜捐赠湖北行动的发起人之一。今年2月，他和龙兴国、彭友勤、徐斌、罗登高、苏全能6名爱心人士，驾驶两辆满载新鲜蔬菜的重型货车，跨越1400公里，将四川人民的爱心送达武汉。

50吨蔬菜背后是无数川人自发的爱心行动。川农大蔬菜农场负责人杨远超说："你们真能送去，我就把蔬菜捐出来，不收一分钱。"为让几十吨蔬菜尽快收割装车，多营镇100余名村民自发到菜地里割菜、洗菜、装菜。

2月10日，经过20多个小时的长途跋涉，这批爱心蔬菜送达武汉。湖北麻城市民胡世义所在的小区共分到2000公斤左右的蔬菜，200多家住户领到。感激之余，胡世义和邻居们也有些蒙圈，没见过儿菜的麻城市民在抖音求教做法，热情的四川网友赶紧送上菜谱。

返程途中，赵伟恰巧刷到这条视频。"这不就是我们刚送去的儿菜嘛。"赵伟马上转发这条视频，立刻有网友笑言："以后捐菜要附赠说明书。"

说起千里送菜的初衷，赵伟说，他是一名退伍军人，但退伍不褪色，要勇于担当。"况且，在汶川特大地震、芦山强烈地震中，湖北人民毫不吝啬地对四川人民进行各项捐助。受过恩的雅安人，更应用实际行动去报恩。"

"5·12"汶川特大地震和灾后恢复重建中，包括湖北在内，全国各地为四川受灾地区群众恢复生产生活提供了巨大帮助。川人历来热心肠，懂感恩的四川人，将感恩化作行动，急湖北人之所急，想湖北人之所想。

"武汉封城，市民生活怎么办？"德阳什邡的"大树哥"潘大树担心这个问题，给武汉捐了10万斤自家种的蔬菜。从"大树哥"带头捐菜开始，来自四川的真心实意，就源源不断端上湖北人民的餐桌。2月5日，汶川县三江镇龙竹村，12名村民驾车36小时，运送100吨新鲜蔬菜驰援武汉，

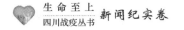
6 辆卡车上贴着同一句话——"汶川感恩你，武汉要雄起"，纪念这份跨越时空的感动。

24 岁的川妹子刘仙，2 月 3 日带着厨师和食材，驾车从成都赶到武汉，每天为医疗队免费送餐 400—600 盒。由于初期缺防护服，她就穿着雨衣四处送饭，被亲切地称为"雨衣妹妹"。她说，自己是一名共产党员，"疫情不退，我不走!"现在，在自我隔离中的"雨衣妹妹"也没有闲下来。"每天要接到十几个求助电话。"刘仙说，求助电话中，有一些是湖北籍人士找不到工作。刘仙首先从自己的企业开始，号召在全国的近百个门店"不拒绝湖北籍人士的求职，要优先录用"。

专家点评

四川农业大学人文学院教授李峰："5·12"汶川特大地震，四川人民就是靠着对口支援，挺过了难关。而这一次，四川从受援者，变成了支援者。

在这场全民抗疫的过程中，涌现出很多感人事迹，从德阳"大树哥"潘大树将自家种植的 10 万多斤萝卜和青菜捐给湖北，到成都餐饮老板"雨衣妹妹"带领同伴千里挺进武汉，每天坚持为医疗队免费送饭，再到向湖北人民捐赠儿菜、青菜后又热情教吃法的雅安人……都表现出了共克时艰的担当，小人物的大情怀，盆地里的宽广胸怀和旷达，知恩图报、同根相惜的深情。

川人从未负国，绝不只是一句口号。危难时刻，四川人不负诺言、争做贡献，体现了坚忍、乐观、热情，以及骨子里的血性，折射出可贵的主人翁意识和四川优秀文化的精神基因。

（载于 2020 年 3 月 30 日《四川日报》，记者：文莎）

第五章

春回天府

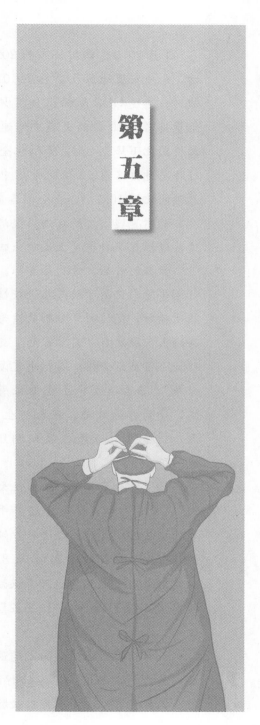

4月20日，四川公布的2020年一季度主要经济指标显示，全省实现地区生产总值10172.85亿元，同比下降3％。四川一季度GDP降幅比全国少3.8个百分点，在全国经济总量排名前10位的大省中增速居第2位；四川规上工业增加值同比下降0.9％，降幅比全国低7.5个百分点，在全国经济总量排名前10位的大省中增速居第1位；四川进出口总额同比增10.7％，在全国各省（区、市）中居第2位。

毋庸置疑，疫情给四川经济社会发展造成巨大影响，但这些数据在某种程度上反映出四川发展的潜力和韧劲。

数据的背后，是政策支撑。省委、省政府坚决贯彻落实习近平总书记关于统筹推进疫情防控和经济社会发展的重要指示精神，经过科学分析疫情形势、综合权衡风险大小和利害得失，决定自2月3日起，支持企业在确保员工安全健康前提下可灵活安排、自行决定复工复产时间；打出政策"组合拳"，出台缓解中小企业经营困难的13条措施，干货满满，受到普遍欢迎；保春耕生产，纾解农民工外出务工难题，创造性地开展健康证明服务工作，畅通务工绿色通道……

让"农业多贡献、工业挑大梁、投资唱主角、消费促升级"，四川千方百计促进经济平稳健康发展。4月中旬，省委、省政府印发《关于进一步做好经济工作努力实现全年经济社会发展目标的意见》，从8个方面提出30条具体意见，对做好全省重点工作进行再谋划、再部署、再深化，确保全面建成小康社会和"十三五"规划圆满收官，四川全力以赴。

五月榴花照眼明。阳光是最好的杀毒剂，在全省人民的共同努力下，四川一定能够打赢"两场硬仗"，夺取疫情防控和实现经济社会发展目标双胜利！

生产保供

一

成都农产品货源充足：稳住市民的"菜篮子"！

这个春节，留在家里过年的市民突然增多，为了保障市民"菜篮子""米袋子"和"肉案子"，成都各地采取了多种措施，在批发端、零售端多方发力，保障粮油生鲜市场供应充足。那么目前成都市以及各区县情况如何？

成都益民菜市蔬菜储备总量超 2000 吨

分布于成都各街道社区的益民菜市，是广大市民消费的"主战场"。在生鲜方面，益民菜市为春节期间储备的蔬菜总量超过了 2000 吨，目前益民菜市蔬菜供应不低于 20 个品种，尤其是春节期间市民经常购买的小韭菜、蒜薹、青油菜、大白菜等，将作为重点保供菜品，预计统筹储备530 吨。其中大白菜 85 吨、青油菜 54 吨、长白萝卜 30 吨、蒜薹 10 吨、小韭菜 10 吨，视供应情况及时补货。

在肉类供应方面，益民菜市储备了 25 吨白条猪肉，确保市民春节期间能买到平价猪肉。在粮油供应方面，益民集团下属成粮集团储备有面粉

110 吨、食用油 200 吨，同时做了 1600 吨本地和 2600 吨外地成品米收储准备，随时可供应市场。

此外，成都本地品牌红旗超市的储备和供应情况又如何呢？据悉，成都红旗连锁三大配送中心 24 小时待命，全力保障近 3100 家门店商品配送，确保节日市场供应。公司所有门店春节期间正常营业，大部分门店根据实际情况做延时服务。其他大型商超企业商品整体充足，部分销售紧俏商品正陆续安排进货补货。

天府新区各大商超货品供应充足

在天府新区蓝润置地广场，绝大多数的餐饮店已经暂停营业，位于负一楼的伊藤洋华堂食品生活馆正常营业。在货架上，各种蔬菜、肉类、海鲜、水果，摆放得满满当当。现场工作人员表示，所有菜品价格均和往常一样，部分商品还有折扣。"上午顾客比较多，我们实时补货。货品供应充足，请大家放心购买。"

华阳市民李先生买了芹菜、瘦肉、鸡蛋，在商场门口，他还参加了商家优惠活动。"芹菜价格和前两天一样。买得不多，超市就在家门口，需要的时候再过来买就行了。"

位于天府新区益州国际广场的沃尔玛超市内，工作人员都戴上了口罩，现场秩序井然。前来购物的消费者并不多，大家买的也大多是蔬菜、猪肉等产品。货架上，依然摆放着大量的货物，商家们打折促销的广告十分醒目。

据天府新区总部经济局相关负责人介绍，他们已督查指导当地大型商超加强与供应链企业联系，根据市场变化情况增加生活必需品库存，增强市场保供能力。同时，建立健全市场监测机制，督促指导应急保供。重点联系企业按照要求及时报送生活必需品相关数据，如遇市场异常波动，按规定及时上报，并启动相关应急预案。"下一步，我们将加强对重点商超生活必需品供应情况的监测工作，积极与市商务局对接联系，切实做好新区生活必需品保供工作，确保新区疫情防控期间生活必需品库存充足，确保不断档、不脱销。"

青白江永辉超市：在商品价格上没有做任何调整

"今天的备货和采购情况怎样？价格有什么变化？"青白江区商务局相关负责人现场询问青白江永辉超市店长甘雪奎。"从今天开始已经正常开市，我们所有的商品采购，包括物流系统今天也正式上班。预计今天蔬菜到货 2 吨，下午 5：00—晚上 9：00 就会陆续到货，还有食用方便面也进行了采购，预计明后两天到货。猪肉我们进了 1.5 吨，今天能够保证正常的供应。"

据甘雪奎介绍，永辉作为民生超市，大部分商品在价格上没有做任何调整，跟平时大家购买的商品的价格是一样的，除了个别商品会根据市场价格做一些小幅调整以外，其他的所有价格都是按照以前的价格执行。同时，超市还做了一些特价商品，比如说珍珠米，现在 2.39 元/斤，平时都是 2.68 元/斤，尽量满足不同层次顾客的需求。

而在成都家乐福青白江同华店，各类蔬菜、米、面、粮油等备货充足。客服经理黄春燕告诉记者，受疫情和春节放假影响，昨天部分物资出现断货，但是他们已经召集员工提前上班，提前采购，积极备货，目前采购部和物流部都已经运转起来，各种货物都在陆陆续续地进场，同时他们也将保证物价平稳，请广大市民放心。

此外，在青白江区团结路菜市场上，80％以上的商家已经正常营业，各种蔬果、肉类、干杂供应齐全。除了猪肉价格稍高以外，没有异常情况。"受春节屠宰场放假和疫情影响，人们对猪肉的需求猛增。昨天整个青白江只有三十几头生猪上市，这与每天 400 头生猪的需求相比，确实是杯水车薪，这也是导致猪肉涨价的主要原因。从今天了解到的情况来看，各大超市和菜市都在积极备货，能够逐渐满足市场需求。"区商务局相关负责人表示。

为了积极应对新型冠状病毒肺炎疫情，保障成都市市场供应充足、总体物价平稳，成都各地市场监管局以及相关部门连日来都在积极行动，对重点联系企业进行督查走访，实地查看市场运行情况，了解每日大米、面粉、蔬菜等主要生活必需品销售、价格、储备等情况，督促各商场超市加大蔬菜质量检测力度，保证广大居民吃上"放心菜"。

（人民网成都1月27日，王洪江、王军、饶颖、夏寒）

分类施策　有序复工

随着春节假期结束，我省各地各类企业将陆续复工复产。复工复产有利于经济社会平稳运行，人民生活恢复正常，也有助于增强抗击疫情的信心和战斗力。但当前疫情尚处于发展阶段，如何做到严防控和稳生产"两手抓"？统筹抓好各类生产企业安全科学复工复产，不但关系眼前，更关乎长远，必须在做好防控工作的前提下，分类施策、灵活安排、有序复工。

分类施策、有序复工，做好防控是前提。疫情防控仍是当前最重要的任务，除疫情防控、城市保障、群众生活必需、重点项目建设施工等涉及重要国计民生的相关企业正常生产和营业外，我省对大部分行业的开工时间未做硬性安排。对这些行业企业，采取严密防护措施，确保员工安全健康，是复工的"硬要求"。为打赢疫情防控这场硬仗，需进一步落实企业疫情防控主体责任，根据属地实际情况细化管理，做好拟复工复产企业疫情防控方案、防控措施核查工作，不达标者不得复工复产。

分类施策、有序复工、维护经济社会正常运行是重点。口罩等防控物资是保障所有企业复工的重要条件，其生产企业理所当然是复工"第一梯队"，应尽快落实用工、融资、税收等多项扶持政策，扩大产能。"菜篮子""米袋子"充足了才能安定人心，粮油肉奶等生活必需品供应涉及千家万户，是复工的"第二梯队"，需细化生产、运输、调配、质量等各环节保障措施，既扎实抓好春耕生产和生猪生产，也不断增强生鲜农副产品保鲜储运能力，多措并举做好产销对接，解决生产运输流通环节的现实问题，确保实现"产得出、运得走、供得上"。全力维持正常交通秩序，保障水、电、气等生产要素供应稳定，最大限度降低疫情给人民生产生活带来的不利影响。与此同时，要严厉打击哄抬物价、囤积居奇、趁火打劫、制售假劣产品等违法犯罪行为，确保市场环境稳定。

分类施策、有序复工，要在做好防控工作的同时，统筹抓好改革发展稳定各项工作，继续为实现今年经济社会发展目标任务而努力。疫情来势迅猛，对经济运行带来冲击和影响，各地各部门要聚焦风险问题，做好应对各种复杂困难局面的准备。要重点抓好涉及决胜全面建成小康社会、决战脱贫攻坚的重点任务；对重点项目用好用足援企稳岗政策，加快建设；对受到冲击最严重的中小微企业，要加大财政金融支持力度，帮助它们渡过难关，努力把疫情对经济社会发展的影响降到最低限度。

矛盾有主次，施策当精准。分行业、分地区，有步骤、有抓手，全力支持和组织推动各类生产企业有序复工复产，切实保障疫情防控需要和人民群众生活需求，为彻底打赢疫情防控阻击战打下坚实基础。

（载于 2020 年 2 月 6 日《四川日报》，作者：《四川日报》评论员）

战疫口罩从哪来？到哪去？

随着疫情防控升级，各类医疗资源需求剧增，其中又以口罩最为突出。一只口罩是怎样从生产流通到交付使用？废弃口罩又是如何处理的？日前，《四川日报》记者进行了调查。

车间→医院

8 小时　从仓库到一线

"这是昨天刚到的口罩。"2月9日8时，四川大学华西医院眉山医院预检分诊处门口，护士万红领到一只医用外科口罩。此刻，伴随着1398只医用外科口罩的下发，作为眉山市区最大的医院，四川大学华西医院眉山医院由此打响了新一天的疫情防控战。

这只口罩，是如何从生产流通到交付使用的？

1. 取货

工厂专供　7天前加班制作

时间：10时

地点：四川某医疗器材有限公司

2月4日，10时整，距离眉山数十公里外的四川某医疗器材有限公司，一辆金杯车快速驶入。眉山市医保局干部李川跳下车来，直奔仓库而去。

"4800个，一整箱，请签收。""生产许可证号、医疗器械注册证编号都是齐的，没问题。"李川认真查验包装，核实后抱起口罩，立即驱车径直而去。

这是疫情防控阻击战打响后，眉山从附近工厂直接采购的首批医用外科口罩。它于7天前，由工厂40余名工人加班赶制而成。

疫情暴发以来，为了第一时间采购到足够的口罩，1月26日，眉山市医保局、财政局、经信局等部门组成的采购组历经一番寻找后，找到该企业，并迅速签下了日供应4万只口罩的协议。

"我们现在每日最多产口罩2万只，现在正在想办法扩大产能。"该公司生产负责人黎曦说，"公司正在采购第二条生产线，建成后，完成日供应4万只口罩目标将不是问题。"

2. 入库

从工厂直运回专用仓库

时间：11 时 30 分

地点：四川鹭燕彭祖医药有限公司

"口罩来了，快统计入库。"11 时 30 分，眉山市新型冠状病毒肺炎医用物资保障储备点，四川鹭燕彭祖医药有限公司大院内，李川的车刚刚停稳，物资保管干部吴有兵连忙跑了过来，查验、签收，迅速将这箱口罩放入仓库。

这是眉山市设立的专用应急临时仓库，记者在现场见到，数百平方米的仓库里摆放着消毒液、药品等物资，来自市医保局的 10 余名干部在仓库中来回穿梭，统计分类。

储备点现场负责人张进告诉记者，当前最为紧缺的是一次性医用外科口罩，目前储备点的口罩仅剩 8012 只，只能优先满足抗疫一线人员的使用。

3. 分发

副市长签字确定分配比例

时间：15 时

地点：四川鹭燕彭祖医药有限公司

"严科长，可以来取你们的口罩了。"15 时，张进拿着"眉山市应对新型冠状病毒肺炎应急物资分配表"，将电话打给四川大学华西医院眉山医院医保科科长严景元。

16 时，严景元赶到，在分配表上写下自己姓名和身份证号码，领到 40 只口罩后，直奔医院。

张进说，物资的分发实行"战时管理"，每天物资保障储备点都将上报物资总量情况，市经信局负责统计各单位需求量，发放物资前，先由市应对新型冠状病毒感染肺炎疫情应急指挥部根据物资总量和需求量进行综合研究，形成分配方案，方案经分管副市长、主要市级部门负责人签字后，再下发到物资保障储备点。

2 月 4 日分发的是眉山市第六批应对新型冠状病毒肺炎应急物资，其中一次性医用外科口罩总共分发 495 只，分配给全市 21 家医疗卫生机构。

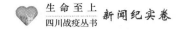

4. 使用

医院纪委统筹把关

时间：17 时

地点：四川大学华西医院眉山医院

"医院新到了 40 只口罩，快去领取并发给同事。"17 时，四川大学华西医院眉山医院院感科负责人张强斌将电话打给了科室医疗物资分发护士陈晓红。

在此之前，严景元已将口罩交到设备科，进入了医院库房。领取这批口罩遵循严格的程序。陈晓红需要先填写"新型冠状病毒感染的肺炎疫情物资领用表"，表上不仅要有院感科负责人的审核签字，最后还必须报医院纪委书记李永超审批同意，医院纪委是最终的统筹把关者。

完成这套程序后，领到口罩的陈晓红立即奔赴发热门诊。18 点左右，口罩准时分发到医护人员手中。

为保证疫情防控一线医护人员的使用，该医院将包括口罩在内的 20 种医疗资源作为防控疫情应急物资，由医院纪委负责统筹把关进行调配。

小区→发电厂
1050℃ 高温焚烧发电

2 月 9 日下午两点，成都市成华区华林一路富临理宫小区门口，环卫工人李方林准时来到这里清理废弃口罩。"每天固定来 3 次，分别是早上 10 点、下午两点、晚上 6 点。"李方林说。

1 月 25 日，省住房和城乡建设厅发布紧急通知，要求各地在各居民小区和商场、饭店等公共场所醒目位置设置专门的废弃口罩等特殊有害垃圾定点收集桶。截至 2 月 8 日 18 时，我省累计在全省城乡共设置专用垃圾收集容器 207016 个，其中城镇 108788 个、农村 98228 个，累计集中收运处置废弃口罩等特殊有害垃圾 36972.42 公斤。

这么多的废弃口罩及特殊有害垃圾，最后都去了哪儿？

5. 收集

第一站定人定点及时收集，专车清运

李方林和白俊贵同是成都市圣灯环卫有限公司人员，也是一起专门收集废弃口罩的固定搭档，李方林管消杀，白俊贵管清运，每天负责成华区二仙桥一带 60 个点位的废弃口罩清运。

2 月 6 日下午，记者在富临理宫小区探访时看见，帽子、护目镜、口罩、长手套、长筒雨靴、装有 84 消毒液喷雾器等全副武装的两人来到小区废弃口罩专用收集桶前，踩下专用桶脚踏，先对桶身周边和里面喷洒消毒，再把装有废弃口罩的塑料袋清出扎口后，装入新的回收塑料袋，再进行一次喷洒消毒。

成华区城管局环卫科科长钟勇介绍，截至 2 月 9 日 12 时，成华区全区废弃口罩专用回收容器已设置点位 1263 个、容器 3555 个，每个街道办事处专门配备了 1 台密封车辆用于废弃口罩运输。

6. 压缩

第二站运往垃圾站，单独压缩处理

废弃口罩从居民小区出来后，又流向了哪里？

首先是从废弃口罩收集点送到废弃口罩专运车上。记者注意到，从富临理宫小区距离垃圾车不到 20 米的距离，运口罩的车走过的地方，李方林都要喷洒消毒。

2 月 6 日下午 3 时，在将所负责 60 个点位的废弃口罩收集完后，记者跟随李方林和白俊贵来到距离富临理宫小区约 8 公里的东林二路——这里是成华区专门处理生活垃圾的新山垃圾处理压缩站。

"我们为成华区各街道办运来的废弃口罩设置了专车、专人、专用倒料口、专用箱体，与生活垃圾进行了严格区分，在进入倒料口后通过液压装置把它压紧，然后推送到位于专用泊车位上的专用收集箱体里。"新山站站长王植勇介绍，每天运来压缩处理的废弃口罩在 160 公斤左右，回收车和运出的车辆，在进场和出场前都要进行严格的登记和喷洒消毒。

7. 焚烧

第三站送到发电厂，无害化处置

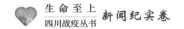
下一站是哪里？王植勇告诉记者，新山站压缩处理的废弃口罩将运往成都市祥福环保发电厂。

2月6日下午五点半，记者来到位于成都市青白江区新民路的成都市祥福环保发电厂，看到贴有"废弃口罩专用运输车"标志的车辆正排队消毒。"我们设置了绿色通道，在进厂区前要进行一次车辆消杀工作，进厂区后，还要用雾化消杀炮再次消毒，然后车辆将废弃口罩送至专门的废弃口罩无害化处置卸料口。"成都市祥福环保发电厂生产运行部主任林松介绍。

这些废弃口罩的最终归宿是什么？林松介绍，进入焚烧炉后，废弃口罩将在1050℃高温下转变成热能用来发电。"我们进行24小时收取焚烧处理。"林松告诉记者，该发电厂收集成都市6个区县的废弃口罩，每天有400公斤—500公斤。

成都市城管委相关负责人介绍，该市每天收集的废弃口罩均实行专用运输车辆，单独运输到成都万兴、祥福、三峰、隆丰4座焚烧发电厂焚烧，确保废弃口罩无害化处置。

（载于2020年2月10日《四川日报》，记者：文铭权、樊邦平、张明海）

力保防疫物资产得出、运得走

多路记者探访保供一线：部分医用应急物资依然紧缺，生活必需品供应充足。

口罩
全省共9家口罩生产企业快速复工复产，日产能超50万只。企业大宗海外采购密集，按轻重缓急，优先保障和满足医疗、防疫等一线需求。

蔬菜肉类

截至目前，今年同期全省应季蔬菜供应量同比增加 3% 以上。四川存栏的育肥猪 1300 万头，能够保障 5 个月以上市场供应。

运输情况

确保应急运输绿色通道不断、必要的群众生产生活物资的运输通道不断。截至 2 月 2 日，已为 581 台抢运应急物资的车辆提供了优先通行服务。

当前，疫情形势依然复杂严峻。作为防控的重要基础和支撑，全省应急物资保障情况如何？

2 月 2 日，记者分别走进生产企业、机场海关、商超菜地等，探访医疗应急物资和生活必需品生产及输送情况。

总体看，部分医用应急物资依然紧缺，各地各部门正在千方百计想办法缓解。而涉及食品等生活必需品供应则充足，可安心理性采购。

生产一线
加班加点满负荷运转，新生产线加急上马

"现在忙得很，新设备正在紧张调试。"成都市新津事丰医疗器械有限公司负责人田兴龙匆匆说了一句，转身投入工作。

负责蹲点联络的省经济和信息化厅联络员何建告诉记者，这几天，该公司在多方协助下，紧急采购了一套新的口罩生产设备。投产后，公司一次性医用口罩日产能将增加一倍，达 20 万只左右。目前，一边要保障原产线满负荷、安全生产，一边要安装调试新设备，公司员工全部加班加点。

位于德阳广汉的四川友邦企业有限公司具有医用防护服生产资质。连日来，该公司"连轴转"，加班生产口罩和防护服。同时，企业还争取尽快新上两条全自动医用防护口罩 KN95 生产线。

目前，全省共有 9 家口罩生产企业快速复工复产，日产能超 50 万只，

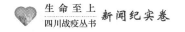

但依然供不应求。

全力援助形势更为严峻的湖北。2月2日是成都市恒达纺织品有限公司春节紧急复工生产的第8天。经过几天的奋战，他们生产的5000余套医用纺织品已通过顺丰和京东物流送达武汉。目前，300多名员工每天加紧生产手术衣、隔离衣等。"后续还将生产4万余套医用物资运往武汉。"该公司总经理助理李思奇说。

机场海关
海外采购陆续到货，但医用N95口罩等仍紧缺

2月2日上午，位于成都邮局海关的一个大仓库内，工作人员正对每个进境国际邮件进行扫码、分拣和搬运。

"绝大部分都是海外寄来的口罩等防疫物资。"安检过机员王斌在安检机前一站就是数小时。为确保这些防疫物资快速通关寄到收件人手中，他和同事三班倒，24小时不间断工作。

企业大宗海外采购，近日到货更为密集。

2月1日下午，四川商投集团海外采购的首批44万只医用外科口罩到达成都双流国际机场货运站，并捐赠四川，纳入新型冠状病毒肺炎疫情防控省级医疗物资应急储备库统一调配使用。同一天，四川长虹也把从澳大利亚、日本等国家和地区采购的35万只口罩捐给绵阳，供防疫一线使用。"还将陆续有更多口罩和防护服到达。"长虹相关负责人说。

"医用N95口罩等仍紧缺。"省经济和信息化厅相关负责人说，目前到货的口罩等多是一般民用和普通医用口罩，也有一部分医用N95口罩等，但量不大。目前已按轻重缓急，优先保障和满足医疗、防疫等一线需求。

田间商超
"菜篮子"供应充足，居民可安心理性采购

2月2日，经过测体温、喷消毒液等程序，记者走进伊藤洋华堂春熙

店负一楼超市。这里，粮油及各类生鲜蔬菜等供应齐全。不少货架旁还张贴着"供应充足、请理性选购"的小贴士。

近日，省农业农村厅出台"菜八条"，要求进一步压紧压实"菜篮子"市长负责制，确保在全力开展疫情防控期间猪肉、蔬菜等重要农产品不断档、不脱销。省商务厅也表示，目前省内部分大型批发市场、商场超市等都在全力保障商品配送和售卖服务。四川生活必需品供应充足，消费者可理性按需采购。

当天，瞅着自己种的 20 吨白菜全部装车，彭州市天彭镇壁山村种植大户文戴林决定，加快清理已经收获的 5 亩土地，抢种青豆，"6 月上旬就能上市"。彭州市是全国五大商品蔬菜生产基地之一。该市农业农村局局长廖德才介绍，目前彭州应季蔬菜种植面积约 15 万亩。按照每亩产蔬菜 4 吨估算，彭州本地近两个月内的在地蔬菜产量约 60 万吨，而成都每月蔬菜消费量是 30 万吨。

储备肉等物资也十分充足。在四川商投集团旗下省食品公司，相关负责人说，日前公司正积极完成第二批省级储备肉投放任务。"储备肉供应充足。"据介绍，目前储备肉主要投向省内民政福利院和商超等。

数据显示，截至目前，今年同期全省应季蔬菜供应量同比增加 3％以上。四川存栏的育肥猪 1300 万头，能够保障 5 个月以上市场供应。

运输一线
绿色通道保"菜篮子"，运防疫物资不收费

2 月 2 日上午 11 时，成万高速彭州入口，刚要驶入鲜活农产品运输绿色通道，成都客商王荣装有 3 吨蔬菜的货车被拦下。"不收费哈，不过要做个检测。"随即，彭州市疾控中心工作人员测试王荣和妻子的体温，确认无异常后，向他们发放健康证明。

彭州市农业农村局数据显示：1 月 28 日以来，承担"买全国"职责的濛阳市场每天发货 7000 吨左右；主要以彭州本地菜交易为主的白庙市场，每天发货量在 6000 吨左右。据悉，1 月下旬以来，成万高速彭州入口绿色

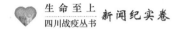
通道前，增加了疾控中心检测人员。

这是我省全力保障防疫物资畅通的一个切片。为应对疫情，我省交通明确"一断三不断"，就包括确保应急运输绿色通道不断、必要的群众生产生活物资的运输通道不断。

2月1日，省农业农村厅、交通运输厅、公安厅三部门还联合发出紧急通知，要求严格执行绿色通道制度，确保鲜活农产品运输畅通。2月2日，我省又出台《保障四川省公路畅通的七条措施》，明确严格执行鲜活农产品运输绿色通道政策。此外还要求，进一步简化运送防疫急需物资、生活物资等车辆通行证办理流程，交通运输主管部门提供通行证式样，由负责承运任务的单位或驾驶人在本地自行打印、自行填写、随车携带，享受免费通行政策。

截至2月2日，我省已为581台抢运应急物资的车辆提供了优先通行服务。

（载于2020年2月3日《四川日报》，记者：朱雪黎、王成栋、李欣忆、邵明亮）

"内江造"KN95口罩背后一段不为人知的故事

2月29日，经过协调，我市首次向市场供应了5万只"内江造"KN95口罩，单价3.5元/只，缓解了全市口罩紧缺的状况。

这批来之不易的口罩，是由内江本土企业——四川弘升药业有限公司（以下简称弘升药业）生产的。企业从设备购买阶段就快马加鞭，并以24小时不停工的状态赶造出符合标准且价格低廉的KN95口罩，让市民用上了"家乡造"防疫物资。

连夜运输
改造生产线

弘升药业位于资中县球溪镇，是一家从事普通中药饮片、曲剂和直接服用饮片生产的企业。在长期与云南白药集团、四川新绿色药业、仲景宛西药业、成都地奥集团天府药业等知名药企合作下，公司 2019 年销售额超过了 6500 万元。

1 月 29 日，市经信局在全市相关医药企业抗击疫情的动员会上鼓励本土企业转产防疫物资，解决我市防疫物资紧缺的问题。会议结束后，弘升药业主动加入到抗击疫情的阵线中，并计划改建公司直接服用饮片生产线，用于口罩生产，市、县两级党委政府鼎力相助，加快了公司启动口罩生产线的筹建事宜。

当时，疫情在全国蔓延，国内生产口罩的设备、原材料非常紧张，公司董事长朱万刚四处打探消息，都没能买到设备。

1 月 31 日，通过一位在广东的亲戚，朱万刚得知一家设备生产商还剩下一台可用于 KN95 口罩生产的机器，但已被韩国企业订购，只是因疫情影响，设备还未能运出国。朱万刚立即带上技术员和一名司机驾驶货车连夜向广东出发，然而到达后，朱万刚和韩国企业多次协调沟通，甚至加价回购都没能拿回设备，好在设备生产商还有一台供客户观摩试用的样机。

拿到样机后，技术员现场测量尺寸，朱万刚也和资中取得联系，开始动工改建生产线，确保机器能尽早投入使用。2 月 4 日晚，内江市政府开通绿色通道，设备顺利运回内江。朱万刚说，看到自家厂区的大门，心里的一块石头也落了地。

连续的奔波中，朱万刚和随行人员吃住都在货车上，连停下来吃一桶泡面的时间都没耽搁。

2 月 6 日，生产线改造完毕，机器开始安装调试。2 月 7 日，成功试生产出样品，随后在市相关部门协调下，样品加急送检。3 天后，公司生产的产品顺利通过检测，内江市第一条 KN95 口罩生产线正式投产。

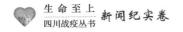

24 小时不停工
亏本供应 KN95

　　弘升药业共有员工 50 人，其中女工占多数。生产设备运回来后，公司便组织全体员工培训，设备安装调试好后，全体员工立即投入工作，生产部门实行三班轮流值班，确保机器 24 小时运转，而其他部门员工在完成自己的工作后，也投入生产部门，对口罩封箱。公司办公室主任林慧说，员工们像是进入了"战时"状态，合作起来也比平常更加紧密。

　　在完成一系列消毒措施后，记者穿着隔离服走进了公司生产车间，只见生产工人们正不停地缝制加工口罩。因为需要控温灭菌，车间温度较高，仅仅几分钟，记者便汗流浃背。

　　朱万刚介绍，这条 KN95 口罩生产线由公司原属于 D 级（十万级）洁净区的直接服用饮片生产线改建而成，目前生产量达到 10000 只／天。因为公司口罩生产线所占用的"直接服用饮片"生产线（范围）是公司的一条成熟的饮片生产线，如不能及时重建直接服用饮片生产线，公司将面临不小的损失。

　　即使如此，在口罩生产出来后，朱万刚还是以低于成本的售价向市场供应，并表示公司在 3 月初还将改造一条一次性平面口罩生产线。"看见家乡人民买不到口罩时失望的眼神，自己心里也很难受，希望能通过自己的这点奉献为家乡人民抗疫增添力量。"朱万刚说。

　　　　　　　　　　　（载于 2020 年 3 月 2 日《内江日报》，记者：袁亮）

二

春风行动

2500 万农民工如何安全返岗？

——农民工大省四川复工观察

油菜花开了，黄灿灿地铺展在成都平原上。四川仁寿县彰加镇天仙村52 岁的农民工罗连友在家里怎么也坐不住了。远在广东惠州市的太平岭核电站建设项目已多次催他回去复工。像罗连友一样需要返岗的农民工，在农民工大省四川有 2500 万人。

面对当前严峻的疫情形势和各地复工复产需求，如何让农民工安全有序返岗？四川省专门成立了农民工外出务工服务工作专班，开展"春风行动""走出去"与广东、浙江等用工大省就农民工返岗进行工作对接，推动省际供需、健康证明互认和专车直达等工作落实。据四川省就业局数据显示，截至 2 月 19 日，全省已开行专车 571 趟、专机 2 架、专列 4 趟，共有 230.02 万名农民工安全有序返岗。

让每个农民工安全返岗

2 月 19 日早上，罗连友一手拉着行李箱，一手拿着一份健康证明，快

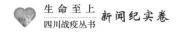

步走进仁寿联营汽车站的检票口。他和其余 26 名农民工经过逐一点名，核对身份信息，测量体温，坐上开往深圳的汽车。

罗连友乘坐的是四川为农民工开行的"春风行动"返岗专车。四川省交通运输厅厅长罗佳明说，四川和相关省市沟通对接，组织农民工专车，对乘客提前进行健康检查，全程实施疫情管控，把农民工"点对点、门对门"安全送到工作岗位。

"我们通过广播电视、微信、交通运输出行平台、就业信息平台等多渠道，广泛发布专车信息。"仁寿县县长王岳说，农民工可以通过电话、微信等 4 种方式报名乘车。截至 2 月 20 日，拥有 43 万名农民工的仁寿县已有 4 万多名顺利返岗。

今年四川农民工手上多了一张健康证明。在劳务输出大县中江县，38 岁的熊翠先由老公骑摩托车送到通山乡卫生院。医生对她进行了体检和流行病学史调查，出具了由四川省卫生健康委统一印制的健康证明。熊翠先说，政府帮她买到了 20 日从成都到广州南的动车票，还统一组织班车把农民工送到成都火车站，老板答应到广州之后找车到火车站来接。

除了专车，还有专列、专机。2 月 17 日上午，700 余名农民工乘坐从成都东站开出的 G4391 次返岗专列前往杭州。2 月 16 日下午，广元市昭化区 154 名农民工在广元盘龙机场上飞机，前往浙江嘉善县，农民工蔡森是其中一员。

蔡森是浙江亿力清洁设备有限公司生产车间的班组长。"坐飞机的费用由嘉善县政府和用工企业共同承担，我们不用出一分钱。"蔡森说。

把好每个环节不留隐患

既要顺利返岗，又要安全防控，关键在于每个环节的防控措施落细落实，不留隐患。

仁寿县曹家镇水星村村委会门口，村、镇干部和医务工作者一字排开，在为村民体检、打印健康证明，前来办理的农民工几乎都是单人独办。村党支部书记丁光辉说，村里让每一名申请出门务工的村民提前在手机上排队，错时办理，避免人员聚集。

罗连友乘坐的专车是一辆有 54 个座位的大巴，却只按一半的人数安排农民工乘车，车后还留出两排座位拉起帘子做隔离预备。

"我们每车安排 3 名司机，到深圳全程 28 小时，票价不变。"仁寿联营汽车站站长陈清说。

来自仁寿县方家镇友爱村的李亚娜，与罗连友同车返回广东上班，她被车站安排担任这趟专车的"临时车长"。"我和副车长负责每两个小时为车上人员测量一次体温，检查口罩佩戴情况。"李亚娜说。

铁路专列也采取严格的防控措施。G4391 次列车列车长代俊说，火车站组织专人引导农民工进站，安排 40 余人共 15 台设备加强体温监测，并设置专门候车区，让务工人员分散就座。列车在出库前进行全面消杀，扶手、吧台、厕所等部位还进行了重点消毒。农民工在列车上分散就座，全程佩戴口罩。

在蔡森乘坐的专机上，昭化区专门派出一名医生、一名护士和一名干部随行，全程护送农民工到岗。经过近 3 个小时的飞行，飞机抵达杭州萧山机场。人们在机场换乘 8 辆大巴前往嘉善，每辆大巴只坐 20 多人。蔡森下飞机后坐了约一个半小时大巴，到达嘉善县市民广场，再由自己公司的汽车接回厂区。

到了企业，健康证明继续发挥作用。"目前，四川已与广东、浙江建立健康证明材料互认机制。"四川省就业局局长黄晓东说，有了这份健康证明，务工所在地政府在对农民工实施健康复检过程中，就能进一步优化流程、缩短时间。

收获了更多的温暖

熊翠先在广东一家塑胶厂上班，老公杨学军在内蒙古搞建筑。这个春节是他们这些年相聚最长的一次。"好难得全家人在一起这么久。"但她还是想早点回广东复工。

对常年在外的农民工来说，这个复工季，让他们等得有点心慌，但也

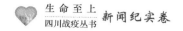

收获了与父母、爱人、子女多年难得的较长时间团聚。当踏上返岗之路时，社会各界的关怀同样温暖着他们。

在仁寿联营汽车站，每名上车的农民工都收到一个特殊的礼包，内装4个口罩、1盒方便面、1包带有家乡味道的"张三芝麻糕"，还有县委、县政府《致全县返岗朋友的一封信》等。上车前，每名农民工扫一下"陵州出行"微信公众号，同车司机、乘客的姓名、电话、体温、务工地等信息一目了然。

四川省农民工外出务工服务工作专班召集人、省人力资源和社会保障厅厅长胡斌介绍，目前四川全省农村劳动力已有1400万人在省内就业，向省外输出仍有约1100万人，其中广东省357.2万人、浙江省116.9万人；其他人数靠前的分别是福建、江苏、重庆、上海等省区市。

（新华社成都2020年2月20日电，记者：惠小勇、陈健、谢佼）

东西部健康检测互认　打通返岗"堵点"

（导语）复工复产，人员"复位"是关键。为了确保员工按时、安全、健康返岗，作为外出务工人员大省的四川，相继和广东、浙江等地建立了健康检测互认的工作机制，这个创新性的机制有什么用？人员返岗是如何畅通的？来看记者探访。

（正文）春节一过，位于广东汕尾的信利集团就一直在为员工返岗发愁。作为广东省电子信息龙头企业，面临着有订单却没工人的局面，受防疫隔离和交通停运两大因素的叠加影响，2000多名外省员工迟迟回不来。

（同期声）（信利光电股份有限公司CCM生产部副总经理　莫锦潮）员工返工之后我们要进行一些测温、医学观察，包括居室（观察）这些工作，会影响我们的返工率。

（正文）企业盼着员工，而在 1800 多公里外的四川眉山，信利员工彭超小两口也盼着能早点回去上班。

（同期声）（眉山市仁寿县古佛乡响簧村村民　彭超）现在一直出去不了的话，心里面还是比较着急的，每天就在家里面都还是要花钱的。

（正文）着急出门挣钱，有这样愿望的人在四川可不少。

（同期声）（省人力资源和社会保障厅农民工工作处副处长　曾礼勇）市县乡三级实行了拉网式的全覆盖摸排，掌握了解到，我们出省务工返岗的农民工朋友数量有 720 万人左右。

（正文）面对庞大的外出务工人员需求，省大数据中心和省卫健委紧急攻关，研发出"健康证明系统"大数据平台。务工人员通过微信、支付宝就能扫码网上申报，在社区医生严格核验后，经大数据信息核查、智能比对，符合要求的务工人员就能得到一个专属的电子健康证。彭超就经过卫生院的核验，拿到了健康码。

（正文）与此同时，我省还派出专人到用工需求最大的广东、浙江两省签署了《推动务工人员安全有序返岗合作备忘录》，成为第一个和其他省建立起健康检测互认工作机制的省份。这意味着通过检测的川籍务工人员，到了粤、浙两地后，只要身体复检合格，不需要隔离就能直接复工上岗。

（正文）四川省还成立了农民工外出务工服务工作专班，对接粤浙需求。

（同期声）（省农民工外出务工服务工作专班健康服务组组长　邓维）他们（广东）每天都会给我们发来这样的企业需求表，表里就会有当地企业四川籍员工的返岗计划，我们加急为这些符合条件的人员办理了健康证明。

（正文）拿到健康证，彭超小两口和 106 名工友坐上专车，20 多个小时后，直达汕尾工厂。

（同期声）（省卫健委基层卫生处处长　方晓明）我们安排把群众点对点送达，在这个中间可以实现有效管控，避免群众自由行走带来的交叉感染，通过这些措施，我们对他的活动轨迹是可追溯的。

（正文）而就在昨天（3月2日），又有专列将800名农民工从眉山送到了汕尾信利。

（同期声）（信利国际有限公司行政及人力资源部总经理　陈胜能）这么短的时间里面，就有近1000名外省员工回到公司，这是令人意想不到的。现在我们信利集团已经在开足马力复工复产。

（正文）健康检测互认，搭配春风行动，打通"堵点"后的返岗路变得安全、畅通。昨天，达州也开出发往广东惠州的专列，连续4天，他们将把5800名老乡送到惠州的岗位上。

（同期声）（达州市达川区农民工服务中心副主任　唐艺）我们主动对接沿海的浙江、福建、广东等人社部门及相关企业，协调交通部门和铁路部门，开通汽车客运专车和火车专列，使农民工直接从家门到站门、到厂门，一站式服务。

（同期声）（达州外出务工人员　谭甲梅）程序一步一步都很到位，反正出去都很放心，不担心、不担忧。

（正文）截至3月2日，四川已累计为787万外出务工人员办理健康证明，已和广东、浙江等8个省市签署了互认健康证协议，累计开行省际专车6111辆、专列37趟、专机13趟。已有479.87万人出省务工。

（同期声）（四川省大数据中心副主任　赵启斌）从系统显示的数据看，四川外出务工人员到广东的接近100万，（到）浙江的有64万多，（到）重庆的26万多。正因为建立了这样一个"互认共享"的机制，真正地实现了外出务工人员"一码在手、出行无忧"。

（四川卫视《四川新闻》2020年3月3日播出，记者：王茂羽、沈宇波、魏维亚，眉山台、达州台）

"春风"送行　安全返岗

元宵节过后，农民工返程高峰将至。当前正是新型冠状病毒肺炎疫情防控的关键阶段，确保农民工安全有序返岗，事关农民工身体健康和生命安全，事关疫情防控和经济社会稳定发展。为此，省应对新型冠状病毒肺炎疫情应急指挥部近日专门下发通知做出部署，省内各地也纷纷启动"春风行动"。要求各地、各相关部门要强化服务意识，落实属地责任，扎实做好农民工群体道路运输疫情防控和农民工返岗出行保障工作。

四川是人口大省、劳务输出大省、脱贫攻坚重点省，每年在外省务工人员超过1000万人，在省内各地务工的也有1000多万人。当前战疫正处于紧要关头，扎实开展"春风行动"，帮助农民工安全有序返岗，有利于降低旅途中频繁人员接触的交叉感染风险，有利于缓解春运返程高峰造成的出行难、购票难等问题，有利于我省经济社会正常运行，有利于解决广东、浙江、上海、福建和北京等人口输入大省（市）春节后用工难、复工难的问题。

"春风"送行，应做好输出的保障工作，当好"娘家人"，让用人单位和农民工都安心放心。要组织好"点对点、一站式"直达运输服务，安全有序地将农民工送至岗位，力争农民工"出门进车门，下车进厂门"；掌握农民工流向和健康状态，及时传授疫病防护知识，为农民工提供体检服务、出具体检报告，劝导其尽量不去或延期去疫情较重的城市；围绕购票、乘车、停车休息的各个环节提供温馨服务，免费提供矿泉水、湿纸巾以及方便食品，让农民工温暖返程。

安全返岗，应做好输入的协调工作，做好"守护者"。加强返岗的农民工摸排和分类指导，做好主要输入地健康出行和疫情信息提醒。加强与输入地的有效对接，及时跟踪疫情变化，预判农民工返岗的时间和规模，做好输入地企业用工、复工等信息的集中发布。进一步加强法律和政策宣传解读，发布和畅通当地司法、仲裁、监察、信访维权渠道，切实帮助农民工维护合法权益，特别要帮助解决因疫情影响导致的相关劳资问题。

疫情防控是一场攻坚战、持久战。农民工是企业复工复产、维持经济社会正常运转的重要力量。让我们一起努力，考虑更细致些，防控更严密些，服务更到位些，让"春风"拂面暖心，让农民工返岗顺风！

（载于 2020 年 2 月 10 日《四川日报》，作者：《四川日报》评论员）

健康证明一证通　返工防控两不愁

一系列政策组合拳，瞄准外出务工人员出行难这个痛点。

继实施"春风行动"提供"点对点、一站式"直达服务，提供外出务工人员申报健康证明服务之后，2 月 16 日，四川与广东、浙江建立健康检测互认工作机制，双向认可健康证明材料。这意味着，川籍农民工到浙江、广东返岗务工，不用担忧陷入出不来、进不去、多次隔离的窘境了。

当前正是疫情防控工作最吃劲的关键阶段，防控和复工必须两手抓、两手硬。防控最怕的是有"漏网之鱼"，复工最怕的是来自不同地区的工人健康信息不明。一张政府部署推动、卫生机构出具的健康证明，既让防控有底，也让企业无忧，保障了农民工的权利，也保护了企业的生存发展。再加上供需对接、专车专机直达等，一系列细致安排瞄准农民工和企业双方的忧与盼，正是防控和复工两手兼顾的关键抓手。

数字化技术让异地信息互通不再难，但信息可靠性还需要每个环节精准检查；暖心政策考虑到人、到点，但落实还要在加强宣传、精简流程、明确权属等细节上下功夫。当前，四川外出务工人员健康申报和查询系统已正式上线，符合条件的外出务工人员都可以申报。要确保申报如实，确保监测到位，确保一系列流程下来，任何环节不掉链子，才能让异地务工和防控工作都有序推进、有效开展。

（载于 2020 年 2 月 17 日《四川日报》，作者：刘志杰、张舟）

拿到健康证明，今晚就出发返岗

2 月 17 日，是我省为外出务工人员办理免费健康申报证明的第一天。这一旨在保障外出务工人员健康出行、顺利返岗复工的暖心举措，在各地落地落实情况如何？四川日报派出多路记者，现场直击办证第一天。

［现场直击］

［直击点位］

绵阳市北川县禹羌社区卫生服务中心

成都市金堂县福兴镇中心卫生院

眉山市丹棱县张场镇中心卫生院

巴中市巴州区金碑乡卫生院

外出务工人员
在家网上申报 现场检查领证只需 10 余分钟

"来量一下体温哈，最近有没有哪儿不好？" 2 月 17 日上午，记者跟随绵阳市北川县农民工张昌明，来到他居住地所属的北川禹羌社区卫生服务中心，申报四川外出务工人员健康证明。经过健康检查，10 余分钟后，张昌明成功申领到证明。

"有了这个证明，返岗就顺利了。" 张昌明已在江苏省江阴市一家机械厂务工 15 年。"每个月要还 3000 多元的房贷，压力大，希望早点出门挣钱。"天天待在家，张昌明心里十分着急。2 月 14 日，厂里通知他返岗复工，并提醒他要在居住地开具健康证明，才可以顺利返岗。

健康证明到哪开？正在犯愁时，张昌明从网上获知我省为外出务工人员提供健康申报证明的服务。2 月 17 日早上，他让女儿帮忙在网上填报健康证明申请后，直奔居住地所属的禹羌社区卫生服务中心。社区卫生中心的主治医师范巧玲为他测量了体温、核验了资料，很快他就领到一份盖了章的《四川外出务工人员健康申报证明》。"有了这张证明，我今晚就出发返岗。"张昌明说，来检查前，他已经订好了车票。

眉山市丹棱县张场镇大木河村的方正华是一名木工，计划 2 月 18 日到成都工地上班。2 月 15 日上午，他在村民小组微信群中看到"办理《四川外出务工人员健康申报证明》"的通知后，第一时间到村上报名，并根据申报指南，扫描二维码登录系统，如实填写了自己的"身份证号码""务工目的地""14 天内是否被诊断为新冠肺炎、疑似患者、密切接触者"等信息。2 月 17 日 9 时左右，方正华赶到镇中心卫生院。卫生院在门诊大楼外设置了体检登记处，工作人员实名核实后，对其再次测量体温。随后，体检医生询问了方正华"有无湖北接触史""有没有参与聚餐"等问题，在都得到否定回答后，医生按规定为方正华出具了健康证明。

基层医疗机构
"层层设卡"严阵以待　健康信息多方核实"三重保险"

2 月 17 日 8 时 30 分，眉山市丹棱县张场镇中心卫生院护士吴杰早早来到办公室，再次熟悉了一遍"四川外出务工人员健康申报和查询系统"操作流程，当天卫生院要完成 90 人的《四川外出务工人员健康申报证明》办理，自己是证明办理的最后一关，马虎不得。

前一天，张场镇中心卫生院收到镇上发来的 90 名农民工办证名单后，当天下午便开始准备，在全院 30 余名医务人员中挑选出 10 名参与该项工作。为防范交叉感染，卫生院设置了三道办理程序：预检分诊处、体检登记处和外出务工人员体检处，申办人员按流程逐步办理。

记者在现场看到，预检分诊处就设在卫生院大门口，由志愿者负责测量农民工体温，将有发烧、咳嗽等症状的人分离开；体检登记处设在门诊大楼门口，由两名医务人员把关，负责核对信息，再次测量体温；外出务工人员体检处设置在门诊大楼一楼，内有两名医务人员，负责农民工的流行病学史调查。整个证件办理实行喊号制，喊一个号，进一个人。

为降低感染风险，金堂县福兴镇安排申办人员先在家"排号"，到号村民当天才能前来办理。"我们专门选择了通风良好的室外作为检测点，医务人员全程佩戴口罩和手套，村民也必须佩戴口罩过来才给办理。"现场工作人员易刚敏介绍。

"确保申报人员信息真实非常重要。"巴中市巴州区金碑乡卫生院护士向芳告诉记者，卫生院在辖区内的每个村（社区）都安排了一名家庭医生，及时将当地是否有新冠肺炎确诊患者、疑似病例、发热病人等情况反馈给卫生院。同时，村（社区）委员会对申报健康证明人的健康状况、近期接触史等情况提前审核摸底并出具证明，"再加上我们现场检测，相当于上了'三保险'。"

省内外企业
欢迎员工持健康码返岗　适当缩短隔离观察时间

"欢迎员工持健康码返岗。"2月17日，听说四川上线健康码后，宁波华德力电器有限公司主管郭治强说道。该公司有不少川籍员工。

"办理复工证明需有健康证明，但之前很多工人开具的都是纸质健康证明，只有到了公司才能提交，加上复检还需几天时间，因此工人到达无法马上上岗。"郭治强说，"现在实行电子健康码，信息在网上共享互认，方便我们查询，可以进一步优化流程、压缩时间，让务工人员尽快上岗。"

据了解，为保障农民工顺利出省务工返岗，我省近日与广东、浙江两省建立了健康检测互认工作机制。为方便居民，我省将健康证明电子化，以健康码展示。在医疗机构完成申报的居民，上支付宝首页搜索"四川健

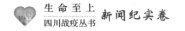

康码"，可领取绿码。

"我们看到健康绿码都是认可的。"宁波电子器材一厂车间管理部主任张成冰介绍，不过按照当地规定，即使是健康员工，从外地返岗仍然需先隔离观察7—14天，"如果员工有健康绿码，返岗途中没有经过疫区，入厂前体温检测也正常，我们会适当缩短隔离观察时间。"

健康证明全省通用也给省内企业带来便利。位于巴中市的四川好彩头食品有限公司副总经理白启宏介绍，公司目前正在筹备复工，"只要员工持有健康码，体温检测正常，返程未经过疫情严重地区，到岗后不需要再隔离观察"。

各地探索

巧做"加减法"既要安全也要效率

"小刘，等一下，还要上传今天农民工健康证的照片到系统。"2月17日18时，吴杰叫住了准备下班的同事刘婷。按照工作流程，每办理完一份证明，都需要工作人员拍照并上传到系统存档，但为了节约农民工办理时间，张场镇中心卫生院将拍照上传的工作保留到最后，统一集中实施。因为这一流程压缩，2月17日当天，该卫生院仅用一台电脑便完成了73张证件办理任务。

张场镇的做法并非个案。2月13日，我省决定开展外出务工人员健康申报证明服务，各地纷纷结合地方实际，巧做"加减法"。

按照我省统一要求，所有在川居住14天以上且接受当地村（社区）管理的有外出务工需要的人员，均可申请办理健康证明。在政策执行时，我省包括成都、眉山和巴中等多地，都增加了办理程序，即由村两委负责把关统计有办理意愿的农民工名单。为杜绝办证时的打堆聚集现象，村两委把控每日办理村民的总数，各村将初步名单报送至乡（镇）进行统筹安排，农民工到卫生院办理时，必须要实名核对名单。

"增加这一环节，是为了保障返工农民工身体健康信息的真实性。"金堂县福兴镇副镇长杨进告诉记者。

将"加法"做足，北川县禹羌社区有 15000 余名居民，为了给辖区内有外出务工需求的人员办理好健康证明，卫生服务中心腾出专门诊室，同时派两名主治医师专门负责这项工作。除了由上级卫生部门对两名医师进行培训外，该中心对所有人员也进行了疫情防范知识培训。

（载于 2020 年 2 月 18 日《四川日报》，记者：刘春华、罗之飏、史晓露、樊邦平）

绿色通道办理健康证明

宜宾农民工乘"专机"去浙江上班

"不出意外，明天就能上班了！"昨（18）日，来自高县的颜婷与宜宾各县区、云南省昭通市盐津县等地的 100 余名赴"嘉"返岗员工一同乘坐 GJ8684 航班，从宜宾五粮液机场直飞杭州萧山机场。

"为了满足企业复工的用工需求，又降低返程运输的疫情传播风险，我们将从四川省宜宾市和云南昭通市以'专机''专列'的形式接符合返岗条件的员工回南湖。"在五粮液机场，浙江省嘉兴市南湖区人力资源和社会保障局副局长夏滨正忙着核对此次乘坐"专机"返岗员工的信息。据他介绍，"专机"抵达萧山机场后，返岗员工将乘坐南湖区统一调配的大巴返回各企业，确保务工人员安全有序返岗。

"此次乘坐'专机'的返岗员工，宜宾籍的有 80 余人，来自宜宾各个县区。全部都经过了健康检查，开具了外出务工人员健康申报证明。"宜宾市人力资源和社会保障局农民工工作科科长李伟介绍，为了与南湖区共同做好此次活动，宜宾人社部门根据南湖区提供的返岗员工名单情况，及时将其分解到各县区，同时联系各县区人社部门和农民工服务中心、卫生部门等，为此次乘"专机"返岗员工开设绿色通道，做好健康申报证明

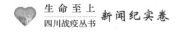
服务。

"我2月16日接到要坐飞机回浙江的消息，第一个想法就是不可能。"颜婷说，根据要求，外出务工人员需要申报并开具健康证明。时间太紧、要走流程，颜婷本以为走不成了。"没想到17日我接到公司电话，说南湖区和宜宾的人社部门进行了对接，可以通过绿色通道办健康证明。17日申报，当天我就拿到了健康证明，我也赶上了这次的包机。"颜婷说。

"为了做好此次'包机'服务，我们机场也做了一系列便民保障措施。"宜宾机场有限责任公司地面运输服务部副部长饶宏澜介绍，在值机柜台，开设了"春风行动"农民工返岗绿色通道；在安检处，开设了绿色通道优先保障返岗员工。同时，严格落实疫情防疫消毒、检查携带健康证明、进行体温检测等措施。

据悉，为保障农民工安全有序返岗，宜宾启动农民工安全有序返岗"春风行动"，组织"点对点、一站式"直达运输服务和公路铁路旅客联程运输，安全有序地将身体健康、体温检测合格的返岗（务工）农民工送至工作岗位。

（载于2020年2月19日《宜宾日报》，记者：刘级心、罗友莉）

战疫战贫　都要打赢

农时不等人，重大任务也不等人。当前，疫情防控和脱贫攻坚都处在关键阶段，防控阻击战和脱贫攻坚收官战都必须打赢。

今年是决胜全面建成小康社会、决战脱贫攻坚之年，如期实现第一个百年奋斗目标，是一项事关全局的历史责任。我省是全国脱贫任务最重的省份之一，与全国人民同步进入全面小康社会，容不得缓一缓、等一等。尽管疫情突如其来，但在以习近平同志为核心的党中央坚强领导下，经过全省上下艰苦努力，我省防控工作取得明显成效，疫情形势呈现积极变化。只要我们在做好防控工作的同时统筹抓好改革发展稳定各项工作，就能把被疫情耽误的时间夺回来，战疫战贫，两战皆赢。

战疫战贫，需要各级党员干部勇于担当、连续作战，在两个战场与时间赛跑。随着返程复工人员流量增大，必然会带来人员聚集风险，战疫不能有丝毫麻痹和懈怠，需要针对新情况，再次全覆盖开展动态摸排，加大对重点场所、重要节点的防护筛查，强化分类指导，坚决控制疫情发展。尽管我省又有31个县市摘下贫困帽子，但受疫情影响，深度贫困地区脱贫攻坚任务更显紧迫。战贫需要进一步增强责任感，采取更有针对性的措施，把脱贫攻坚各项工作抓紧抓牢抓出成效。"人误地一时，地误人一年"，既要不误农时、抓紧春耕，也要抓好生猪生产，在符合疫情防控条件下让扶贫项目尽早开工复工，发展好特色农牧业，助力产业脱贫。

战疫战贫，需要科学统筹，抓重点、补短板、强弱项。越是兵临城下，越要调度有方，把疫情防控工作和脱贫攻坚工作统筹起来。脱贫攻坚的重点在农村，疫情防范的薄弱环节也在农村，农村的就业、生产、销售等致富渠道最易受疫情冲击，因病致贫、返贫的遭遇战随时可能打响，贫困地区医疗卫生现状亟待提升。科学统筹就是既要有战贫的思路，把解决农村群众就业摆在突出位置，精心组织好农民工返岗就业工作，优先组织贫困地区劳动力外出务工；也要考虑战疫的局势，进一步做好外出务工人员服务工作，用好健康证明互认等成果，持续实施"春风行动"，对一时难以返岗的务工人员，就近提供短期就业岗位和公益岗位，确保就业健康两不误。助力脱贫，要考虑疫情对交通的影响，进一步加强产销对接，强化物流保障；要补齐乡村公共卫生短板，进一步落实健康扶贫政策，防止因病致贫、返贫，加强农村人居环境整治，引导农民群众增强健康意识，养成良好卫生习惯。

大战面前看担当，大考面前看作为。各级各部门要咬定目标不放松，齐心协力克难关，坚决打赢疫情防控阻击战和脱贫攻坚收官战。

（载于2020年2月21日《四川日报》，作者：《四川日报》评论员）

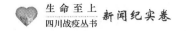
出家门、上车门、进工地，记者一路跟访——

老肖返岗记

往年，春节一过，四川仪陇的老肖两口子就张罗着回成都上工。今年，受疫情影响，夫妻俩的返岗路开头并不顺利。"心急火燎，工地不等人""顾虑重重，想走不敢走"。

踌躇之际，村支书金少康上门讲政策，说起全省正在大力推进助力农民工返岗复工的"春风行动"，老肖一下子动了心，起初的顾虑也打消了，"出家门上车门，下车门进厂门，这个安排，好！"

有序返岗，放心出家门

老肖，全名肖后德，今年 55 岁；妻子李国珍，今年 52 岁。夫妻俩家住四川南充仪陇县三河镇河街村，常年在外务工。

仪陇县是劳务输出大县。据 2019 年 12 月底的统计数据，全县有农民工 38 万人，其中出省务工人员约 27.5 万人。今年春节，返乡农民工约 17.6 万人。

"过了大年，家家都往外走，年年如此。"在仪陇县农民工服务中心副主任邓晓燕看来，农民工着急出去有两个原因：一是不少工种可替代性强，企业等不了那么久；二是在农村一些地方，过了大年还不出去，怕被乡邻议论。

以老肖夫妇为例，两个人都在成都凤凰山体育公园项目工地上工，同进同出。"这个是明年大运会的场馆，重点项目工期紧，耽误不起。"老肖说，自己原本计划大年初八复工，疫情一来，一拖就是好久。

"儿子在县里当保安，儿媳照顾家里，孙子还在读小学，处处都是花销。"老肖算了一笔账，自己在工地做工，一天下来工钱280元，老伴儿做搬运，一天能赚200元，一个月两人收入合计过万。"耽误10天，工钱就少了4000多，心疼。"

既要保证务工人员有序返岗，又要保证疫情防控不能松懈，南充市、仪陇县两级交通运输局从上到下，把返岗运输方案理了一遍又一遍：信息统计、运力调配、车辆消毒、体温检测、应急方案、回访机制……确保每个环节都保障到位。

"农民工服务中心将返岗农民工乘客信息上报，交通局统一制订路线，择优选择驾驶员和车辆，根据出行人数确定方案，保证'一车一方案'。"仪陇县交通运输局副局长周思佑告诉记者。全县多部门联动协作，全力保证运输安全。"省里政策给力，'春风行动'的客运车辆在省内走高速，免收通行费，降低了运输企业的部分压力。"周思佑说。

严把出口，安心上车门

很快到了出发的日子。一大早，老肖夫妇把行李收拾妥当，戴好口罩，告别家人。记者同两人一块儿来到一公里外的镇上指定乘车点，一辆"春风行动"返岗大巴已经停好，正在消毒。

出门前，老肖夫妇按照相关要求，找工地负责人传来了企业用工证明，到镇政府填写了外出承诺书，开具了外出证明，然后前往三河镇卫生院接受免费体检，领取了《返岗农民工健康检查随访记录表》。

南充市交通运输局局长杨积义表示，"春风行动"前期筹备工作早在一月下旬就着手进行。春节期间，县里对所有返乡农民工实施了网格化管理，并建立了专属信息台账。乡镇、街道办上门统计已达成用工协议的人员数量、人员名单、出行时间、目的地、用工企业联系人等信息，统一安排指定运输方案，除了保障农民工乡亲"两头有接送"，运输车辆务必"途中有保障"。

四川省交通运输厅相关负责人告诉记者，按照相关要求，参与"春风行动"的运输车辆，严格按照核定载客人数的 50％控制客座率，进一步降低风险，让农民工放心上车。

上车前，老肖出示了身份证、外出证明和健康检查随访记录表，做好登记，测量体温无异常后，记者和老肖一起登上这辆"返岗专车"。

定员 30 人的大巴只搭载了 14 名农民工，其中还指定了两位作为临时车长。按照运输方案要求，车辆后两排作为留观隔离区域，开窗通风，一旦运行途中有乘客出现发热等症状，就要将其安排到后排隔离，同时马上报告当地政府，就近停靠服务区检查站，并进行医学检查、医学观察和车辆清洁消毒。

记者看到，车上配备了消毒液、测温枪，还给每个人发放了矿泉水、方便面和一个口罩。为了降低风险，这趟车只停靠一次服务区，在服务区下车的乘客再次实名登记、测量体温，驾驶员重新对车辆进行消毒后，乘客才能上车。

"今天这辆车是我们县里开出的第五条农民工专线，也是第一条省内客运短线。"杨积义告诉记者，2 月 8 日起，南充已发送 4 条超长线农民工专线，分别发往广东东莞、深圳等地。

保障齐全，顺利进工地

当天下午两点半，"半载"的"返岗专车"从三河镇发车。原本 3 个半小时的车程，走了将近 5 个小时，车辆到达成都凤凰山体育公园工地门口时，已是华灯初上。还没下车，老肖就看到熟悉的工地大门口多了好几道关卡。

全身消毒、体温测试、身份核对、入场登记……现场值守的成都市住建局公共配套设施建设处处长孟林告诉记者，为了保障安全复工，从农民工下车的那一刻就开始细查严控，"每一位返岗进场工人都建立专属健康卡，必须提供健康检查随访记录表或隔离记录，健康情况线上申报，接受防疫知识教育，全部工序顺利完成后才能返岗进场。"

"我们这儿全面复工后有 1500 多人，防疫压力不小。所以我们一早就想办法协调了至少满足一周用量的口罩、消毒液、医用酒精等防疫用品。在工人集中居住区,我们设置了几十个专用隔离间,办公区、生活区、施工区全方位封闭管理。过去员工食堂是四人一桌,现在是一人一桌。工人上工必须戴口罩,相互之间保持安全距离。"中建八局项目现场负责人刘火明介绍,为避免交叉感染,工地制订了错峰上班、分散就餐、定时消毒等措施,全方位确保现场人员的健康安全,保证疫情防控和项目推进同步进行。

"春风送暖、情满旅途。我们的'春风行动',就是要'点对点、门对门'服务农民工兄弟,既让用人单位安心、放心,又让农民工兄弟开心、顺心,在返岗途中感受到党委、政府的关怀。"省交通运输厅党组书记、厅长罗佳明告诉记者,"春风行动"实施以来,我省将大量外出务工人员送往广东、北京、青海等省(市)。

"相比过去,进场流程多了很多,手续办理也更复杂了,但这些也是为了确保我们健康。上工不怕了!"夜幕下,完成所有返岗手续的老肖洗完手,掏出手机给儿子打电话,隔着口罩,老肖的声音不高:"到工地上了,一切都好,你们放心。"

（载于 2020 年 3 月 3 日《人民日报》,记者:宋豪新）

我省加强统筹谋划突出保障重点,稳定就业形势助企业复工复产——

"春风"相伴 1480 余万农民工返岗复工

3月7日下午,K4598农民工专列从达州始发,满载1474名达州籍返岗农民工,穿越春天里的田野和山丘,驶向广东惠州。

我省是人口大省、劳务输出大省和农民工经济大省,2019年全省农村劳动力转移输出2480万人,实现农民工经济8000多亿元。面对受新冠肺炎疫情影响，外出务工返岗农民工出不了家门、上不了车门、进不了厂门的难题，我省加强统筹谋划，突出保障重点，打通阻碍农民工返岗务工的"三门"，稳定当前全省就业形势，助力企业复工复产。

连日来，从川西高原到川东丘陵，从川南经济区到川北盆地，从专车到专列再到专机，各地"点对点"护送农民工返岗务工。截至 3 月 12 日，全省农民工外出务工累计 1481.52 万名、返岗率 72.7％。

人岗对接 有序返岗

"太好了！"3 月 6 日晚，凉山州雷波县岩脚乡的龙拉日接到县农民工服务保障中心工作人员阿苦牛古打来的电话，告诉他 3 月 10 日有一辆从成都出发至福州的专列，他可以坐专列返岗挣钱。龙拉日十分高兴，他在福建一家造船企业务工，受疫情影响一直无法返岗。

人员和岗位有效对接，是疫情影响下农民工能否顺利走出家门外出务工的第一道门槛。迈过这道门槛的前提，需摸清底数。省农劳办副主任、省人社厅农民工工作处处长李一漫介绍，疫情发生后，我省迅速行动，在做好农民工疫情防控的同时，组织专人走村入户，摸清返乡农民工的务工意愿、统计好务工人数、做实农民工务工台账。根据摸排，全省打算节后返岗务工的农民工，有 2000 余万名。

底数摸清，对接有序。2 月中旬，省领导带队赴川籍农民工输入大省浙江、广东等地沟通，分别签署疫情期间劳务协作备忘录，就农民工返岗务工供需对接、有序组织、健康监测、专车直达等达成共识。截至目前，与我省签署疫情期间劳务协作备忘录的省（市），已有浙江、广东、福建、云南、重庆等 8 个省（市）。

2 月 20 日，春节后首趟开赴广东的农民工免费返岗专列从成都东出发，开往广州南。来自 18 个市（州）的 917 名川籍农民工回到工作岗位。因为底数清，这趟专列从组织农民工报名到列车开行，不到 48 小时。

"厂里 2 月 1 日就开工了，但受疫情影响，出不了家门。"坐上首趟开赴广东的农民工专列，内江市市中区永安镇七里冲村的李红英说，在政府帮助下，她终于走出家门，顺利返岗。

在省内，重点企业、重点地区与劳务输入大市大县也展开有效对接。2月24日，来自内江、遂宁、南充、自贡、泸州、宜宾、广安7市的7辆返蓉复工务工人员专车，搭载56名务工人员平安到达成都龙泉驿区（成都经开区）四川吉利汽车部件有限公司。2月29日，成都市就业局和中江县人社局签订人力资源区域劳务合作协议，当天150名中江籍农民工坐专车到成都对接好的岗位报到务工。

省人社厅党组成员、省就业局局长黄晓东介绍，截至3月12日，全省农民工外出务工省外668.34万人、返岗率92.8%，省内813.18万人、返岗率61.7%。

"春风"相伴　安全返岗

受疫情影响，多地运输"停摆"，农民工返岗务工，如何上得了车门？"点对点、一站式"送农民工安全返岗的"春风行动"，随即在我省展开。

2月1日，3辆载着100余名返岗农民工的大巴从泸州发出，前往广东省中山市，这是四川首趟"春风行动"包车。车上每名乘客均经检测体温正常，并留下电话、住址、务工单位等详细信息，途中车辆不下高速，司机每隔几小时要对车辆进行消毒、为乘客检测体温。发车前，省交通运输厅与广东省及沿线行经的省级交通运输主管部门协调，确定了车辆可通行地和抵达目的地。

"春风"相伴，安全返岗。截至3月12日，全省"春风行动"已开行专车2.42万辆，安全运送45.46万名农民工返岗。

"春风行动"实行统一收集信息、统一健康服务、统一运输组织，全程严防严控、全程温馨服务、全程跟踪监管，并给予农民工返岗专车相应补助、车辆在省内高速公路网通行免费等政策扶持。这一做法获得交通运输部好评，并在全国推广。

点对点护送，下车门进厂门。2月17日21时许，从成都发出的四川节后首趟外出务工定制专列经过12小时行程，抵达浙江杭州，等候许久

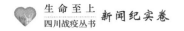

的杭州市各企业，用专车将各自的员工接回。

随着全国各地陆续复工复产，让务工人员尽快返岗成为紧迫需求。四川加快向外疏运务工人员步伐，在收集外出务工人员信息后，由人社部门牵头对接铁路部门，开行返岗专列，交通部门做好"最后一公里"交通保障。

中国铁路成都局集团有限公司积极配合地方政府和用工企业开行专列。截至3月12日，累计开行专列（厢）48趟，安全运送3.41万人。国航、川航、东航、成都航空、春秋航空等在川航空公司纷纷推出包机定制服务，并加快恢复因疫情暂停的航线。截至3月12日，我省已累计开行专机15趟，安全运送0.15万人。

一证在手　健康返岗

"健康证明发挥了大作用，我到厂里观察休息3天就上班了。"2月20日，带着"四川省外出务工人员健康申报证明"，绵阳籍农民工顾万财坐上政府组织的返岗专列回到位于广东东莞市清溪镇的务工单位。

为让农民工安心健康出行，从2月5日起，我省在全省范围内对出省务工返岗农民工进行免费健康检查，并根据需要出具健康状况随访记录表。2月17日，经省政府同意，我省实行外出务工人员健康申报证明临时措施，提供免费健康申报证明服务。

"有了健康证，我一路顺利到了厂里。"绵阳北川县农民工张昌明家每个月要还3000多元房贷，经济压力较大。他说，厂里虽然通知复工，但同时也叮嘱返厂要带上健康证明。正在他焦头烂额时，2月17日，我省开始办理"四川省外出务工人员健康申报证明"，解了张昌明的燃眉之急。

各省中，我省在全国率先建立健康证明互认机制。有着300多万名川籍农民工务工的广东省、100多万名川籍农民工务工的浙江省，最早与我省建立健康证明互认机制。目前，我省已与浙江、广东、福建等8省（市）建立健康证明互认机制。随着疫情防控逐步趋于平稳，我省已将健康证明的有效期由3天延至14天，进一步畅通农民工健康返岗顺利进厂之路。

承担健康检查和健康证明开具任务的乡镇卫生院、社区卫生服务中心，严守农民工健康出行第一关。

"卫生院在辖区内的每个村（社区）都安排了家庭医生，负责将当地是否有新冠肺炎确诊患者、疑似病例、发热病人、疫情高发地区人员等情况反馈给卫生院。同时，由村委会、居委会对申报健康证明人的健康状况、近期接触史等情况提前审核摸底并出具证明，最后由卫生院检查后，再出具健康证明。"巴中市巴州区金碑乡卫生院护士向芳介绍。

截至 3 月 12 日，我省已累计为 1225.55 万外出务工人员出具健康证明。

"农民工是企业复工复产的要素保障。"黄晓东介绍，我省将继续通过供需对接、优化健康服务、做好交通保障等措施，进一步促进农民工安全健康有序返岗。

（载于 2020 年 3 月 13 日《四川日报》，记者：刘春华、王眉灵）

三
复工复产

有活干　有钱赚
——复工复产一线劳动者的急与盼

　　记者近日走访四川成都的建筑工地、社区商超、街面餐厅等，所到之处一派忙碌景象，城市的勃勃生机和烟火气正在回归。复工复产一线劳动者说得最多的话是："眼看最难熬的时候过去了，做好疫情防控的同时，盼有活干、有钱赚。"

工地农民工：全家都靠我，只求有活干

　　"之前在安岳县老家待了快两个月，天天盼复工！"3月31日，测体温、消毒、戴上安全帽后，记者在成都市区二环路旁边的一建筑工地，见到了正在检修履带式钻机的刘中。这个黝黑的汉子35岁，安全帽遮盖的头发早已湿透，汗水顺着脸颊往下淌……

　　"大儿子才4岁，还有1岁多的双胞胎，老婆在农村老家带娃，全靠我一个人打工挣钱，你说我能不急吗？"正当刘中着急时，3月19日，他终于盼来了复工。

这得益于成都市积极协调解决建筑企业复工用工、防控物资、原材料供应等问题，全力推动建设项目复工复产。

"工友们都是家里的顶梁柱，目前入场人数120人。"项目施工负责人舒林说，通过包车等"点对点"方式到岗，工友需出具"天府健康通"二维码，并填写"建设项目员工健康情况申报卡"等资料，实行全封闭管理。各班组错峰到岗、用餐，防止人员聚集，每天测量两次体温。

工地上，"预防新冠肺炎，所有人进出必须戴口罩、测体温、身份登记"的标语格外醒目，履带式钻机、自卸货车往来穿梭。

每一个农民工的肩上，都扛着一个家庭的生计。成都市住建局数据显示，截至3月31日，成都5318个在建项目累计复工5310个，返岗复工人员58.4万人，复工率接近100%。

商超店长：让消费者家门口24小时买生鲜

走进谊品生鲜聚贤街店，只见货架上摆满了粮油、蔬果、肉蛋奶、水产等超千种产品。虽然成都全市已调整为疫情低风险区，但店内仍严格消毒、测体温。

"疫情严重时只有10人能返岗，货品一上架就被抢完，每天能卖出两吨多蔬菜，覆盖周边小区几千户家庭。"店长桂梅说，大家为了保供应都没回老家过年，有的就住在仓库。

"刚复工时防疫物资紧缺，而且2000多名员工只有500人能返岗，当时真急啊！全员尽全力保障成都85家24小时折扣店不关门、不涨价、不断货。"谊品生鲜四川分公司负责人吴忠友说。

"得知企业的困难后，街道办协调了2.3万只口罩，数十支额温枪，还指导企业申领30万元防疫体系建设扶持资金。"浆洗街街道办事处便民服务中心副主任刘霞表示，通过"一企一策"应对，用精细化举措打通复工复产"堵点"。

2月初，成都出台了《有效应对疫情稳定经济运行20条政策措施》，着力解决企业面临的用工成本、疫情防控、现金流压力等方面问题。成都

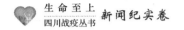

市商务局数据显示，目前全市批发和零售业复工率超过95％。

"疫情让社区商业成为居民消费的重要场景，互联网拓展了销售渠道，线上线下融合发展前景不错。"吴忠友对企业未来充满信心，但也不回避眼前的困难，"最缺的还是防疫物资，每天口罩需求2000多只，也是不小的成本。"

餐厅老板：月营业额必须"跑赢"固定开支

"每天早上一睁开眼睛，一万多元就没了。每个月原料、工资等固定开支30多万元，我是真的急啊！"邓如斌感慨道。

邓如斌是成都"馋爱善食"餐厅的老板，这是一家主营定时配送团餐的"无声餐厅"，20名员工中有17名聋哑人。餐厅今年初搬到了武侯区。在金凤社区的帮扶下，经营场所被免去了租金，邓如斌本想大干一场，没想到遭遇疫情。

走进餐厅，这里多了一分宁静，微笑和手语是彼此交流的方式，员工们忙着洗菜、切菜、炒菜、配餐、送餐……

在这家餐厅工作两年的徐梅通过微信告诉记者："虽然疫情影响了订单，但是每个月工资都照发。"

餐饮中小企业普遍资产偏轻，盈利能力偏弱，融资渠道不足，抗风险能力不强。此次疫情最严重的时候，因为买不到口罩，好几个员工都不能来上班。邓如斌说，在最"清闲"的2月，餐厅业务量下降了三分之二。

金凤社区在防疫物资采购、员工招聘培训、订单需求挖掘等方面的帮扶举措让邓如斌增强了信心。"现在日均有600份的订单，能维持基本开销。"他说，"接下来准备筹钱装修二楼开堂食，想贷款又没有抵押物，确实有点犯愁。好在最难熬的日子都挺过来了，办法总比困难多！"

（新华社成都2020年4月3日电，记者：袁波）

春天里的一抹暖阳

土豆烧肥肠、炝炒莲白、四川泡菜……1日上午，成都市金牛区"寇家大院"餐厅的执行店长陈心华和员工们异常忙碌，当天中午有近400份盒饭要做好并及时派送。

"我们店能在正月初七复工，街道的'女子服务队'可帮了大忙。"陈心华笑着说，店里的盒饭销售从每天十几盒增加到现在的几百盒；餐厅也在严格防疫、控制用餐人数的前提下，开始接待客人。

然而，面对突如其来的新冠肺炎疫情，陈心华一度焦虑异常：春节订餐全部泡汤，价值十几万元的食材难以处置，搞防疫、想复工却不知从何着手……

陈心华提到的"女子服务队"，是金牛区抚琴街道经济发展服务中心以10名女性为主的工作团队。自疫情发生以来，她们在指导企业做好防疫和复工复产中，提前谋划，以贴心服务及时解决企业面临的各种困难。

抚琴街道地处成都老城区，辖区内有企业2200家，规模以上企业151家，个体工商户3549家。其中，27栋商业楼宇集中有1356家企业办公，人员密集、构成复杂，是疫情防控和复工复产中的重点难点。

防护物资不够怎么办，防疫工作怎么做，复工复产怎么申请……面对企业和楼宇管理方的一大堆"问号"，"我们实行网格化管理服务模式，采取专班、专员和联络员服务制度，坚持'一企一方案'服务原则，力求防疫和复工复产两不误。""女子服务队"的沈娜说，"每天接到的咨询电话都在100个以上。"

在电话和现场指导企业复工时，尽管电话打得发烫，嗓子说得冒烟，但沈娜不厌其烦的态度始终如春风般温暖。很少有人知道，连续30多天全心付出的背后，她七旬父亲春节前被确诊为胸腺癌晚期，儿子也刚满两岁，都需要她的照顾。

在总投资超过 60 亿元的环球中心沙湾项目现场，施工人员排队测量体温并登记后才能进入。项目负责人宋兴龙告诉记者，为使项目顺利复工，"女子服务队"的人员每天会到现场指导服务，帮助解决困难。"复工前最大的难题是防疫用品不足，在她们帮助协调下，不到 3 天就准备齐了。"宋兴龙说。

在高 26 层的金贸大厦中，集中了攀钢集团公司等 20 余家企业，工作人员近 1500 人。"一开始我们口罩、体温枪等防护物资短缺，也不了解写字楼的防疫要求和复工政策，街道工作人员上门收集需求，逐一帮助解决并指导落实。目前楼内八成以上企业实现复工复产。"大厦物管公司总经理龙建国说。

企业复工复产的背后，是"女子服务队"的辛勤付出。由于爱人在基层派出所工作也很忙，每天清晨，"女子服务队"的王秋芳不得不满怀歉意地叫醒熟睡中的女儿，赶在上班前把女儿送到朋友家代为照顾。

受疫情影响，以中小微为主的抚琴街道辖区企业压力巨大。抚琴街道全面贯彻落实成都市出台的政策措施，"女子服务队"的姐妹们利用公众号、微信群、QQ 群、语音电话等，了解企业状况，及时做好政策宣讲，全力支持和推动受疫情影响的企业复工复产。

"女子服务队"的温柔、细致犹如春天里的一抹暖阳，帮助企业驱散疫情带来的阴霾。抚琴街道党工委副书记左维民介绍，截至目前，辖区 27 栋重点写字楼、2 个重点项目、151 家"四上"规模企业，以及 19 家税收达千万以上重点企业复工复产率达到 100%，92% 以上中小企业实现有序复工复产。

（新华社成都 2020 年 3 月 1 日电，记者：杨三军、李力可、刘坤）

每一本书，都是群众抗疫的利器

—— 四川平均每周在线推出三本抗疫出版物

2月21日，四川辞书出版社和四川少年儿童出版社相继在线上发布《农村防控新冠肺炎手册》《新型冠状病毒肺炎防控技能系列挂图》。这是在新冠肺炎防控阻击战中，四川新华发行集团旗下新华文轩所属出版社推出抗击疫情的第14部和第15部出版产品。

"特殊时期，出版发行对于普及疫情防控知识、疏导社会恐慌情绪具有重要作用，这是我们四川新华出版人在经历了'5·12'汶川特大地震后的经验。"四川新华发行集团党委书记、董事长罗勇说，早在1月27日，四川新华发行集团就积极部署，组织旗下9家出版社，发挥各自特长，启动了出版抗疫产品的攻坚战。

1月31日，春节长假还在延期中，全国第一本针对疫情防控心理防护的图书《新型冠状病毒大众心理防护手册》已经由四川科学技术出版社在线发布。这本书将四川大学华西医院心理支持热线中老百姓普遍关心的疫情问题一一进行梳理，采用一问一答的方式帮助大众纾解焦虑与压力。

"随着疫情蔓延，恐慌、焦灼等负面情绪不断滋长，这无论对个人健康还是疫情防控大局都极为不利。"四川科学技术出版社社长钱丹凝直言，从1月29日确定选题开始，专家编写团队和编辑组就开始与时间赛跑。"抢时间也要保质量，每一个人都秉持着高度责任感，希望尽快出版，尽快发挥作用。"两天半后，这本图书电子版在四川科学技术出版社官方微信上线。上线时已是深夜，但阅读量迅速攀升，很快就10万＋，海南、湖南、东北等地均在后台传来转载的申请。

自此，四川平均每周推出3个抗击疫情的出版产品，其中仅四川科学技术出版社就已经推出了 4 个。截至 2 月 21 日，集团已经在线推出 15 个抗疫产品，并全部免费供大家阅读，以期能以最快速度服务到需要的人。

助力疫情防控，出版社不仅拿出了速度，也拿出了看家本事——深挖出版社自身特色资源，细分出版领域和受众，几乎实现了防疫出版的全覆盖。

《新型冠状病毒大众心理防护手册》关注大众在疫情期间的心理健康，四川科学技术出版社的《中医抗疫——大众防护指南》则向大众介绍了疫情期间的中医预防、养护方法。四川文艺出版社与四川美术出版社则发挥文艺抚慰心灵的作用，推出《2020 年中国抗疫阻击战诗选》《艺术战"疫"——创作的力量》。

针对中小学生，推出了《中小学生新冠肺炎防护科普读本》《新型冠状病毒肺炎防控技能系列挂图》；面向青年群体，推出了《青年战疫：4 个华西急诊医疗队队员的"战"地记事》；面向农村，则有《农村防控新冠肺炎手册》。

居家隔离成为抗击此次疫情的重要手段。在这种现实情况下，四川新华发行集团旗下各大出版社主动思变，用"上线"代替"出版"，让抗疫利器第一时间送达读者，让此次出版战疫的主战场从一开始就在线上。

20 多天 15 本线上书，四川新华发行集团已经收获了两个"百万"——《新型冠状病毒大众心理防护手册》被广泛转载，各个平台累积阅读量突破 150 万人次。《青年战疫：4 个华西急诊医疗队队员的"战"地记事》在四川教育出版社官方微信与新华社客户端同步更新，阅读量已经突破 200 万人次。

转变的不仅是"出版理念"，随之而来的还有营销手段的更新。面对疫情的冲击，四川新华发行集团旗下出版社纷纷利用抖音、快手等新的推广渠道，根据用户需求实时推送定制产品，以线上阅读唤醒民众的精神防疫。

（载于 2020 年 2 月 27 日《光明日报》，记者：李晓东、周洪双，通讯员：张良娟）

工期目标不变　年度任务不减

——三十个国家重大机场项目全部实现复工

随着国内疫情防控的逐步稳定，成都天府国际机场 T1 航站楼的建设工地上，重新响起了机器的轰鸣声，工人们戴着口罩和安全帽，在工作岗位上有条不紊地进行作业。

3 月 26 日，成都天府国际机场 T1 航站楼首座登机桥桁架结构的精准就位，标志着 T1 航站楼登机桥钢结构正式进入现场拼装阶段。据了解，T1 航站楼共设登机桥 37 座，最大跨度 59.5 米，桁架最重为 115 吨，单座桥最重达 390 吨，是国内跨度最大、层数最多的登机桥。

作为国家重点工程，疫情发生以来，机场的施工建设备受瞩目。成都天府国际机场建设指挥部总工程师伍丁表示，不可否认，疫情的出现，不仅打乱了成都天府国际机场建设的工作节奏，而且也打乱了原有的工作方案。

"机场建设这样一个大工程，需要许多单位的通力协作，一旦一个环节受影响，后面的环节都会受牵连。因此，为了保证项目如期竣工，在施工方案、资金投入上，机场建设方都做出了很大调整。"伍丁说，我们希望通过努力，在三季度把延误的工期赶回来，完成工期目标不变、年度任务不减的整体计划。

据悉，成都天府国际机场自 2 月 11 日陆续复工以来，遇到了许多意想不到的难题。"在施工过程中，很多建筑上的技术难题都被我们攻克下来了，但缺少 10 支额温枪却令我们手足无措。"据 T1 航站楼项目经理詹进生介绍，作为成都市第一批允许复工的项目，机场建设项目按照防疫要求，需要准备 10 支额温枪，但是跑了好多地方都买不到，最后只得一个

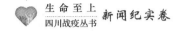

一个去员工家里凑,终于完成了防疫要求。

"前期工人没到位,整个航站楼特别安静,现场的管理人员比工人还多,我们心急如焚,每天真是觉都睡不着。"伍丁表示,随着疫情的逐步稳定,为了加快施工进度,现在位于飞行区道面施工的人员,已经由原来计划的350人增加到了500人,各种施工所需的物资也已配备到位。

据了解,目前成都天府国际机场的各个区域都已回归紧张的施工阶段。飞行区正在开展场道工程的水稳基层、永久排水沟、混凝土道面等施工作业;航站区正在全力推进航站楼二次结构工程、金属屋面工程、幕墙工程、综合安装工程等施工作业;工作区和货运区正在开展市政道路面层施工、配套房建综合安装等施工作业。

"之前延误的工期要追回来,需要付出更大的努力。"伍丁指出,截至目前,天府机场58家施工单位已全面复工复产,目前在岗人数超过16000人,希望通过所有人的共同努力,顺利完成建设目标。

鸟瞰正在建设中的成都天府国际机场,巨大的神鸟造型展翅欲飞,雏形已现。据了解,成都天府国际机场一期工程投用后,可承担年4000万人次、货邮吞吐量70万吨、飞机起降量32万架次的运营任务。而拥有两座机场的成都,则有望建成国家级国际航空枢纽,成为我国面向欧洲、中东、中亚及东南亚的重要空中门户。

"截至目前,30个国家重大机场项目已全部实现复工,以此为契机,民航全行业将确保'开工一批、实施一批、建成一批和储备一批'重大项目,确保实现民航年度发展目标和'十三五'规划任务。"中国民航局相关负责人表示,接下来,民航局将继续做好调度重点从复工率向复工质量转移,确保高质量完成今年各项建设任务目标。

专家说

中国民用航空局机场司副司长张锐:近年来,中国民航始终保持着快速发展态势,截至2019年底,我国民用机场的数量达到238个,全年旅客吞吐量超过13亿人次。目前,在我国吞吐量排名前50位的机场,有30个已经处于饱和甚至超饱和状态。这不仅无法支撑中国民航未来的发展需要，甚至还难以保障当前条件下机场的长期运行安全和运行效率。

按照我国《新时代民航强国建设行动纲要》，到 2035 年我国运输机场数量将达到 450 个，机场旅客吞吐量将达到 30 亿人次，大规模的机场建设在我国未来一段时间的发展中仍然十分重要。目前国家重大机场项目已全部复工。接下来，机场建设要在保障安全平稳的基础上，朝着建设平安、绿色、智慧、人文的"四型机场"继续努力。

（载于 2020 年 4 月 14 日《光明日报》，记者：訾谦）

各地分区分级精准施策，向科学高效的疫情防控和经济社会秩序恢复"双赢"目标迈进——

春暖花开，生产生活逐渐回归正轨

习近平总书记多次强调，落实分区分级精准复工复产。他指出，既不能对不同地区采取"一刀切"的做法、阻碍经济社会秩序恢复，又不能放松防控、导致前功尽弃。

在疫情防控斗争进入关键阶段，各地继续鼓足士气、尊重实际，分区分级精准施策，不断巩固疫情防控向好形势，有序推动生产生活步入正轨，向科学高效的疫情防控和经济社会秩序恢复"双赢"目标迈进。

做好疫情防控和生活恢复两不误

绿蔬满铺，果香盈门，顾客依次进门、有序挑选……在成都一些农贸市场，久违的烟火气又逐渐回来了。但与以往百姓扎堆买货的情景不同，市场门口逐个测体温，人人佩戴口罩，市场控制整体客流量，秩序井然。

"线上线下多渠道保障供应，减少市民到人流密集场所采买的风险。"

成都农产品中心批发市场负责人说，市场所有产品都实现全程无接触配送，蔬菜、肉类等生鲜产品可以从批发市场直达市民餐桌。

"您好，请登记一下您的个人信息，再测量一下体温。"在四川仁寿县一家快餐厅里，一名外卖骑手完成检测后顺利取餐配送。该餐厅负责人介绍，恢复营业以来，每天的订单量在 100 单左右，每个订单上都会粘贴食品安全封签和食品安全明白卡，实现可追踪的无接触配送。

目前，全国各地许多餐饮门店已陆续开门营业，对外提供外卖、网上点餐和到店自提服务，满足市民的用餐需求，做好疫情防控和生活恢复两不误。

春暖大地百花开，随着疫情防控形势向好，各地一手抓疫情防控，一手抓经济社会发展，生活正逐渐回归正轨。

防疫不松劲，生产铆足劲

防疫、服务"两手硬"，复工才能"热得快"。

成都邛崃市通过"云视讯"系统在线监测 122 家企业进出车辆、人员登记、测温、佩戴口罩等各个防控环节，减少人工检查频次，快速回应企业诉求；江苏出台 17 项防控措施，防范复工后聚集性疫情，同时派出一批批驻厂员、联络员下沉企业，高效解决企业实际困难……

当前各地防控不松懈，企业复工有序进行，经济逐步恢复活力。工厂车间，机器低鸣着飞速运转；乡下田野，犁铧不歇。

伴着金灿灿的油菜花，四川仁寿县踏水村的十几位农民分散在田间劳作。村民廖菊良前不久已把地粗略犁了一遍，他准备这两天把土块锄细，种上玉米。"农时不等人，精耕细作不能松劲。"廖菊良说。

收割、分拣、装车，在重庆苍岭镇岭口村海拔七八百米的山地里，蔬菜专业合作社组织的 20 多位村民正抓紧抢收青菜头。贫困村民冉翠英也在抢收队伍里，自家青菜头顺利销出再加上参加合作社的劳务所得，2 月份她有 4000 多元收入。"收入有保障，脱贫就有奔头。"她说。

疾风知劲草，烈火炼真金。各地在分区分级精准防控基础上，把握主动、系统谋划，复工复产稳妥有序开展。

尊重实际，动态布防

四川仁寿县曹家镇水星村村民陈学良在外务工已有十来年了，今年过年回家，原以为受疫情影响无法外出。但经过流行病学调查、体检，陈学良拿到了镇卫生院开具的健康证明，顺利返岗。

四川对于中风险地区出台系列措施，保障人员正常出行和生产生活物资正常流通，为农民工免费办理健康证明，确保工人平安返岗、企业放心用工。

当前，全国各地纷纷以县域为单位，坚定实施"预防为主、外防输入、内防局部扩散"策略，精准检测、追踪到人、随访到户，确保重点对象登记在册，异常情况及时处置，防止疫情反弹。

2月下旬，四川根据实际情况把道孚县划为高风险区，把甘孜州其余县市划为低风险区或中风险区。

道孚县迅速响应，进一步划小管控单元，全面启动"三个闭环区"封锁防控制度，对"五乡一镇"区域实行"第一密闭环区"，做到"不进不出"；对全县境内实行"第二密闭环区"，做到"只进不出"；对邻县实行"第三密闭环区"，坚决防止跨界流动。

3月7日，道孚县超过7天无新增病例，风险等级也被及时下调，降为中风险县。

动态调整，一切从实际出发。四川、贵州、青海等及时下调突发公共卫生事件应急响应级别；广东出台若干措施落实分区分级防控精准复工复产；陕西有序开放室外开放式A级景区……

"尊重实际，不搞'一刀切'，我们以更加科学的精神、更加精准的措施，凝心聚力联防联控，稳扎稳打复工复产，奋力夺取疫情防控和实现经济社会发展目标双胜利。"成都市委社治委副主任郑志说。

（新华社2020年3月11日电，记者：惠小勇、周相吉、陈健、董小红，参与记者：邱冰清、陈宇轩、朱程）

四川：分区分类管理　推动企业复产开工

（导语）四川在疫情阻击战中，一手抓防疫，一手抓复工复产，分区分类、精准施策，推动企业和重大项目复产开工。

（正文）电子信息是四川的第一大产业。在成都中电熊猫显示科技有限公司，目前复工率达到90％以上，在岗人数接近3000人。企业能顺利复工，跟成都市建立的企业联络员制度密不可分，复产前，联络专员提前上门。

（同期）（成都西航港经济开发区管委会副主任　付家教）

根据（企业）人员多、基数大的问题，我们为他们提供了在线红外线的测温仪。

（正文）

为了帮助企业复工复产，四川省将183个县市区按疫情轻重程度，动态划分为4类，实施分区分类管理。在中、低风险区域，抓好防疫的同时，组织企业生产营业。在成都新都区轨道航空产业功能区，当地政府给中小企业减免租金、扶持项目。

（同期）（四川省经济和信息化厅副厅长　顾红松）

出台了13条政策措施，从财税、金融、稳岗就业、复工复产等方面支持中小企业，让政策跑在企业的前面。

（正文）

目前，四川规模以上工业企业复工复产13398户，复产率92％。与此同时，外贸物流通道也在恢复。成都国际铁路港等部门开辟绿色通道，帮助货物通过中欧班列顺利运输，运送货物14万吨。

（同期）（成都国际铁路班列有限公司现场操作部主管　寇海勇）

在国外段，我们关注沿途国家针对疫情出台的各类政策，最大限度减少疫情对班列组织的影响，保证口岸顺利通行。

（中央电视台《新闻联播》2020年2月27日播出，中央电视台记者：兴建、张力，四川电视台记者：茂羽、宇波、罗敦、维亚，成都电视台）

多措并举　复工复产按下"加速键"

（导语）

大项目集中开工，旅游业逐步恢复，这几天，各地多措并举，补"断点"通"堵点"，积极推进复工复产。

（正文）

今天（3月26日）上午，总投资超过7000亿元的重大项目在四川多地集中开工，涵盖基础设施、民生及社会事业等领域。四川德阳国内首个发电装备智能制造数字化车间，通过了国家工信部的验收，这个数字化车间在生产效率、能源利用率方面均有大幅度提升。

（同期）（四川省发展改革委项目管理协调处处长　陈亮）

下一步，我们将针对重点项目持续开展经常化的融资对接活动，引导社会资本参与重点项目建设，拓宽融资渠道。

（正文）

湖南长沙针对重点工程，选派干部进驻一线，为企业解决防疫、招工和材料供应等问题。河北自贸区正定片区打通通关和物流渠道，保障外贸企业订单在第一时间交付。

（同期）（河北正定县高新区科技局局长　吴幼敏）

比方说有些企业原来是通过空运过去，现在呢，空运受阻了，我们帮助改成海运，保证了他们的履约。

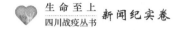

（正文）

恢复产能，用工是最大的难题。江西整合 138 个网站资源，推广直播招聘，目前已开展线上招聘 2300 多场次。

（同期）（应届毕业生　高皓宇）

帮助我们求职者实景查看企业的宿舍、食堂、工作环境等，特别直接、高效。

（中央电视台《新闻联播》2020 年 3 月 26 日播出，四川电视台记者：任昌宇、杨砚钊，德阳电视台记者：陈晨、汪忠阳，中央电视台记者：杨海灵、高杨、李文超，河北电视台、石家庄电视台）

准确把握形势　坚决早抓抓早
——统筹抓好疫情防控与复工复产

立春已过，春耕不等人，遏制疫情和恢复生产也不等人。

习近平总书记强调，坚决把疫情扩散蔓延势头遏制住，坚决打赢疫情防控的人民战争、总体战、阻击战。

尽快遏制新冠肺炎疫情扩散蔓延是我们共同的心愿，但对这个新发传染病也要做长期战疫的思想准备。必须要严防死守、防止病毒传播，也要让企业有序复工正常生产，还要保障企业用工尽可能不受疫情影响。这看似矛盾，实则统一。经济社会秩序正常和各种物资充足保障，才能确保战疫胜利。因此，当前要突出一个"早"字，统筹抓好疫情防控和经济发展社会稳定各项工作，牢牢掌握战疫主动权。

早抓，就是要以强烈的紧迫感，迅速落实党中央、国务院和省委、省政府各项决策部署。当前，我省有确诊病例的县（市、区）数量、二代病例及不明原因的病例数都在增加，疫情防控形势更加复杂。受疫情影响，不少企业停工停产，生存发展遇到很大挑战。我们既要看到全省疫情防控形势的严峻性，也要看到复工复产的紧迫性；既要看到复工复产可能增加疫情扩散蔓延的风险，也要看到复工复产对防控疫情、保障民生、稳定经济社会的重要意义。疫情防控要分秒必争，复工复产也不能优柔寡断，必须以时不我待的精神状态迅速行动起来，找到抓疫情防控和抓复工复产的平衡点，踩准战斗节奏，一步一个脚印朝着胜利前进，最大限度降低疫情对经济社会发展和人民生活的影响。

抓早，就是要以强烈的危机感，及早消除风险隐患，提前做好思想、物资和政策准备。既抓疫情防控，又抓复工复产，面临两难甚至多难问题，各地各部门各行业要提早研究、统筹谋划，做到有备而战，而不是问题来了打急抓。我们要抓紧梳理总结前期工作，问一问：在疫情防控与复工复产"两手抓"的新要求下，防控工作是否出现了新的死角和盲区？防控体系是否暴露了新的短板和漏洞？决不放过任何一个问题苗头，举一反三，把防控网络进一步织密织牢，不让病毒有可乘之机。我们要做好完成"两手抓"艰巨任务的充足准备，面对各种类型各个领域企业的需求，问一问：是否做好了系统的政策储备？已经出台的政策和措施是不是精准有效？还有没有什么难题亟待政府帮助解决？面对可能不断增加的确诊病例，问一问：医院和后备医院够不够？病房和床位够不够？各类药物和医护用品够不够？既守住底线，又主动出击，才能打胜仗。

认识上准确到位，行动上未雨绸缪。一手抓疫情防控，把每个环节做深做细做实；一手抓复工复产，促进企业安全有序生产经营，两手都抓、两手都硬，我们就一定能打赢这场疫情防控的人民战争、总体战、阻击战。

（载于 2020 年 2 月 13 日《四川日报》，作者：《四川日报》评论员）

坚定信心 夺取"双胜利"

　　中华民族总是在磨难中不断成长、从磨难中奋起。新冠肺炎疫情发生以来，我省坚决贯彻习近平总书记重要指示要求，落实党中央、国务院决策部署，快速反应、周密安排，精准施策、科学防治，防控取得阶段性成效。但是，当前防控工作仍处于最吃劲的关键阶段，疫情对我省经济运行也带来明显影响。2020年是全面建成小康社会和"十三五"规划收官之年，既要毫不放松抓好疫情防控工作，又要统筹做好经济社会发展各方面工作，这是摆在我们面前的特殊重大考验。

　　"沧海横流，方显英雄本色。"贯彻落实习近平总书记在统筹推进新冠肺炎疫情防控和经济社会发展工作部署会议上的重要讲话精神，落实省委常委会（扩大）会议部署，我们必须以更加顽强的意志、更加有力的举措，打好疫情防控和经济社会发展两场硬仗。坚定信心，是夺取"双胜利"的基础和底气。

　　信心来自前期防控工作取得的阶段性成效。在这场突如其来的疫情中，我省打出了一套符合中央精神、切合四川实际的"组合拳"，联防联控、群防群控，外防输入、内防扩散，全省疫情波及面在逐步缩小、严重程度有所下降，蔓延势头得到初步遏制。与此同时，我们坚持灵活有序、稳企稳岗，谋划推动各类企业陆续复工复产，"春风行动"、健康证明以及为中小企业解困等一系列政策举措，解决农民工出行难、中小企业经营困难等问题，经济社会秩序正在逐步恢复正常。事实证明，无论疫情防控还是复工复产，只要我们抓早抓细抓实，坚持问题导向，针对薄弱环节，提高工作的科学性、针对性和有效性，我们就能闯过一个又一个难关。

　　信心来自对长期发展趋势的认识。我国是个大国，韧性强、潜力大、回旋余地大。这次疫情对经济社会造成的冲击是短期的，总体上是可控的，不会改变我国经济长期向好的基本面。四川是西部大省，经济发展有基础更有潜力，尽管一季度经济增幅减缓已是必然，但只要我们短期内有效遏制疫情，全省上下砥砺奋进，经济运行依然能够走出"前低后高"的态势。关键在于要用全面、辩证、长远的眼光看待发展形势，既深刻认识疫情防控事关经济社会大局稳定，又密切监测经济运行状况，做好应对各种复杂困难局面的准备和工作，努力实现化危为机、克难而进。

比黄金更重要的是信心。将信心化为行动，就是要勇于担当，以时不我待的紧迫感、雷厉风行的执行力狠抓落实。要进一步补短板、堵漏洞、强弱项，继续分区分类做好精准防控；有力、有序推动企业复工复产，建立与疫情防控相适应的经济社会运行秩序；坚定不移打好三大攻坚战，确保实现同步全面建成小康社会目标；积极扩大有效需求，发挥好投资关键作用和消费基础作用；深入细致做好保民生惠民生各项工作，切实织牢民生托底保障的安全网。

唯其如此，变压力为动力、化危为机，我们才能在这次同时间赛跑的战斗中胜出，在这场对治理能力的大考中得分，赢得疫情防控和经济社会发展"双胜利"。

（载于 2020 年 2 月 25 日《四川日报》，作者：《四川日报》评论员）

国际地区航线恢复至 26 条

成都：拓展海外市场

2 月 28 日凌晨 1 点 44 分，一架空客 A330 宽体客机从成都双流国际机场飞向德国法兰克福，这是受新冠肺炎疫情影响以后西南地区恢复的第一条洲际航线。紧接着，当天凌晨 2 点 20 分，成都至埃及开罗航线恢复飞行，至此，成都的国际及地区航线已恢复至26条。

中国国际航空公司西南分公司为该航班派出双机组，飞行部总经理李应是此次航班的执飞机长之一。尽管已飞过多次这条航线，但此次特殊意义的复飞让李应多了些许欣慰，"后续航班的执飞中，我们会进一步加强技术力量，全力保障中德两国间客货交流需求"。

全球化的时代，产业链上环环相扣。中国作为全球产业链上重要的一环，强大的生产力推动着全球商贸供应稳定。成都是重要的国际航空枢纽，中西部地区的许多货物都以成都为中转点，飞向欧洲。成都出发的国际航线加密，无疑为全球产业链的稳固加注了砝码。首趟复飞的成都至法兰克福航班所携带的货物就有部分来自中外运。逐渐密集的国际航班为海外市场重拓了通道，也为国内企业恢复生产带来了生机。根据预估，3月下旬以后，航班运力将会逐渐恢复70%左右，企业的进出口贸易活动将趋于正常。

中国国际货运航空有限公司西南基地总经理吴红戈表示，成都至法兰克福复航对企业来讲是一个十分利好的消息，大家都翘首以盼。此次运载的17吨货物中，有包括为戴尔、苹果、英特尔等公司生产的"成都造"电子产品，以及机械和汽车配件、皮鞋等共8吨本地货物，还有来自华南、华东准备从成都中转至欧洲的9吨货物，宽体的空客A330航班几乎满载，在关键阶段打通了产业供应链的堵点。"目前不仅是抗击疫情的关键阶段，也是企业复工复产的关键阶段，对于外贸企业来讲，一个稳定快捷的航空物流非常重要，航线对国际货运市场的支撑作用非常明显。"据悉，利用法兰克福机场欧洲航空枢纽的优势，此趟航班返程时还将运回7吨货物，其中包括防护服、手套、口罩、温度计等共计8500件防疫物资。

疫情之下，产业要恢复，企业要发展。作为"一带一路"建设和长江经济带发展的重要节点，成都的许多企业早已"走出去"，将产业链延伸到海外。据成都市口岸与物流办公室副主任刘学军介绍，在疫情期间，虽然航班量锐减，成都的9条全货机国际航线一直都在稳定运行。仅货运航线不能完全满足成都对外贸易和交往的需求，客运航线对成都对外交往、产业发展以及稳固全球供应链体系中地位都有着重要意义,"客带货"的运输方式则拓宽了企业外贸渠道。

结合成都市对外开放需求和境外国家入境政策综合考虑,成都市口岸物流办与国航西南分公司、川航等成都基地航空公司对接,成都至新加坡航线于 2 月 7 日恢复飞行,以"客带货"为企业正常生产经营提供了保障。此后紧跟着恢复的成都至东京、成都至法兰克福、成都至开罗航线,更是为成都及周边地区企业国际运输需求提供了多种选择。

（载于 2020 年 3 月 3 日《经济日报》,陈瑾,记者:钟华林）

四川:按下稳产满产"快进键"

3 月 18 日,四川省高速公路、水运项目复工率达到 100％；四川国有企业复工率达 97％；580 个重点续建和新开工项目复工率达 99.5％……随着新冠肺炎疫情防控形势积极向好的态势加速拓展,四川省精准施策,突破难点,打通"堵点",加力加速推进复工复产向稳产满产转变,全面恢复经济社会秩序按下了"快进键"。

推动员工安全返岗

3 月 4 日,四川凉山彝族自治州西昌长途客运站恢复了往日的繁忙,众多农民工从这里出发,奔赴省内外打工。除了身份证和车票,大家手中多了一张纸——"四川外出务工人员健康申报证明"。"这张证明,不只是四川省内认可,浙江、广东等多个省份也都认可,我们可以放心出去务工了。"正在候车的翁古克牛高兴地告诉记者。

复工复产是一项系统工程,员工及时到岗是其中的重要一环。四川省一方面做好农民工返岗工作，另一方面加强企业招聘服务，促使企业复工复产顺利推进。

"农民工是重点项目复工复产的基础要素保障。"四川省就业局局长黄晓东说。四川省人社部门会同卫健、交通和大数据中心等部门与单位，采取用工需求摸排、组织引导、免费健康服务、健康证明多省互认、"点对点、一站式"交通运输服务等措施，有力推动了农民工安全有序务工返岗。数据显示，截至 3 月 17 日，四川全省农民工外出务工返岗累计 1657.46 万人、返岗率达 81.33％。

四川各级人社部门还对当地重点项目实行 24 小时用工调度保障，及时做好就业服务工作，并加大线上就业招聘力度，促进供需对接。2 月底，用工"大户"成都高新区采取"线上直播推介＋线上平台互动"的方式，帮助企业招揽人才。一大批"宅"在家中的求职者只需用手机扫描二维码，就能从 55 家企业提供的近 5 万个岗位中挑选心仪工作。

加强生产要素保障

眼下，部分企业复工复产仍然面临一些困难。四川省紧盯企业发展的"堵点"，一方面想方设法保障员工顺利返岗，另一方面促进上下游、产供销企业整体配套、协同复工，实现帮扶政策在不同行业领域精准落地。

四川省发展改革委副主任胡玉清介绍，四川省已出台政策，列入 2020 年全省重点项目名单的项目，于 3 月 10 日前复工开工的，将由省预算内基本建设资金给予 50 万元疫情防控专项补助。

近日，成都出台《关于统筹推进新冠肺炎疫情防控和经济社会发展工作奋力完成 2020 年经济社会发展目标的意见》，强调发挥财政资金的杠杆作用，提出设立"应对疫情稳定经济资金池"，重点扶持餐饮、住宿、文旅等行业企业；实施中小微企业金融纾困专项行动，建立企业纾困白名单；创新政府采购服务，力争面向中小企业采购比例达 80％以上。

目前已进入茶叶采摘期，产茶大市宜宾市出台政策，支持茶叶企业加大鲜叶收购力度，加快提升加工能力，支持冷藏冷冻设施建设。在德阳市，国家电网德阳电力公司落实减免非高耗能大工业企业与一般工商业企业电费5%政策，惠及全市客户超过 13 万户，预计减少企业电费支出 1.03 亿元。

恢复产业活力动力

连日来，四川企业复工复产的好消息不断传来。

在成都"菜篮子"重要供应企业四川金忠食品股份有限公司，该公司相关负责人介绍，企业目前已实现满负荷生产，能够向成都市场平稳供应约 90%的冷鲜猪肉。通威集团副总裁黄其刚告诉记者，该集团旗下永祥股份公司，利用员工多为乐山当地居民的优势，春节期间开足马力，满负荷生产，新能源高纯晶硅当月产量创下新高；通威太阳能成都基地 51 条生产线目前已经开足马力，日产电池片 650 万片。电子信息产业是四川首个万亿元产业，目前，成都、绵阳等多地电子信息规模以上企业复工复产率均超过九成。

同时，四川省一大批新项目正加速推进。胡玉清介绍，今年初，四川省政府确定了 700 个省重点项目，年度预计投资超过 6000 亿元。四川省发改委将着力营造市场资源要素向重点项目集聚的良好态势，推动全省重点项目顺利实施。同时，对全年的项目投资计划和建设时序进行优化调整，全力把受疫情影响的进度赶回来，确保完成全年发展目标任务。

（载于 2020 年 3 月 21 日《经济日报》，记者：钟华林）

不平凡的一季度　集中开工传递出哪些新信号

3 月 26 日，四川省 2020 年第一季度重大项目集中开工。重大项目集中开工，是每年都有的"常规工作"。但在奋力夺取"双胜利"的当下，我们有特别关注它的理由——它为我们管窥四川经济发展提供了一个重要窗口。

作为经济发展的"压舱石",四川目前投资运行情况究竟如何?当天集中开工的 1416 个重大项目总投资额达 7142 亿元,传递出哪些关于四川经济发展的新信号?

项目点击:天府新区至邛崃高速公路

起于成都市新津县邓双镇文山枢纽互通,止于邛崃市孔明枢纽互通,全长 42 公里,设计时速 120 千米/小时,为双向六车道,总投资 86.85 亿元,预计 2022 年底建成通车。

项目点击:游仙智能制造产业园

总投资 42.5 亿元,涵盖智能设计、智能生产、智能产品、供应链管理、电子商务等环节。预计到 2022 年,该项目将吸引 100 余家智能制造高新产业项目入驻,新增 2 万个以上的就业岗位,实现年产值逾 500 亿元。

项目点击:内江国际物流港保税物流中心(B 型)

占地面积约 529 亩,计划总投资 10 亿元,包括保税物流中心、物流路 C 段、纵三路、纵四路以及内江火车南站扩能提升改造等项目。

项目点击:南充高新区科创中心

总投资 13 亿元,总建筑面积 39 万平方米。按照施工计划,该项目将建成以新材料、电子信息、高端装备制造等三大主导产业为引领,电子信息、电子运营为主体,产学研一体的示范园。

● 信号一

来之不易的"不变"

疫情影响下

项目数量和投资规模没有太大变化

抓项目、稳投资，被普遍认为是对冲疫情影响、稳定经济增长的有效手段。

观察此次集中开工的项目，省经济发展研究院区域和社会发展研究所所长王建平注意到一个细节——对比去年四季度，此次不论是集中开工的项目数量还是投资规模都没有太大变化。

考虑到今年发生的疫情，王建平认为这种"不变"恰恰是最大特点。"这说明四川一手抓科学防控，一手抓复工开工，的确取得了实际成效。这种不变，来之不易。"

不仅是重大项目。"总体上看，今年以来我省投资运行情况好于全国，投资持续平稳增长的基本面没有改变。"四川省发展改革委相关负责人介绍，省委、省政府高度重视稳投资工作，各地各部门千方百计扩大有效投资，以项目投资的高质量增长带动经济社会的高质量发展。

统计数据显示，今年1月至2月，我省固定资产投资降幅比全国少10.4个百分点，投资增速在前10个经济大省中位居第4，排名比去年提高1位。

该负责人进一步表示，围绕抓项目稳投资，当前我省正努力争取中央预算的投资支持以及专项债券支持，聚焦在公共卫生、城镇老旧小区改造、应急物资储备、市政设施等领域加强项目储备，同时超前谋划实施一批5G网络、大数据中心、工业互联网、人工智能等新型基础设施项目。

"应对疫情影响，不管'枪炮'（项目储备）还是'炮弹'（资金等要素保障），我们都是有准备的。"该负责人表示，预计今年全省能够完成投资增长8%的年度目标。

● 信号二

用心遴选的"支撑"

从投资方向看

更多聚焦补短板、强弱项、增动能

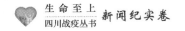

具体看此次集中开工的 1416 个重大项目，至少有两大特点。

看投资规模，大项目不少。根据现场公开信息，开工项目的投资门槛都在 2000 万元以上。其中 20 亿元以上的有 71 个、100 亿元以上的有 7 个。"此次开工项目的带动性、引领性都比较强。"四川省发展改革委相关负责人表示，项目集中开工后能迅速对全省经济形成支撑带动作用。

看投资方向，则更多聚焦补短板、强弱项、增动能。该负责人表示，此次项目遴选的一个重要原则，就是弥补全省经济社会发展的薄弱环节。西南财大中国西部经济研究中心副主任贾晋注意到，聚焦补短板、增动能的基础设施和产业项目约占到项目总数的八成。

在泸州分会场，泸州市委书记刘强重点介绍了当日开工的中国电子泸州产业园项目。该项目聚焦电子信息、物联网、信息安全工程等产业，建成后预计年销售收入达 200 亿元。当天下午，泸州再次签下"大单"，总投资 20 亿元的福建奋安铝业 20 万吨/年新型铝型材项目落地合江。这些项目将有力地推动当地产业结构调整和优化升级。

贾晋特别提到一个值得关注的现象：从投资主体看，民间投资项目总金额达 3710 亿元，占全部项目总投资额的 50% 以上。"这在一定程度上表明民间投资的信心得到了恢复和提振。"

● 信号三

新格局下的"平衡"

从项目视角看

没有一个市（州）出现投资"塌陷"

除甘孜州因气候原因"缺席"外，全省 20 个市（州）都有项目参与集中开工。

成都市依然一马当先，当天有总投资逾 2300 亿元的项目集中开工，约占总投资额的 32%，与其 GDP 占全省的比例大体相当。更重要的是，这些项目折射出"一干"产业结构加速向高端化转变的态势——当天成都开工的 199 个项目中，主要聚焦先进制造业、现代服务业等领域。

各市（州）也保持了项目投资的稳步增长。省发展改革委相关负责人表示，就一季度开工项目而言，并没有一个市（州）出现投资塌陷情况，均呈现出稳步增长态势，"从项目视角观察，各地实现了区域平衡，四川项目投资的'基本盘'是稳定的"。

在省经济发展研究院区域研究所副所长曾洪萍看来，这是我省构建"一干多支、五区协同"区域发展新格局的自然结果：一方面，各地对于抓项目的力度和热情都很高，"市（州）都纷纷在加大招商引资力度、和成都对接合作"。另一方面，成都也体现了"一干"的担当和责任——此次开工项目中部分就是各市（州）承接成都产业溢出的项目，"'一干多支'是真正付之于行动，见到了效果"。

（载于2020年3月27日《四川日报》，记者：熊筱伟、魏冯、蒋君芳、郑志浩、蒲南溪、祖明远）

奋力实现全年经济社会发展目标任务

为深入贯彻习近平总书记关于统筹推进新冠肺炎疫情防控和经济社会发展工作的系列重要讲话和指示批示精神，我省出台《关于进一步做好经济工作努力实现全年经济社会发展目标的意见》，从推动重点产业稳定增长、扩大有效投资和提振消费、帮助企业提速增效、打好三大攻坚战、加大民生托底保障力度、抓抢成渝地区双城经济圈建设机遇、深化改革扩大开放等8个方面，提出30条具体意见，为全省上下在常态化疫情防控中加快推进生产生活秩序全面恢复提供了行动指南。

2020年是全面建成小康社会和"十三五"规划的收官之年，是实现第一个百年奋斗目标的决胜之年。只有如期实现全年经济社会发展目标任务，才能为"十四五"发展和实现第二个百年奋斗目标打好基础，推动全省高质量发展。全省上下要坚定信心不动摇，全力以赴抢进度、赶时间、补损失，确保完成决胜全面建成小康社会、决战脱贫攻坚的目标任务，全

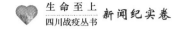
面夺取疫情防控和经济社会发展双胜利。

奋力实现全年目标任务要全面提速增效。随着疫情防控从"应急式"转向"常态化"，在继续严格做好疫情防控工作的前提下，加快恢复正常生产生活秩序势在必行。进度慢了就要加快速度，时间少了就要提高效率，损失大了就要努力填补。只有以追赶的劲头全力推进各项工作，才有可能后来居上。要坚持在常态化疫情防控中加快复工复产，推动企业尽快恢复产能、扩大生产；统筹抓好传统产业提升和新兴产业培育，加快形成一批千亿产业、万亿集群；着力培育壮大产业园区和市场主体，做强全省工业高质量发展的重要支撑；用好国际国内两个市场，进一步提高全球资源要素配置效率；进一步优化服务、强化保障，打造适应现代工业体系发展的营商环境。

奋力实现全年目标任务要善于化危为机。危和机总是同生并存的，克服了危即是机。这次疫情冲击了全球供应链，使国际经贸活动遭受严重影响，但也带来了优化经济结构、提升产业层次的新机遇，同时催生不少新业态、新模式。只要我们深入分析，全面权衡，准确识变、科学应变、主动求变，就能捕捉和创造新机遇，并转化为发展新优势。面对严峻复杂形势，必须保持战略定力、增强危机意识，始终把构建"5＋1"现代工业体系牢牢抓在手中，推动支柱产业不断壮大、细分领域加快突破、数字经济跨越发展。同时，要用好国际、国内两个市场，加强对产业链重点国家疫情变化的跟踪研判，及时出台针对性举措保持国际供应链畅通，不断提高全球资源要素配置效率。

奋力实现全年目标任务要解除手脚束缚。在常态化疫情防控中加快推进生产生活秩序全面恢复，是决胜全面小康必须打赢的一场大战，也是对治理体系和治理能力的一场大考。今年我国发展面临的风险挑战上升，再叠加疫情影响，更加需要以优良作风狠抓工作落实，充分调动广大党员、干部的积极性、主动性、创造性。要坚持问题导向、目标导向、结果导向，准确把握形势，注重精准施策，统筹当前工作和长远发展。要坚决杜绝形形色色的形式主义、官僚主义，持续为基层松绑减负，进一步把广大基层干部干事创业的手脚从形式主义的束缚中解脱出来。

　　狭路相逢勇者胜，越是艰险越向前。奋力实现全年经济社会发展目标任务时间紧、任务重、难度大，但只要我们坚定必胜信念，运用创新思维，狠抓工作落实，就一定能战胜各种困难挑战，交出圆满答卷。

　　（载于 2020 年 4 月 16 日《四川日报》，作者：《四川日报》评论员）

城市烟火气渐浓
——成都生活"重启"见闻

进入 3 月下旬，成都全市调整为疫情低风险区，取消餐饮业、娱乐业管控措施，久违的市井味和烟火气，开始回归街头。

楼宇午市食客渐多

中午时分，成都城南的天益北巷，人来人往。

猪脚饭、串串香、东北水饺、肥肠粉……十多家餐饮店的桌椅板凳整齐地排在街沿；阳光透过树枝，光影斑驳地落在食客身上。

"来碗面条还是肥肠粉？"巷子南头，店主纪老板见来了客人，忙高声上前招呼，堆积的笑意从蓝色口罩后溢出；一幅绣着"面"字的黄红幌子，垂吊在他身后的树上。

天益北巷是一条由公寓和写字楼围成的小街，沿街实惠又好吃的各色美味，吸引着周边上班族和住户们。纪老板的肥肠粉店这个月初恢复开张，品种增加了面食，营业额恢复到过去的四成多。"等大家晚上都出来吃饭的时候,生意才能全部恢复",纪老板说。

"从三月初开始,我看着街上吃午饭的人一点点多起来。"年轻的白领黎先生一边吃着猪脚饭,一边告诉记者。黎先生在街边的写字楼里工作,单位 3 月初复工后,他就一直在这条小街上吃午餐。

最近,成都市城管委放宽了管理尺度,允许临街餐饮店、农户和流动商贩占道经营。纪老板和黎先生对新规交口称赞:室外空气流动清新,环境宽松舒适,解除了大家室内就餐的心理负担,临街小餐馆的生意也好了不少。

"成都夜"渐渐点亮

成都号称"美食之都",大雅之堂的珍馐美馔和犄角旮旯的绝色美味数不胜数。记者连日晚上采访看到,无论是城内的老街小巷,还是天府新区华阳河边,川菜馆、小吃店、奶茶店……一个个陆续恢复营业,成都的夜又亮了起来。

青羊区奎星楼街,在这里做了十几年生意的"熊姐大碗面"老板熊剑梅,去年又在旁边开了一家火锅店。20 日晚,熊姐的两家店迎来了久违的热闹,店外桌子坐满了食客。来自重庆的陈女士一边烫着毛肚一边说,"火锅是川渝人的最爱!现在疫情好转了,来一顿火锅是少不了的。"

在各种餐饮品类中,生意最好的是火锅,大概火锅更能满足疫情中寡淡了的味蕾。奎星楼街上七八家火锅店,晚上 9 点食客依然兴致浓郁。

熊剑梅对允许餐馆外摆桌椅经营的政策赞不绝口,"外摆提高了餐饮店人气,老百姓看到街上又热闹起来,就更放心出来消费了。"她说,店里雇了 17 位员工,大部分是中年妇女,不少人家庭负担较重。现在有 7 位员工复工了,她希望生意能尽快恢复到疫情前,好让另外 10 位员工快些回来上班。

美丽消费带动城市人气

说起成都的烟火气,不得不说养眼的成都美女。连日来,成都的美女们纷纷冒出街头，她们既是这座城市的靓丽风景，又是"吃货"和"买手"，是各个消费场合的主力。

在春熙路一家化妆品店，服务生手持测温仪，为一个个排队进店的顾客测体温；店内人头攒动，美女们试用着各色彩妆、美甲产品，买单的人排成长队。

在成都远洋太古里，时尚的年轻男女络绎不绝，网红餐饮店门庭若市，孩子们在喷泉边嬉戏，很多人坐在室外喝茶、晒太阳，占地4000平方米的方所书店里有不少看书的人。

出门的人越来越多，也让美发店的"托尼老师"们脸上笑开了花。

中午，天益北巷"川和潮人"美发店内，一大半椅子都坐着顾客。信息工程师董小姐边玩手机，边享受着"托尼老师"的服务。"公司下周结束远程办公，闷了这么久，终于要出门见人了，得弄个精神点的造型。"董小姐笑着对记者说。给她烫头发的"托尼老师"戴着口罩，而她除了口罩外，额头上还多了一个美发馆提供的透明塑料面罩。

"川和潮人"美发店黄老板说，由于美发属于近距离、长时间密切接触的服务，因此店里要求所有店员扫描出示天府健康码，上工前也有严格的清洁流程；顾客进门则必须佩戴口罩，测量体温。自2月22日复工后，店里大部分员工已经回到岗位，生意也恢复了五六成。

疫情下，成都迅速恢复的烟火气，来自这个城市人们达观的生活态度，也来自城市管理者的积极探索。

成都市商务局的数据显示，截至3月23日，成都市18294家餐饮业企业中，已有16473家复工，复工率约为90%。3月25日，四川省应对新型冠状病毒感染肺炎疫情应急指挥部发布公告称，终止暂停茶馆、KTV、健身房等场所营业的规定。

成都的烟火气，将越来越浓郁。

（新华社成都2020年3月27日电，记者：李倩薇、陈燮、卢宥伊）

网课进行时：“云学习”，你学得怎么样？

由于新型冠状病毒肺炎疫情影响，日前，教育部要求延期开学，并发出了“停课不停教、不停学”的号召，鼓励各地尽可能利用互联网和信息化教育资源为学生居家学习提供支持。“云学习”的课堂情况怎样，老师与孩子们能适应这样的教学方式吗？在这个特殊时期，家长又有何反馈与感受？记者进行了采访。

【课堂】

● 镜头

2月10日，简阳市简城第三小学学生刘乐兮第一天上网课，他感到前所未有的新鲜。“镜头里，我熟悉的老师好像变了一个人，同学们也都在屏幕上，我呢？上镜是啥样子？”毕竟是孩子，刘乐兮好奇劲儿上来了，一不留神，他的鼠标挡住了摄像头，老师没有在屏幕上看到他，突然大叫一声“刘乐兮”，他着实吓了一跳，立马坐好，不敢再左顾右盼。中途休息做眼保健操时，刘乐兮玩心再起，一边做一边扮鬼脸，结果很快，他的“表情包”被老师发到妈妈宋倩的手机上。

气氛活跃　软硬件还应提升

“云学习”课堂情况怎样？记者采访发现，相比家长安排，由学校安排的网课学习更有效率，孩子们也比较感兴趣，课堂气氛活跃。不过由于学生网络软硬件条件不一，有一些网课还可以针对性提升。

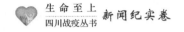

孩子感兴趣

网课是实体课程的补充与延伸

得知学校组织开设网课后，宋倩很熟练地帮儿子在电脑上按照学校的提示下载并注册了学习软件。"我觉得学校安排很合理，比我自己在家给刘乐兮规划学习时间效果好多了。"旁听了很多节网课的宋倩认为，没有上网课时，孩子缺乏约束，制订的学习计划不能百分之百完成，但上了网课，完成课堂作业和学校一样，不能拖延，而且既有老师监督，又有同学一起学，氛围也不错，孩子感兴趣。宋倩觉得网课还有个特别好的地方，就是可以回看，"给孩子提供了多一次的学习机会，不懂的，就多看几次回放"。不过，宋倩同样也认为，还有很多知识得在真实的学习环境中才能完成，比如孩子们如何相处，"所以我觉得网课是实体课程的补充与辅助"。

绵阳东辰国际学校一年级的学生杨雨澈觉得网课很有意思，尤其是老师给他讲《爱心树》那一课，他印象最深刻，"除了课文，姜老师给我们讲了钟南山爷爷、李兰娟奶奶不怕危险去武汉救援的事情，我很感动，我长大了也要做他们那样的人"。

"当然，我还是喜欢背着书包去学校，想真正地和同学、老师待在一起。"刘乐兮期盼着疫情赶快过去，回到学校的那一天。

一个都不能少

网课质量需要共同保障

"孩子给我讲了他上《爱心树》这课的感受，我深有感触，觉得网课质量与老师的关系挺大。"杨雨澈的妈妈雍琳认为，老师结合当下大家关心的话题对学习进行了延伸，提升了孩子的兴趣，扩大了知识面。"有人觉得上网课孩子注意力容易不集中，其实网课也是实体课的延伸，老师也可以在教学方式和内容上有延伸、扩容，吸引孩子的关注。"

除了老师，网课的质量与学生以及网课的硬件也有很大关系。成都高二学生李小云上课时便遭遇了一些尴尬。一次上历史课，刚上 15 分钟，李小云突然发现老师说话没声音了。她焦急地检查了一下电脑，声卡没坏，那就是老师那边的问题了。然而此时，老师并没发现有何不对，PPT在不断下拉，电脑面前的孩子们蒙了。他们赶紧在班级群里报告情况，有的则立刻给老师打电话。没想到即使是宅家上课，老师也按规定不接电话。直到一节课上完，老师看到手机上来自学生们的"轰炸"信息，才发现这节课白上了。怎么办？只好下午重新上一遍。

有一天的地理课晚自习，也被孩子们带偏。当老师还在讲山川地理、各国风物，说到如何地理研学时，有同学按捺不住地说："我好想去西藏玩。"这一下打开话匣子，大伙儿顿时开启了放飞梦想模式，"我想去贝加尔湖""我想去攀珠峰"……隔着电脑屏幕，老师的粉笔砸不到自己头上，平时严肃的小学霸们在群里"闹麻了"，气得老师连声叫停："同学们！我们是在上课，不是在讨论放假去哪里玩！"李小云本来也有点嗔怪同学们把珍贵的答疑时间浪费了，不过小姑娘很快释然，"大家估计都憋坏了"。但面对几十个活泼的孩子，如何隔着屏幕把控课堂节奏和氛围，确实也是老师们面临的新课题。

【教学】

● 镜头

"听得见吗？""看得见吗？""听得懂吗？"2月24日上午，打开笔记本电脑、手持平板电脑，准备就绪进入钉钉线上直播课堂，成都市郫都区犀浦外国语学校教师尚双双开始了日常三连问。经历了最初的"磨砺"后，尚双双的数学直播路顺利了很多。

"十八线主播"修炼记

这场疫情防控战对不少老师而言，最大的"惊喜"莫过于"人在家中坐，直播天上降"。化身为"网红主播"的老师开始了一场"修炼"。准备直播三件套：电脑、耳机、摄像头，学习DIY手机稳定器，忙着线上集体备课，研究各种录制软件……在"直播教学'囧'途"上，虽然有吐槽、有辛苦，但是借助一根网线，千里知识一线牵，也让他们乐在其中。

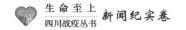

新"主播"教学"囧"事多

2月12日，接到学校可能要进行网络授课的通知后，尚双双的心里飘起了两个字：崩溃。尽管直播在最近两年热度爆棚，但对于她和同事来说，这仍然是一件很遥远的事情，"我基本上没怎么看过直播"，"十八线（意为不知名）主播上线"成为当下她和同事最爱用的戏谑词。

玩笑归玩笑，认真的准备却在随后展开。参与培训、制订教学计划、完成师生注册……为了顺利进行首次直播，尚双双还让家人扮演学生，提前在家中进行线上演练。尽管如此，2月17日的首秀还是"'囧'事"不断。对于新教学模式学生们很好奇很热情，虚拟课堂里的连线需求（通话的功能）刷刷地上升，干扰了正常上课。她手忙脚乱将其设置为全员禁言后，网络不畅问题又冒了出来。她的声音和课堂画面出现不同步，有的学生还中途掉线。

为了让网络流畅，她把放在客厅的 Wi-Fi 搬到上课的卧室。但第二天的线上直播仍旧磕磕绊绊。钉钉的直播课堂，只能看见老师人脸和他们所用的课件。数学题目的解答过程如果手动在 word 或 PPT 里输入，又显得极为不便。最开始，她使用手机和笔记本电脑的双设备配合。手机通过投屏，学生便可以看见自己的演算过程。不料中途，讲得正起劲时，"老师，你的白板放倒了"的消息刷刷地弹出来。定睛一看，固定在自拍杆上的手机倒放着。

第二天的直播结束后，她再度修复这些漏洞。改用平板电脑，在里面下载了"希沃白板"软件，通过"传屏"模式到笔记本电脑里，让学生能清晰直观地看见自己在白板上的手写演示过程。

拥抱新潮流，讨论群闪烁不停

在前方网络直播课火热的同时，教师讨论群的消息也闪烁不停。由于疫情，手机支架、稳定器难以买到。用衣架弯曲对折后做成临时支架、用废纸箱改造的直播设备固定板等神器也在群里被不断分享。"直播中出现的问题""除了分屏模式，如何用专业模式进行直播""统一进行线上作业批改""组内试讲"等问题成为群里老师讨论的热点。

除了直播时会遇到各种技术问题，准备网络备课也不轻松。"由于上的课程属于延伸和巩固范畴，因此，针对网课要重新设计课程内容"，每上一节40分钟左右的课，郫都区第一中学57岁教师蒲儒猁都会花上半天来寻找符合当下形式的教学资料，重新规划课堂教学内容。他第一堂直播课的主题和新型冠状病毒肺炎相关。一系列和疫情传播相关的读物被他挑选出来推荐给学生。紧贴热点的直播课，让学生们听得兴趣盎然。

相对于文化课，体育课则更加特殊。犀浦外国语学校的体育老师张栗灿根据学生在家，不宜进行剧烈和大场地训练的情况，将八段锦这种适合在家练习的"慢运动"简化，进行在线教学。

尽管老师们会吐槽线上课程的网络卡顿、互动不畅等问题，不过他们也积极拥抱新潮流。"我也在向其他老师学习线上教学，毕竟无论哪种形式，让孩子们学到知识才是重点。"张栗灿说。

【家长】

● 镜头

2月25日清晨7点50分，成都高二学生李小云准时坐在电脑前开始上课，电脑那头，老师按课程表在上高二下学期的课。李小云正认真记笔记，父亲李林蹑手蹑脚给女儿端了点水果进来，顺便"偷看"女儿上课的情况。

线上线下 父母是孩子最强的后盾

"远程教学到底是什么效果？""高中是冲刺的时候，孩子怎么耽搁得起？"面对网络复课，不少家长心中充满了疑问。不过，随着课程的开展，家长们的担忧渐渐消失，他们尽量为孩子营造良好的生活和学习环境，一些无法在家办公的家长甚至自制"神器"，以便能"云监督"孩子的学习。

淡定的孩子 焦虑的父母

每天早上，李小云的妈妈6点20分准时起床。她麻利地做好早餐，7

点 20 分叫醒女儿。按照课程表，小云的网课 7 点 50 分开始，这半个小时，完全够女儿洗漱并吃完早饭。

在女儿学习时，不放心的父亲李林借着给孩子送水、端水果，蹑手蹑脚进入孩子的学习房间观看。这次复课，课程表上上午是 5 节课，下午是 1 节，晚上晚自习。趁着中午吃饭，李林看似漫不经心地问女儿："老师在那边讲，怎么知道你们听没听懂呢？要是上课，还可以举手提问。"孩子边扒饭边解释："晚自习老师会在群里集中答疑。""那跟得上老师进度不？""没有什么不同啊！"李林本想再问，后来一想，这是特殊时期，能这样复课已经很不容易。后来，当李林发现女儿即使网上听讲也毫无障碍，且作息时间和以前在校一样时，原本颇为担心网课效果的他，心也渐渐踏实起来。

对女儿寄予厚望的李林仍在期待早日开学，"我倒是巴不得天天见到孩子，但是学校才是他们的舞台"。

宅家网课靠自觉还是靠监控？

面对网课，有的孩子有家长陪伴，有的孩子却在"单战"。袁晚晚是成都市双流区一名基层工作人员，从 1 月 21 日开始，她就一直在防疫一线忙活。念初三的儿子逸辰正处在初升高的关键时期，袁晚晚却每天都"失踪"。开课之前，袁晚晚的老公也被召唤到一线，逸辰正式成为一名"留守学生"，在这样的情况下，上网课全靠自觉。"我觉得网课比宅家自习更高效，还缓解了我发现问题得不到解决的焦虑。"逸辰说。而袁晚晚不管多晚回家，都会检查一下逸辰的听课笔记和作业，"看到他的听课笔记和作业，我真的很欣慰，儿子在努力，在成长，他的自律性更强了"。袁晚晚直言，未来完善网课，除了软件的增强、教师信息化素养的提升和学生自控能力的培养外，她还特别希望有一个"无家长介入式远程管理"的开发。

袁晚晚想要的这个远程管理的雏形，似乎被一个作家爸爸实现了。四川作家彭家河在接到女儿要上网课的通知后，他第一时间犯愁："谁知道娃娃在家学习没有？是不是又在偷偷玩呢？"他一通翻箱倒柜，DIY 出一个监控。"用旧手机制作监控,不仅可以监控娃娃在家学习没有,等开学后,也可以监控有没有小偷啊!不过一定要告诉娃娃,不然涉嫌违法哦。"彭家河打趣道。他的方法就是在新旧手机上都下载安装一个 APP,然后扫码连接,连接成功后,再把旧手机放到女儿上网课的电脑前,打开新手机就可以全程实时观看女儿的一举一动,"还可以录像、拍照。不过到底有没有听进去,这还是得靠她自觉了"。彭家河说,学习最重要的还是要养成孩子良好的自学习惯。(文中李林、李小云为化名)

(载于 2020 年 2 月 28 日《四川日报》,记者:肖姗姗、吴晓铃、边钰)

餐饮小馆复工 城市在烟火气中复苏

闹钟还没响,曾孃就醒了。一看表,还不到 7 点,比预计时间早了一个小时。吃饱了早饭,她赶忙来到店里。

在成都西三环清波社区的一处巷子里,曾孃经营着一个面馆。附近有十多个住宅小区,不少人都尝过她做的特色生椒牛肉面。受疫情影响,面馆年前停业后,便迟迟未开。到社区申领健康证、备案、做好店面消毒,3 月 9 日,面馆终于恢复营业,曾孃特意选了一件红色的外套穿上,"图个吉利"。

在成都的大街小巷、犄角旮旯,有千千万万个这样的小餐馆。有的是粉面馆,有的是抄手店,有的是深夜路边的烧烤摊……它们寄托着千千万万个家庭的生计和梦想,抚慰着人们的味蕾,是一座城市留给人们最直观的味道。

随着疫情逐渐得到控制,在成都街头,一家又一家小餐馆陆续开业,街角、路边、锅里、蒸笼里都冒着热气,城市也在这生活的烟火气里渐渐复苏。

复工第一天

打开门锁，擦去桌上的灰尘，新鲜的蔬菜塞满冰箱，一家又一家小餐馆陆续开业，迎接着农历新年后的第一批客人。

6年前，王华和妻子谢召容从乐山犍为来到成都，凭着乐山学的烧烤手艺在成都西门开了一家烧烤店。从早上10点忙到第二天深夜两三点，虽然辛苦，但整条街生意数他们家最好。王华说："趁着年轻多挣点，给在老家读中学的娃娃攒点钱，以后用得着。"

由于疫情影响，烧烤店关门了一个月，3月5日，是农历新年后烧烤店恢复营业的第一天。

王华走进店里，感到有些陌生。客人多的时候，他总是觉得店里又挤又吵。有时候上菜得侧着身，生怕沾着油料的烤串蹭到谁的衣服上。如今，这里空荡荡的。桌子都码得很整齐，椅子倒摆在桌子上面，服务员暂时还没有回来。200多平方米的店，大声说话时都有回音。

王华来到后厨，检查水龙头、燃气灶。年前他已经把新鲜蔬菜、肉带走了，只剩下一些保质期长的调味料，现在他们需要重新准备。消毒酒精、口罩、洗手液等防护用品是按照社区规定早就备好了的。

上午10点，谢召容到附近的机投菜市场采购。开店第一天只接外卖，预计订单不会多，她计划每样先采买一点儿，看看情况。猪肉最近涨价了，有些菜机投菜市场没有，为了买到更新鲜、便宜、种类齐全的食材，她又骑着电瓶车跑了两家菜市场。

下午2点，谢召容一手拎着一大袋菜回到店里。王华正在给店里消毒。他给谢召容和自己分别测了体温，"36.3摄氏度，36.1摄氏度，正常"。转身登记在社区发来的登记簿上。"每天早晚至少两次，前来点餐的客人和外卖小哥也要登记。"王华说，"为了自己和大家的安全，不能怕麻烦。"

洗菜、切菜、穿串，分类摆盘、装进冰箱，两大罐秘制的花椒和辣椒备齐，下午4点，一切准备就绪。王华打开美团外卖，准备接单。

与王华一街之隔、来自福建的苏老板一家也正准备开业。他们经营的陈记馄饨大王，已经是 5 年的老店。与四川的馄饨相比，陈记馄饨口味更加清淡，汤汁鲜美，是典型的福建风味。

四五十个碗拿出来全部清洗一遍，厨房的抽油烟机不好用了，苏老板从隔壁借了一架梯子，买了个新的换上。常年采购的菜场送来了苏老板订的货——两袋大米，10 斤肉馅和一些青菜，当天他们就正式恢复营业。

订单一天比一天多

来自天南海北的风味在小巷里悄悄升腾，让无法出门的人们得到味蕾的慰藉。随着订单一天比一天多，不少餐馆的业务已经恢复至三四成，大致实现收支平衡。情况远比预想的要好。

馄饨大王开业了，附近的居民闻信陆续来光顾，有的点上一份馄饨，有的打包一份扬州炒饭，苏老板说，预计 5 千克一袋的米 2 天就能卖完。情况远比他想象的好。

曾孃的红外套果然给她带来了好运，开业第一天上午，就有好几个客人光顾。

这边，王华却有点紧张。两天前，他曾跟隔壁的大唐记花椒鱼老板联系过，对方暂时不开门。"主要还是担心没有客人，水电气费、新鲜菜肉，都是成本。"王华决定试一试，经营了 6 年，他积累了不少老顾客。

1 小时、2 小时、3 小时过去了……手机还没响，王华变得有些焦躁。一会儿出去，一会儿又进来。但凡有路人经过，往店里多瞟两眼，他都赶忙上前招呼，介绍新鲜的五花肉烤串儿。谢召容给他倒了一杯水，劝他莫要着急。

到了晚上 8 点，"叮"的一声，手机震动——"您有一单新的订单。"

"来喽，来喽。"王华一边招呼谢召容，一边开火，五花肉 10 串、牛肉 10 串，土豆、藕片、木耳……不一会儿，后厨就飘来喷香的味道。

半小时后，又来了一单。一直等到深夜两点，夫妻俩才关门睡觉。当天，他们共接了 3 单，收入近 200 元。"情况比预想的要好点，虽然跟平时

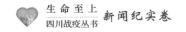
不能比，但能填补点房租。"王华跟谢召容说，"房东计划给我们免两个月房租，明天肯定比今天多，一天要比一天好。"

半个月来，来自天南海北的不少地方特色餐馆也陆续恢复营业。

栾福德的哈尔滨饺子店开在成都市青羊区双新南路，恢复营业后，不少老顾客纷纷赶来"解馋"。栾福德说，北方水饺吃的是馅儿和面皮的筋道，钟水饺吃的是蘸料，各有各的风味。他卖的水饺，用熬制了两三个小时的骨汤代替油，吃起来香而不腻。再配上一碗面汤，肠胃里立刻传来温暖的饱足感。

同样在这条路，"老西门干海椒抄手"是不少美食 APP 和自媒体公众号推荐的美食榜单的"常驻嘉宾"。店面很小，连后厨、杂物间一起只有30 多平方米。品种只一样——抄手。在成都，大大小小的街巷，几乎条条路上都能找到卖抄手的，这家小店却闯出了名堂，成为本地和外地人争相打卡的"网红店"。

开业半个多月以来，"老西门干海椒抄手"的客流量在陆续恢复。3 月8 日，老板之一马凯宇买了10 斤肉，包了700 多个抄手都卖完了，目前营业额已经恢复三四成。店里摆着 5 张对坐的小方桌加一条长桌，满座 14人左右，现在马凯宇把堂食客人控制在 5 人以内，并且引导顾客隔桌就座，保持 1 米以上的距离。有时中午吃饭的人多，他会建议顾客打包带走，或者自己送餐上门。

温暖客人的胃和心

来餐馆吃饭的客人中有 70 多岁的老人，有 3 岁的小孩，有坚守在防疫岗位的医生、民警。这里不仅有"美味"的食物，更有很多有"趣味"、有"人情味"的故事不断发生。

"老西门干海椒抄手"好吃，自然有它的"秘籍"——独特配方的馅料和蘸料。"你以为抄手里面都是猪肉？没那么简单！"马凯宇说，为了使抄手的肉馅香而不腻，吃起来嫩滑有嚼劲，每一个抄手里都搭配了不同部位的猪肉。特色干海椒、麻辣藤椒等特色蘸料让抄手更添美味。

　　2月14日，在老顾客们的再三催促和要求下，"老西门干海椒抄手"店才终于开门营业。4个合伙人还专门拍了一张复工照片，发了朋友圈，纪念小店"重生"的这一天。

　　开店第二天，他们就迎来了一位特殊的客人。中午11点左右，一个长相斯文、大约40岁左右的男性顾客走进店里，要了2两干海椒抄手。马凯宇记得他，"他是我们店的常客，是华西医院的医生"。

　　两人攀谈了起来。"疫情期间，他们虽然没有在发热门诊，但也一直在医院值班，随时准备上一线。"马凯宇说，得知医生还有很多同事在值班、吃饭不方便时，他立刻煮了200多个抄手，跟着这名医生一起打包送了过去。

　　"我们能够安全地在家，开店，都是因为他们在一线顶着。"马凯宇说，他希望能通过这些自己包的抄手，表达一点心意。原本他们还想把抄手送到武汉，让战疫一线的医护人员尝尝，想了想有许多不便，"还是不给国家添麻烦了"。

　　一名附近派出所的民警也引起了马凯宇的注意。"他穿着制服，很容易辨认。"门店复工以后，这名警察一周至少要来4次，但每次都吃得很急。马凯宇问清楚他工作的派出所的位置后，又煮了一大锅抄手送过去。"他们没时间来吃，我们就送过去。"

　　一名居住在附近的3岁多的孩子也是店里的常客。马凯宇说，孩子的父母曾经带他来吃抄手，恢复营业第二天他们就来了。"我们家的抄手个头比较大，孩子一口气吃了5个。"

　　栾福德的哈尔滨饺子店刚恢复营业不久就来了一个"大胃王"。"那是一个中年男人，听说话像本地口音。"栾福德说，鲜肉馅儿、韭菜馅儿、酸菜馅儿，他把特色的饺子全点了一遍。"一边吃一边说'好久没吃上了，好吃，好吃'。"最后结账的时候，栾福德算了一下，这名顾客吃了60多个饺子，足足有3斤！这是他开店2年以来遇到的吃得最多的客人。

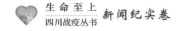

抓紧时间提升餐饮品质

受疫情影响，有一部分小餐馆面临生存压力，但他们相信，疫情总会过去，提升餐饮品质才是生存的法宝。

3月7日下午2点半，过了午饭时间，送走了客人，栾福德和媳妇才开始吃饭。端着碗的手上不仅有面，还有茧子。"以前在哈尔滨老家种地。"栾福德说，种地不赚钱，考察了多个地方后，他们最终留在了成都。"健康证、营业执照办理、租房都很顺利。"栾福德说，"这座城市对外来创业的人挺友好。"浓浓的东北口音里自带三分幽默，口罩上面是他大大的双眼，眼角嵌着三条皱纹。

之前生意好的时候，两人一年能赚二三十万。受疫情影响，现在刚刚能收支平衡。年近五十的栾福德说，去年女儿已经上了大学，他打算再干几年就退休了。一家人已经在成都东门买了房子，他们喜欢这里，希望能在这座城市养老。

同在一条街的"晓友烧卖店"的老板、"90后"吴友和父母则计划着趁这段时间生意比较清淡，再改进改进自家招牌小吃的口味，等生意好起来以后迎接更多客人。

2019年10月，吴友提议在成都开一家餐饮店，租金加装修用去近20万元，吴友自己出资了一部分，老两口也"入了股"。"原本这钱是打算给他娶媳妇用的。"老吴说，但他知道，儿子是有想法的人，"他想干出点事业"。作为父母，他们想成全他。

动画风格的菜单、可爱的白色小方格墙砖，这家店凭借年轻的设计和招牌产品——晓友烧卖，很快成为光华小区快餐热门榜第一名。其中，点赞最多的一条评论是"老板很喜欢听大家给的意见，并且一直在改进当中"。

没想到，生意刚刚起步，就遇到了疫情。老吴说，恢复营业后由于暂不能堂食，店里的顾客数量锐减，一天往往只能接到几单外卖。3月，眼看房租就要到期了，去年投入的成本还没收回来。1个月1.2万元的房租和水电费让他们倍感压力。老吴看得出儿子的焦虑。

　　说着，两名客人走进店里，点了一份咔饼、一碗豆腐脑。老吴从蒸笼里夹出一个热气腾腾的咔饼，把刚切好的牛肉伴着新鲜的香菜夹在中间。"我们的牛肉都是买的很好的牛肉，吃过的都说味道正宗。"一向不太善于表达的老吴也向客人主动"推销"起来。

　　老吴说，儿子打算换一个小点的门面节约成本，他赞同这个想法。"店面小点不要紧，疫情总会过去。只要我们的东西味道巴适，人家愿意来吃，就一定能挺过去。"

　　　　　　　　　　（载于 2020 年 3 月 13 日《四川日报》，记者：郭静雯）

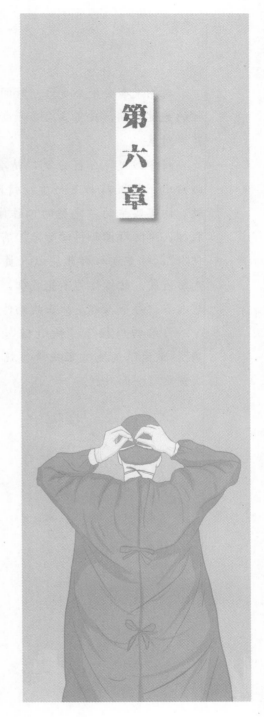

第六章

新闻发布会

新闻发布会是公众第一时间了解信息的窗口。在疫情防控的关键时期，我省多次召开新闻发布会，介绍全省防疫形势和对策。

　　科学防疫，分区分类，精准施策。"防输入、防扩散、防输出"是当前和下一步疫情防控首要任务。建立科学有效、切实实施的"完整的工作体系"，包括依法防治、联防联控、群防群控和科学防治。有效切断传染源，前提是"管住人"，对重点人群开展以人员核实、排查和调查为重点的走访慰问。防控措施不能减少，要有坚持防控更长时间的思想准备，每个人都是防止疾病传播的"守门人"。

　　目前四川按下"快进键"，回归正常化。打出"组合拳"，最大限度地减轻疫情对就业工作的冲击和影响，夺取脱贫攻坚全面胜利。

四川省新型冠状病毒肺炎疫情
防控工作第一场新闻发布会

发布时间： 2020 年 1 月 28 日

发布人：

四川省人民政府党组成员、四川省应对新型冠状病毒感染肺炎疫情应急指挥部副指挥长　王一宏

四川省卫生健康委员会党组书记、四川省应对新冠肺炎疫情应急指挥部副指挥长　沈　骥

四川大学华西医院院长、医疗救治专家组组长　李为民

四川省疾病预防控制中心预防医学主任医师、四川省应对新冠肺炎疫情工作领导小组疾病防控专家组组长　祝小平

1 月 28 日下午，省政府新闻办在蓉举行四川省新型冠状病毒肺炎疫情防控工作新闻发布会（第一场），通报四川省疫情防控工作最新进展。此次新闻发布会采用现场发布的形式进行。《人民日报》、新华社、华西都市报—封面新闻、四川广播电视台—四川观察、四川日报—川报观察、成都商报—红星新闻等媒体记者提问。

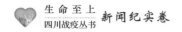

四川省新型冠状病毒肺炎疫情
防控工作第二场新闻发布会

发布时间：2020 年 1 月 31 日

发布人：

四川省卫生健康委员会党组书记、四川省应对新冠肺炎疫情应急指挥部副指挥长　沈　骥

四川省交通运输厅党组书记、厅长　罗佳明

四川省经济和信息化厅党组书记、厅长　朱家德

四川省市场监督管理局党组书记、局长　万鹏龙

1 月 31 日下午，省政府新闻办在蓉举行四川省新型冠状病毒肺炎疫情防控工作新闻发布会（第二场），通报四川省疫情防控工作最新进展。此次新闻发布会采用现场发布的形式进行。《人民日报》、新华社、央视新闻、香港大公文汇报、四川广播电视台—四川观察、四川日报—川报观察、四川新闻网传媒集团—四川发布等媒体记者提问。

四川省新型冠状病毒肺炎疫情
防控工作第三场新闻发布会

发布时间：2020年2月12日

发布人：

　　四川省卫生健康委员会党组书记、四川省应对新冠肺炎疫情应急指挥部副指挥长　沈　骥

　　四川省人民医院副院长、主任医师、博士生导师　王　莉

　　四川大学华西公共卫生学院教授、成都预防医学会会长、四川省健康管理师协会副会长　张建新

　　四川省人民医院心身医学中心主任、主任医师、硕士生导师　周　波

　　2月12日下午，省政府新闻办在蓉举行四川省新型冠状病毒肺炎疫情防控工作新闻发布会（第三场），通报疫情防控工作进展情况和科学防护知识。此次新闻发布会采用网络发布的形式进行。新华社、中央广播电视总台、《香港商报》、四川日报—川报观察、四川广播电视台—四川观察、四川新闻网、成都商报—红星新闻等媒体记者提问。

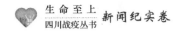
四川省新型冠状病毒肺炎疫情
防控工作第四场新闻发布会

发布时间：2020 年 2 月 14 日

发布人：

四川省经济和信息化厅党组成员、副厅长、新闻发言人　顾红松

四川省发展改革委员会党组成员、副主任，四川省能源局局长、新闻
发言人　梁武湖

四川省国资委党委委员、副主任　薛东兵

2 月 14 日下午，省政府新闻办在蓉举行四川省新型冠状病毒肺炎疫情
防控工作新闻发布会（第四场），通报四川省科学有序复工复产情况。此
次新闻发布会采用网络发布的形式进行。新华社、人民网、中央广播电视
总台、《经济日报》、《香港商报》、四川日报—川报观察、四川广播电视
台—四川观察等媒体记者提问。

四川省新型冠状病毒肺炎疫情
防控工作第五场新闻发布会

发布时间：2020 年 2 月 16 日

发布人：

四川省交通运输厅党组成员、副厅长　宁　坚

四川省人力资源和社会保障厅党组成员、四川省就业局局长　黄晓东

四川省卫生健康委员会党组成员、副主任，四川省应对新冠肺炎疫情工作领导小组副组长　宋世贵

四川省眉山市人民政府副市长　孙　剑

2 月 16 日下午，省政府新闻办在蓉举行四川省新型冠状病毒肺炎疫情防控工作新闻发布会（第五场），通报四川省围绕保障务工人员返岗就业"春风行动"的有关情况。此次新闻发布会采用网络发布的形式进行。新华社、中央广播电视总台—央视、中国新闻社、《中国青年报》、四川日报—川报观察、四川广播电视台—四川观察、华西都市报—封面新闻、成都电视台等媒体记者提问。

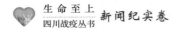

四川省新型冠状病毒肺炎疫情
防控工作第六场新闻发布会

发布时间：2020 年 2 月 19 日

发布人：

　　四川省卫生健康委员会党组成员、副主任，四川省应对新冠肺炎疫情工作领导小组副组长　宋世贵

　　四川省卫生健康委员会应对新型冠状病毒肺炎疫情领导小组医疗救治组常务副组长、四川省医学科学院·四川省人民医院副院长　曾　俊

　　四川大学华西公共卫生学院流行病学教授、四川省应对新冠肺炎疫情工作领导小组副组长　栾荣生

　　2 月 19 日晚，省政府新闻办在蓉举行四川省新型冠状病毒肺炎疫情防控工作新闻发布会（第六场），通报四川省疫情防控工作最新进展。此次新闻发布会采用网络发布的形式进行。新华社、中央广播电视总台—央视、四川日报—川报观察、四川广播电视台—四川观察、四川新闻网等媒体记者提问。

四川省新型冠状病毒肺炎疫情
防控工作第七场新闻发布会

发布时间：2020 年 2 月 21 日

发布人：

四川省委农办专职副主任、四川省农业农村厅副厅长　毛业雄

四川省交通运输厅党组成员、副厅长　宁　坚

四川省人力资源和社会保障厅二级巡视员　孙智明

2 月 21 日下午，省政府新闻办在蓉举行四川省新型冠状病毒肺炎疫情防控工作新闻发布会（第七场），通报四川省农村地区疫情防控和当前农业生产情况。此次新闻发布会采用网络发布的形式进行。新华社、《人民日报》、中央广播电视总台—央广、四川日报—川报观察、四川广播电视台—四川观察、成都广播电视台等媒体记者提问。

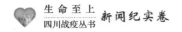
四川省新型冠状病毒肺炎疫情
防控工作第八场新闻发布会

发布时间：2020 年 2 月 25 日

发布人：

四川省中医药管理局党组成员、副局长　杨正春

四川省中医药科学院院长、研究员　赵军宁

四川省中医院院长、教授　谢春光

西南医科大学附属中医院院长、教授　杨思进

　　2 月 25 日下午，省政府新闻办在蓉举行四川省新型冠状病毒肺炎疫情防控工作新闻发布会（第八场），通报四川省疫情防控工作中，中医药参与救治的相关情况。此次新闻发布会采用网络发布的形式进行。新华社、《人民日报》、中央广播电视总台一央视、每日经济新闻、四川日报一川报观察、四川广播电视台一四川观察等媒体记者提问。

四川省新型冠状病毒肺炎疫情
防控工作第九场新闻发布会

发布时间：2020 年 2 月 27 日

发布人：

四川省商务厅党组成员、副厅长　刘祥超

四川省农产品流通协会秘书长　党永斌

成都餐饮同业公会秘书长　袁小然

成都红旗连锁股份有限公司党委书记、董事长、总经理　曹世如

京东西南分公司政府公共事务总监　邱　敏

2 月 27 日下午，省政府新闻办在蓉举行四川省新型冠状病毒肺炎疫情防控工作新闻发布会（第九场），通报四川省疫情防控工作中，生活必需品市场保供和商贸流通企业复工营业的相关情况。此次新闻发布会采用网络发布的形式进行。新华社、中央广播电视总台—央视、中国新闻社、《光明日报》、《香港商报》、四川日报—川报观察、四川广播电视台—四川观察、《成都商报》等媒体记者提问。

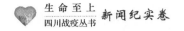

四川省新型冠状病毒肺炎疫情
防控工作第十场新闻发布会

发布时间：2020 年 2 月 27 日

发布人：

四川省卫生健康委员会党组成员、副主任，四川省应对新冠肺炎疫情
工作领导小组副组长　宋世贵

四川省疾病预防控制中心预防医学主任医师、四川省应对新冠肺炎疫
情工作领导小组疾病防控专家组组长　祝小平

四川大学华西公共卫生学院流行病学教授、四川省应对新冠肺炎疫情
工作领导小组副组长　栾荣生

2 月 27 日下午，省政府新闻办在蓉举行四川省新型冠状病毒肺炎疫情
防控工作新闻发布会（第十场），通报四川省疫情防控工作最新进展。此
次新闻发布会采用网络发布的形式进行。新华社、中央广播电视总台—央
广、每日经济新闻、四川日报—川报观察、四川广播电视台—四川观察等
媒体记者提问。

四川省新型冠状病毒肺炎疫情
防控工作第十一场新闻发布会

发布时间： 2020 年 2 月 28 日

发布人：

四川省生态环境厅党组成员、副厅长　李银昌

四川省住房与建设厅党组成员、副厅长　贾德华

四川省卫生健康委员会党组成员、副主任，四川省应对新冠肺炎疫情工作领导小组副组长　宋世贵

2 月 28 日下午，省政府新闻办在蓉举行四川省新型冠状病毒肺炎疫情防控工作新闻发布会（第十一场），通报四川省涉疫医疗废物废水处置、应急监测及助推复工复产相关情况。此次新闻发布会采用网络发布的形式进行。新华社、人民网、中央广播电视总台—央广、中国新闻社、四川日报—川报观察、四川广播电视台—四川观察、华西都市报—封面新闻等媒体记者提问。

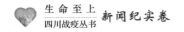

四川省新型冠状病毒肺炎疫情
防控工作第十二场新闻发布会

发布时间：2020 年 3 月 2 日

发布人：

四川省发展改革委员会党组成员、副主任　胡玉清

四川省人力资源和社会保障厅党组成员、四川省就业局局长　黄晓东

四川省交通运输厅党组副书记、副厅长　张　琪

四川省卫生健康委员会党组成员、副主任，四川省应对新冠肺炎疫情
工作领导小组副组长　宋世贵

　　3 月 2 日下午，省政府新闻办在蓉举行四川省新型冠状病毒肺炎疫情
防控工作新闻发布会（第十二场），通报四川省重点项目开工复工情况。
此次新闻发布会采用网络发布的形式进行。新华社、《人民日报》、中央广
播电视总台—央视、四川日报—川报观察、四川广播电视台—四川观察、
华西都市报—封面新闻、《成都商报》等媒体记者提问。

四川省新型冠状病毒肺炎疫情
防控工作第十三场新闻发布会

发布时间： 2020 年 3 月 5 日

发布人：

四川省市场监管局党组成员、副局长　宋昌勇

四川省药品监管局党组成员、副局长　陈永红

成都市市场监管局党组成员、副局长　汤　毅

3 月 5 日下午，省政府新闻办在蓉举行四川省新型冠状病毒肺炎疫情防控工作新闻发布会（第十三场），通报四川省维持市场秩序、支持复工复产情况。此次新闻发布会采用网络发布的形式进行。新华社、《光明日报》、四川日报—川报观察、四川广播电视台—四川观察、成都广播电视台等媒体记者提问。

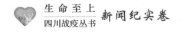

四川省新型冠状病毒肺炎疫情
防控工作第十四场新闻发布会

发布时间：2020 年 3 月 12 日

发布人：

四川省文化和旅游厅党组成员、副厅长　　严飒爽

四川省旅游景区管理协会会长　　秦福荣

成都市文化广电旅游局副局长　　王　　健

3 月 12 日下午，省政府新闻办在蓉举行四川省新型冠状病毒肺炎疫情防控工作新闻发布会（第十四场），通报四川省文旅行业疫情防控和恢复发展相关情况。此次新闻发布会采用网络发布的形式进行。新华社、《人民日报》、《光明日报》、四川日报—川报观察、四川广播电视台—四川观察、四川新闻网等媒体记者提问。

四川省新型冠状病毒肺炎疫情
防控工作第十五场新闻发布会

发布时间：2020 年 3 月 17 日

发布人：

四川省卫生健康委员会党组书记、四川省应对新冠肺炎疫情应急指挥部副指挥长　沈　骥

四川省商务厅党组成员、副厅长　刘祥超

四川省市场监管局党组成员、安全总监　吴　锐

四川大学华西公共卫生学院教授、成都预防医学会会长、四川省健康管理师协会副会长　张建新

　　3 月 17 日下午，省政府新闻办在蓉举行四川省新型冠状病毒肺炎疫情防控工作新闻发布会（第十五场），通报四川省落实分区分级防控要求、促进生产生活秩序恢复有关情况。此次新闻发布会采用网络发布的形式进行。中央广播电视总台—央视、《经济日报》、四川日报—川报观察、四川广播电视台—四川观察、四川新闻网等媒体记者提问。

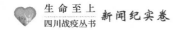
四川省新型冠状病毒肺炎疫情
防控工作第十六场新闻发布会

发布时间：2020 年 3 月 20 日

发布人：

成都市人民政府副市长　刘筱柳

四川省委外办副主任　张　涛

四川省卫生健康委员会党组成员、副主任，四川省应对新冠肺炎疫情
工作领导小组副组长　宋世贵

成都海关党委委员、副关长　叶卫翔

中国铁路成都局集团有限公司劳动和卫生部副主任　袁　峰

成都双流国际机场股份有限公司党委委员副总经理　康　明

　　3 月 20 日上午，省政府新闻办在蓉举行四川省新型冠状病毒肺炎疫情
防控工作新闻发布会（第十六场），通报四川省强化防控措施、严防境外
疫情输入情况。此次新闻发布会采用网络发布的形式进行。《人民日报》、
中央广播电视总台—央视、《香港商报》、四川日报—川报观察、四川广播
电视台—四川观察、《成都商报》等媒体记者提问。

四川省新型冠状病毒肺炎疫情
防控工作第十七场新闻发布会

发布时间：2020 年 3 月 20 日

发布人：

共青团四川省委副书记　　许　静
四川省总工会党组成员、副主席　　周　键
四川省妇联党组副书记、副主席　　吕芙蓉
四川省红十字会党组成员、组织宣传部部长　　林玉梅

　　3 月 20 日下午，省政府新闻办在蓉举行四川省新型冠状病毒肺炎疫情防控工作新闻发布会（第十七场），通报四川省发挥群团组织作用、助力疫情防控和经济社会发展情况。此次新闻发布会采用网络发布的形式进行。新华社、中央广播电视总台—央视、《中国青年报》、四川日报—川报观察、四川广播电视台—四川观察、《成都商报》等媒体记者提问。

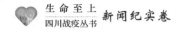

四川省新型冠状病毒肺炎疫情
防控工作第十八场新闻发布会

发布时间：2020 年 3 月 24 日

发布人：

四川省经济和信息化厅总经济师　李堂兵

四川省人力资源和社会保障厅党组成员、机关党委书记　向可华

四川省税务局党委委员、副局长　郑卫东

人民银行成都分行副行长　王永强

　　3 月 24 日下午，省政府新闻办在蓉举行四川省新型冠状病毒肺炎疫情防控工作新闻发布会（第十八场），通报四川省支持中小企业发展工作开展情况。此次新闻发布会采用网络发布的形式进行。新华社、中央广播电视总台—央视、《光明日报》、四川日报—川报观察、四川广播电视台—四川观察、每日经济新闻等媒体记者提问。

四川省新型冠状病毒肺炎疫情
防控工作第十九场新闻发布会

发布时间： 2020 年 3 月 25 日

发布人：

四川省卫生健康委员会党组成员、副主任，四川省应对新冠肺炎疫情工作领导小组副组长　宋世贵

四川省商务厅副厅长　唐　燕

四川省文化和旅游厅党组成员、副厅长　严飒爽

四川省疾病预防控制中心预防医学主任医师、四川省应对新冠肺炎疫情工作领导小组疾病防控专家组组长　祝小平

　　3 月 25 日下午，省政府新闻办在蓉举行四川省新型冠状病毒肺炎疫情防控工作新闻发布会（第十九场），通报四川省疫情防控工作最新进展。此次新闻发布会采用现场发布的形式进行。中央广播电视总台—央视、新华社、《光明日报》、四川日报—川报观察、四川广播电视台—四川观察、四川新闻网等媒体记者提问。

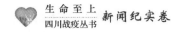

四川省新型冠状病毒肺炎疫情
防控工作第二十场新闻发布会

发布时间：2020 年 3 月 27 日

发布人：

四川省政府副秘书长、省脱贫攻坚办主任、四川省扶贫开发局局长

降 初

四川省发展改革委员会党组成员、副主任　胡玉清

四川省人力资源和社会保障厅党组成员、省就业局局长　黄晓东

四川省水利厅党组成员、副厅长　李勇蔺

四川省农业农村厅党组成员、副厅长　卿足平

3 月 27 日上午，省政府新闻办在蓉举行四川省新型冠状病毒肺炎疫情防控工作新闻发布会（第二十场），通报四川省统筹推进疫情防控和脱贫攻坚工作的情况。此次新闻发布会采用现场发布的形式进行。《人民日报》、中央广播电视总台—央视、中央广播电视总台—央广、《香港商报》、《农民日报》、四川广播电视台—四川观察、四川日报—川报观察等媒体记者提问。

四川省新型冠状病毒肺炎疫情
防控工作第二十一场新闻发布会

发布时间：2020 年 3 月 31 日

发布人：

四川省财政厅党组成员、副厅长　梁　锋

中国人民银行成都分行党委委员、副行长　王永强

四川省经济和信息化厅总经济师　李堂兵

四川省地方金融监管局党组成员、副局长　史绍伟

四川省市场监管局党组成员、副局长　王　箭

国家开发银行四川省分行党委委员、副行长　韩锡本

四川省农村信用社联合社党委副书记、主任　张　希

　　3 月 31 日下午，省政府新闻办在蓉举行四川省新型冠状病毒肺炎疫情防控工作新闻发布会（第二十一场），通报四川省创新开展"战疫贷"业务、助力小微企业加快恢复发展有关情况。此次新闻发布会采用现场发布的形式进行。新华社、中国新闻社、《光明日报》、四川日报—川报观察、四川广播电视台—四川观察、每日经济新闻等媒体记者提问。

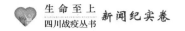

四川省新型冠状病毒肺炎疫情
防控工作第二十二场新闻发布会

发布时间：2020 年 4 月 28 日

发布人：

　　四川省志愿服务联合会副会长、成都市志愿服务联合会会长、成都云公益发展促进会常务副会长　　傅　艳

　　国网四川电力（达州）共产党员服务队队长　　何　涌

　　成都盒悦餐饮管理有限责任公司负责人　　刘　仙

　　曹操出行四川分公司专职司机　　张桂容

　　乐山市犍为县寿保镇农民、新希望六和华中销售公司员工　　彭中田

　　4 月 28 日下午，省政府新闻办在蓉举行四川省新冠肺炎疫情防控志愿服务专场记者见面会（第二十二场），邀请 5 名志愿者现场讲述抗疫故事。此次新闻发布会采用现场发布的形式进行。新华网、中央广播电视总台—央视、四川日报—川报观察、四川电视台—四川观察、四川新闻网等媒体记者提问。

四川省新型冠状病毒肺炎疫情
防控工作第二十三场新闻发布会

发布时间：2020 年 4 月 29 日

发布人：

国家税务总局四川省税务局党委委员、副局长　郑卫东

四川省医疗保障局党组成员、副局长　杨　俊

四川省社会保险管理局局长　周　利

国网四川省电力公司副总经理　肖　杰

4 月 29 日下午，省政府新闻办在蓉举行四川省新型冠状病毒肺炎疫情防控工作新闻发布会（第二十三场），通报四川省"减税费优服务、助复产促发展"有关情况。此次新闻发布会采用现场发布的形式进行。新华社、中央广播电视总台－央视、《经济日报》、四川日报－川报观察、四川广播电视台－四川观察、四川新闻网、华西都市报－封面新闻、《成都日报》等媒体记者提问。

后　记

　　为了充分反映四川广大干部群众齐心协力抓防控、众志成城战疫情的战斗经历和精神风貌，总结提炼四川抗疫精神，凝结起社会各界疫情防控和经济社会发展齐头并进的磅礴力量，中共四川省委宣传部组织编辑出版了这套四川战疫丛书。该丛书共三卷，分别是《生命至上：四川战疫丛书·新闻纪实卷》《生命至上：四川战疫丛书·文艺卷》《生命至上：四川战疫丛书·启示卷》，力求多角度、全方位展现四川战疫成果和伟大抗疫精神。

　　新闻记录历史，历史镜鉴未来。本书以 2020 年 1 月 16 日成都市首例疑似病例报告后省委、省政府立即作出部署为起始，集中反映疫情发生以来四川省抗击疫情和推动经济社会发展的整体情况。本书精编中央媒体和省内主流媒体所发重要新闻作品，力图多媒体、全景式地记录特殊背景下四川人民与时间赛跑、与疫情抗争、与发展共行的勇毅之举、奋发之为，彰显生命至上、举国同心、舍生忘死、尊重科学、命运与共的伟大抗疫精神。

　　本书在编纂过程中，得到了《人民日报》、新华社、《光明日报》和《经济日报》等中央媒体的大力支持，得到了四川日报报业集团、四川广播电视台及省内各市（州）主要新闻媒体的热烈响应，他们提供了大量优秀的新闻作品。由于本书容量有限，所以对许多新闻作品不得不忍痛割爱，特此向各新闻机构表示衷心的感谢！

　　由于编纂时间仓促，书中难免存在疏漏和不足之处，欢迎读者批评指正。

2020 年 12 月